中药法象

用形象的眼光看中药

主编 彭欣 王加锋

中国健康传媒集团
中国医药科技出版社

图书在版编目（CIP）数据

中药法象：用形象的眼光看中药 / 彭欣，王加锋主编 . —北京：中国医药科技出版社，2020.7
ISBN 978-7-5214-1908-5

Ⅰ．①中…　Ⅱ．①彭…　②王…　Ⅲ．①中药学－基本知识　Ⅳ．① R28

中国版本图书馆 CIP 数据核字（2020）第 107246 号

美术编辑　陈君杞
版式设计　锋尚设计

出版　**中国健康传媒集团｜中国医药科技出版社**
地址　北京市海淀区文慧园北路甲 22 号
邮编　100082
电话　发行：010-62227427　邮购：010-62236938
网址　www.cmstp.com
规格　787 × 1092mm　¹/₁₆
印张　15¹/₄
字数　298 千字
版次　2020 年 7 月第 1 版
印次　2023 年 10 月第 3 次印刷
印刷　三河市万龙印装有限公司
经销　全国各地新华书店
书号　ISBN 978-7-5214-1908-5
定价　75.00 元

获取新书信息、投稿、
为图书纠错，请扫码
联系我们。

编写委员会

主　审　秦　林　张少华

主　编　彭　欣　王加锋

副主编　张　艳　朱　姝　孙敬昌　杨青山

编　者　（以姓氏笔画为序）

王加锋　王瑞博　朱　姝　刘西建

刘红燕　刘胜京　孙敬昌　李　烨

李明蕾　杨青山　张　艳　陈曙光

郭新苗　梁晓东　彭　欣

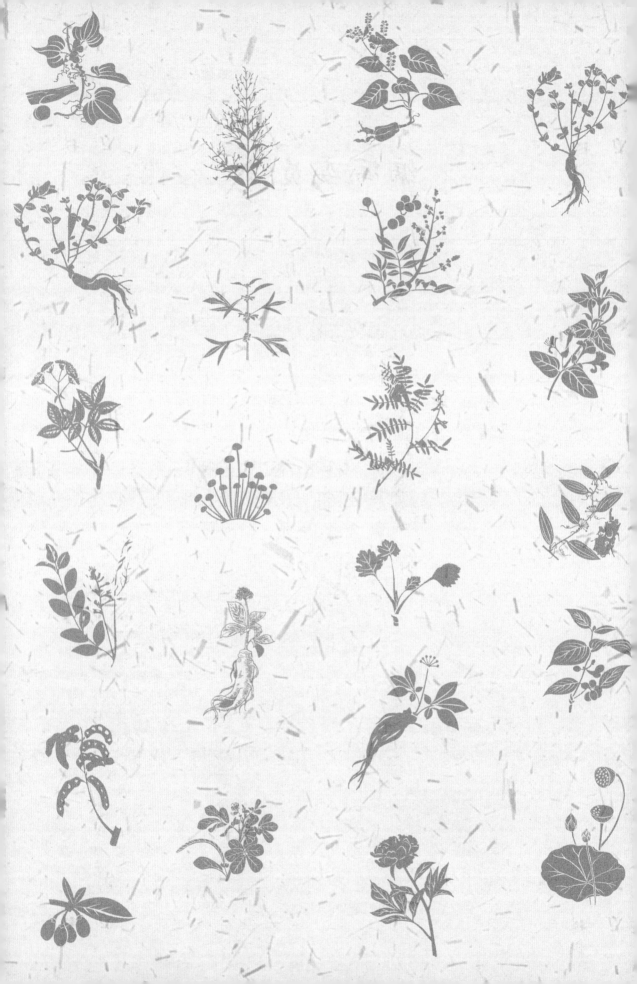

前言

本书定名《中药法象》，是运用中医传统"象思维"模式，深入分析与系统归纳"象"与中药性能功用的相互关系和变化应用规律。全书以《神农本草经》《用药法象》《本草纲目》等中药学经典为依据，融合现代中药学学科理论新知，通过对110味具有代表性的临床常用药的"药象"研究，从其自然属性、客观性状与性能功用之间的相互关系，揭示中药功用的药材学基础，阐释中医"象思维"指导临床用药的意义，深入探讨与挖掘中药"药象"的特殊意义与临床价值，形成系统的中药"法象"研究理论。论著"由象言法""以象释用"，着重体现传统中医"天人相应""援物比类"的思维特点，着重体现经典本草"因形求理""识物知性"的物理本源和实践意义。

取之于自然环境的天然中药材大多具有显著的表象特征，这些"视之可见，触之可及，嗅之可知，尝之可得"的客观性状，也是古人认识理解中药性效的重要因素。正如伟大的中医药学家李时珍先生所言："天地赋形，不离阴阳，形色自然，皆有法象。"因此，从药材的自然属性和客观性状中探究药物作用规律，是中医"取象比类"的思维特点，也是传统本草学的重要的认识方法和理论特色之一。可以说，利用药

材基原所蕴含的客观信息，因形而命名、依质而入药、从象而取效，是本草理论的重要源头。正如清代周岩《本草思辨录》所言："读仲圣书而不先辨本草，犹航断港绝潢而望至于海也。夫辨本草者，医学之始基。"

回首中医药学的源头，"本草学"堪为远古中医的肇始发端。《史记·补三皇本纪》言，神农氏"以赭鞭鞭草木，始尝百草，始有医药"。《通外纪》又言："民有疾病，未知药石，炎帝始味草木之滋，尝一日而遇七十毒，神而化之，遂作方书，以疗民疾，而医道立矣。"可见，远古的医药学知识起始于"始尝百草"，继而"始有医药"。因此，业医者必须识药。历代中医名家都十分重视从认药、辨药中感知药性。《神农本草经》序论曰："药之不同，性味功能自然各异，不可不察也。"回归传统本草注重客观性状、尊崇自然属性，以及融合药学新知与深究药效机理，是中医得以更好传承发展的需求。而学习掌握药物性状，不仅关系到药材的真伪鉴别，还是影响甚至决定药物临床疗效的重要因素。

传统本草的法象认识起源于汉代，《神农本草经》和《黄帝内经》创立了"援物比类""天人相应"认识观。金元时期为法象

本草研究的兴盛时期，尤其以李东垣为代表，其《药类法象》作为中药法象第一部专著，首次系统总结了传统本草"因形求理""识物知性"的认识特点，阐释了汉代至金元之前的用药法象理论。明清医家虽然没有类似专著问世，但其理论一直在传续与应用。现代中药学为中药"象"的研究提供了宏观与微观的科学方法，为丰富药象理论提供了新的科学思路。现代也有一些散在的学术论文，对传统的法象理论进行了挖掘与研究。全书继承传统本草学"象思维"特色，融合现代药学新理论，并使之与中药药性、功效应用等紧密结合，形成了以药象理论揭示中药独特的药理作用，阐释"药象"与"药效"的一般规律，挖掘各单味药的药效特点与临床意义的系统理论。可以说，本书是继李东垣《药类法象》800余年之后，形成的便于教学与指导临床应用的新的"药象"专著。因此，本书可用作中医学、中药学专业本科生与研究生的学习教材，也可为临床医者提供思考与拓展中药理论与应用的新视野。

为便于"药象"理论与中药性味功效的紧密结合，本书仍采用《中药学》常规体例，按章节编写。概论部分，主要撰写中药法象学的基本概念、发展源流，重点阐述中药法象基本理论，包括"药象-药性""药象-药效"的一般规律，以及特殊药象的药学意义等。各论部分以"药象"理论为指导，分别针对各类药物的特点，重点阐释各单味药的"象-效"关系。各味药物下分列【基原】【植物特征】【药材性状】【法象释义】【按语】等项。其中，【基原】与【植物特征】，重点围绕"药象"阐述其客观表征与自然属性等特点；【药材性状】较为详细地描述药材与饮片的"象"特征，以及部分药物的显微特征。【法象释义】是各论的重点，其内容以本草经典为据，以临床应用为验，以现代研究为助，深入论述药物"性状-性味-功能"的关系，重点阐述临床意义与应用。书中的药物名称与来源，均统一于《中华人民共和国药典（2020年版）》和《中华本草》，不再逐一书写药物拉丁名称。所用药物图片大部分是编写人员在采药、识药过程中所拍摄，尤其是刘胜京、杨青山、刘红燕在图片提供、制作方面做了很多工作，一并致谢。

随着对中药教学与临床研究的深入与积累，越来越体会到：中药的药性药效与其自然属性和客观性状等紧密相联，这些关联性不只是个别的偶然，而是具有一定的规律性。甚至一些无法用四气五味等药性理论表达的特殊药理和功用特点，通过"药象"可以得到很好的揭示；一些繁复冗杂、抽象艰涩的药性功效概念，通过"药象"也可以得到生动的阐释；一些在中药学理论体系中尚未认知的内容，通过"药象"还可以得到新的挖掘与发现。象，使中药活起来，恢复了道法自然的生命之机，恢复了成乎天地的万千之态，恢复了内外参合的一定之规。因此，笔者期望本论著内容能对已有中药"性-效"理论有些微的丰富与补充，能为医者提供一个"用形象的眼光看中药"的古老而新颖的好方法。同时，也希望本书能帮助各位同道入门者，学习掌握"象思维"的利器，使之成为识药、辨药、知药、用药，以及精准用药与创新用药的法宝。

编　者

庚子夏月于长清扁鹊故里

目录

上篇

概论

第一章 中药法象及其研究意义

第一节 中药法象的含义与内容

中药是指以中医理论为指导，以主产于中国的天然植物、动物和矿物为主要基原，以临床防治疾病和医疗保健为主要目的的药用物质。

法象，古代哲学术语。"法"有效法、模仿之意；"象"是自然界一切事物客观现象的总称。法象，即法自然之象，《易·系辞上》言："法象莫大乎天地，变通莫大乎四时。"清·王夫之《张子正蒙注·大易》谓："天下之变不可测，而不能超乎大经，大经之法象有常，而其本诸心之不贰者，变化该焉。"《墨子·辞过》曰："为宫室若此，故左右皆法象之。"法象概念引用于中医药学，成为传统中医探究药物作用和疗效机理的理论模式和方法之一。

取之于自然环境的天然中药材大多具有显著的表象特征，即"药材之象"，简称"药象"。药象主要是指药材"视之可见，触之可及，嗅之可知，尝之可得"的客观性状，及其生物特征、生长习性和生存环境等自然属性之象。李时珍言："天地赋形，不离阴阳，形色自然，皆有法象。"古人认识中药，除了因"一日而遇七十毒"而感知毒害或却疾等作用外，还将各种取材的自然属性、客观性状等药象与药性功效密切联系起来。如《神农本草经集注》《本草纲目》等，均是按药材基原的自然属性进行药物分类；金元时期，以张元素《珍珠囊》和《医学启源》、李东垣《药类法象》和《用药心法》，以及王好古《汤液本草》等为代表，形成了"以药物形、色、气、味为主干，结合阴阳五行、气化和运气学说，阐释药性理论"的法象本草模式。这种从药材的自然属性和客观性状中探究药物作用规律，是中医"取象比类"的思维特点，也是传统本草学的重要的认识方法和理论特色之一。可以说，利用药材基原所蕴含的客观信息，因形而命名、依质而入药、从象而取效，是中药传统理论的重要源头之一。

综上所述，中药法象的含义就是：根据中药的自然属性与性状特点，认识与分析其所蕴含的客观信息，并将其抽象概括形成"象-效关系"的认识过程。由此而形成的中药法象学，也成为以研究中药的"象-效"相关性为核心内容，探讨药物功效原理和临床应用特色的一门学科。中药法象学从中药材基原的自然属性与客观性状入手，分析认识中药性能特点与功效应用，全面阐释"象-效"相关的一般规律；同时，运用其理论深入探讨单味药物的药象特征与药效特点，研究与挖掘诸多单味药"潜在与特殊"的药效功用。中药法象学是中医"象思维"在中药学中的具体应用，是"法自象生""由象言法"的过程。中药法象理论源于汉代，形成兴盛于金元时期，发展于现代，它既是古代医药学家长期经验的积累与总结，也是现代药学理论认识的进一步发展。现代中药鉴定学、中药化学、中药资源学、药用植物学以及中药药理学等，为中药法象学的建立提供进一步科学依据。

第二节　中药法象的研究意义

中药多数属于天然药物，种类繁多，历代中医古籍记载中药3000余种，现代本草巨著《中华本草》收载中药品种已达8980种，临床常用药也有500种左右。面对丰富庞大的药物资源，仅仅依靠"四气五味""升降浮沉"等药性理论，已不能满足学习、研究与临床应用的需求。《苏沈良方》曾言："医家以《本草》为指南，而记药品者虽源于神农然渐行渐讹，未必无未尽之说。苟不详核而误用之，几何不易夫病势，而贼夫元真哉。"因此，回归传统本草注重客观性状、尊崇自然属性，以及融合药学新知与深究药效机制，是中医得以更好传承发展的需求。而学习掌握药物性状，不仅关系到药材的真伪鉴别，还是影响甚至决定药物临床疗效的关键因素。徐灵胎在《医学源流论》和《神农本草经百种录》中都着重强调："凡药之用，或取其气，或取其味，或取其色，或取其形，或取其质，或取其性情，或取其所成之时，或取其所生之地，各以其所偏胜而即资疗疾，故能补偏救弊，调和脏腑，深求其理，可自得知。"《本草崇原》也言："不探其原，只言其治，是药用也，非药性也。"对药物的客观性状了解得越多，就越有利于提高治病效果。所以，不断学习与深入研究中药性状与功用之间的关系，对于指导临床有重要的实用价值和现实意义。

中医临床医家历来十分重视从认药、辨药中感知药性。《神农本草经》序论曰："药之不同，性味功能自然各异，不可不察也。"金元名医张元素、李东垣，明代医药学家李时珍和清代名医吴鞠通等，均就药物性状与功用的联系有所专述，如言"连翘象心"而善治"心病"；桑叶"芳香有细毛，横纹最多，故亦走肺络而宣肺气"；"皮以治皮，节以治骨，核以治丸，子能明目"，以及"蔓藤舒筋脉，枝条达四肢"等，都在强调药材形质部位与其疗效及所主病症的密切关系。这些"象"与"效"的密切关联性不只是个别的偶然，而是具有一定的规律性。甚至一些无法用四气五味等药性理论所言表的特殊药理和功用特点，通过药材客观之"象"，可以得到很好的揭示；一些繁复冗杂、抽象艰涩的药性功效概念，通过客观之"象"，也可以得到形象的理解；一些被所谓"新学"掩盖的传统本草理论，通过客观之"象"，还可以得到重新发现与挖掘。我校自周凤梧先生等中医前辈始，就一直十分重视中药教学中的辨识标本、采药、种药和抓药等教学实践活动，并反复向我们传授《内经》"援物比类，化之冥冥""不引比类，是知不明"的深刻含义。因此，本学科教材的学习目的也正是以之为目标，培养"取象比类"的中医思维能力，借以提高中医药学生和临床医生的观察力、想象力以及创造力。本书强调通过对中药的感性认识，以及与药效之间联系的思维训练，进而提高临床实践观察力和联想融合能力，进一步体会"天人相关""人药相应"的中医整体观。

"中药性状"是《中药法象》中的主要"药象"内容之一，它与《中药学》中的"药性"理论有密切的关系。如中药性能理论中的"五味"，多为口尝而得，也大多与中药滋味的自然属性相吻合。但是，中药性状与中药性能的基本概念是不同的。中药性状是以药材为研究观察对象，反映的是其本身的自然属性和客观特性，它"视之可见，触之可及，嗅之可知，尝之可得"，其在历代本草学中已有一些记载。而现代中药鉴定学、中药商品学、中药化学、药用植物学等，更从多学科角度进一步丰富了相关内容。与之不同，中药性能则是以病人为观察对象，是根据用药后的病人反应概括而成，其主要内容包括药物的"四气五味、升降浮沉、归经、有毒无毒"等。因此，中药性能理论在学习研究中药功效与临床应用中，始终是主导内容。

但是，在临床实践和基础研究中也已发现，由于中药种类繁多，药物性能千差万别，药物功用也是千变万化，仅仅依靠"四气五味""升降浮沉"等药性理论，难以全面认识药物的功效与应用，难以更深刻准确地把握药物的特点与优势；加之临床疾病的日益复杂多样，也迫切需要对药物的奏效原理有更深入的认识与研究；而且，现代药学理论也亟待与传统中药理论相融合，探讨新的药学机制。因此，不能不重新关注中药的客观性状及其与中药性能功用之间的关系。正如徐灵胎所言："因形以求理，则其效可知矣""形同而性亦近，物理盖可推矣"。由此而言，中药法象学与中药学密切相关，又有明显的区别。前者是对中药学的理论补充，是中药学的又一新兴分支学科。

中药法象学与中药商品学、中药鉴定学、药用植物学等，虽然均属于中药学的分支学科，诸学科均有密切的联系。但是诸学科又有明显的不同，中药法象学是以研究药物的自然属性、客观性状与药效应用之间的关系，探讨临床药效机理与应用特色为主要内容，是"法于象而言其效"。中药商品学以研究中药商品质量和经营管理为核心内容；中药鉴定学是以研究中药真伪鉴别和中药质量控制为核心的学科；而通过化学分析和提取技术等研究中药化学成分，则是中药化学的内容；利用植物解剖学和系统分类学研究药用植物，则为药用植物学。

第三节　中药法象的学习方法

中药法象是以探讨药物之"象"与药用之"法"间的变化规律为核心内容，从药材客观属性角度，研究中药基原性状与药物性能功效的相关性。学习过程中，首先强调运用中医"象思维"感知药象，注重通过望、触、闻、尝等感知与实践过程，全面认识中药的形、色、味、质、源等客观特质，并将这些客观感性认识与药性理论、临床应用等知识结合起来，形成"取象比类""由象言法"的中医思维过程。关于药象的学习认识方法，主要有以下五点。

1. 望 主要是仔细观察中药的颜色、光泽、质地疏密、形状大小、表面特征及断面等。如中药的颜色与中药的归经有密切关系，《黄帝内经》（以下简称《内经》）即有源自五行学说的五色入五脏理论。有些中药的颜色较为单一，归经也相对单纯。如石膏、杏仁主为白色，主入肺胃或肺与大肠；朱砂为红色，专入心经；黄连、黄芩、黄柏等均为黄色，均入肠胃或脾胃；青皮、决明子、小蓟等多为绿色，主归肝经等。但也有些药物为多色相兼，其归经就较多。如蒲公英全草入药，叶绿、茎红、根白、花黄，故可归肝胃心肺多经；金银花黄白相兼，既入肺胃气分，又入心脾等等。如此多样的颜色变化，均需详细观察。药材质地的疏松致密也是"望"的重要内容，它与药材的质量轻重直接相关，也是决定中药升降浮沉的重要客观因素之一。

观察根茎类药材的断面特征或饮片时，要注意药材断面中心部是否有"菊花纹""车轮纹""云锦纹"等各种纹形，这是药材鉴别的内容，也是药材质地致密或疏松的显著标志。如何首乌、大黄断面有致密的云锦纹，白芍断面呈现致密的菊花纹等，其质地均较重，沉降之性较强；而防风、粉防己断面有排列稀疏的放射状纹理，呈"车轮纹"，质地均较轻，沉降之性较弱。有些药材饮片有朱砂点（红色油室）、粉尘（淀粉颗粒），可反应药物质地的润燥。如大黄断面有"星点"，嚼之发黏滑；白芷粉性足，皮部密布棕色油点，气味芳香而质燥。而这些特征常常是其药性特点的性状基础。

2. 尝 即口尝法，是用舌尖接触中药表面，或取少量中药饮片入口咀嚼以感知其味道，是识别中药性状的重要方法之一。人类对中药药性的认识是从尝味开始的，《淮南子·修务训》中即有"神农氏尝百草之滋味，水泉之甘苦……一日而遇七十毒。"我国现存最早的药学专著《神农本草经》共收载中药365种，其中木香、甘草、酸枣、苦瓜、细辛等多种药物的鉴别均与辨味有关。明代医家张景岳言："余少年时，每当用药，必逐件细尝，既得其理，所益无限。"李时珍在马槟榔的认识中引陆机之言，指出"凡嚼之者，以冷水一口送下其甜如蜜"，十分简单形象地道出了马槟榔的主要特征。经过长期的经验积累，中药的味道不仅成为认识中药性能理论之一，也成为衡量其品质的重要标志之一。如山楂、乌梅、枣仁以味酸为佳，黄连、黄柏以味苦为佳，甘草、枸杞、党参以味甜为佳，肉桂、厚朴以味甜辣为佳。川乌、草乌、附子药性竣烈，若因炮炙及煎煮不当可致中毒，通过口尝辨其煎液的麻辣程度，可判断其炮炙或煎煮是否合格，从而保证了临床用药安全。现代研究认为，尝味反应实际是中药材所含某些化学物质对舌体刺激使味觉神经兴奋的结果。因之，中药味道与其所含化学成分及含量多少有着密切的关系，这就是中药材味道千差万别的化学基础。

运用口尝法识别中药时应注意以下几方面问题。①舌体不同部位对味道的敏感程度有差异，如舌尖部对甜味最敏感，而接近舌根部分对苦味敏感。故在尝味时应注意将药材放在口中咀嚼至少1分钟，使药液布满整个舌体，这样才能准确尝到药味。②尝过一种药材后要立即漱口，才有利于判断准确。如尝牛黄后要用浓绿茶水漱口，解除药味。③对于毒性药物要注意避免中毒。其中，毒性较小的中药如白附子、半夏等，口尝时取量不能太多，尝后要尽快吐出，并用水漱口、洗手。而毒性大的中药，如砒霜、生川乌、马钱子等，则不可采用口尝法。

3．摸 就是用手触摸中药，又称为"手捻"法，属于手感触觉范畴。触摸法可以判断中药的质地轻重、润燥等现象，通常用硬软、韧脆、疏松及折断、轻重、弹柔以及粉质、角质、油润、绵性、柴性、黏性等词来描述。如木瓜、白芷呈柔软或绵软；南沙参软而空泡，表示药材轻而软。山药粉质强，郁金断面呈角质，当归的质地柔润，北黄芪软而绵韧，黄芩质燥而易折断等，均体现了质地轻重和润燥等性状。

触摸法还可以与称重法结合应用，应用电子天平等对药材重量精细称量，以细致分辨比较药材的质地轻重。如取几种药各称100g，分别放入同样大小的有数字刻度的烧杯内，观察杯内同一重量药物在烧杯内的体积大小和容量多少。其中体积大、填容数字大者为质地轻，反之则重。药物质地轻重有差异明显者，可通过触摸认识，如花、叶类与根茎类、矿石类比较，轻重明显不同；但也有轻重差异不明显者，如桑叶、竹叶、番泻叶等同为叶类，为何桑叶治疗表证，而竹叶、番泻叶却治疗里证？防风、葛根、羌活、藁本和板蓝根、山豆根、拳参、蚤休等同为根茎类，为何防风、葛根、羌活、藁本治疗表证，而板蓝根、山豆根、拳参、蚤休治疗里证？其中原理除了与其滋味厚薄有关外，还与其相对质量（比重）有关，故应结合"口尝"与"称重"综合分析。

4．"嗅" 又称为鼻闻法。其方法或为直接嗅闻完整的中药，或于剥碎、搓揉、折断后嗅闻到的气味。有些药材具有特殊的气味，闻之即可作为识别依据。药物气味与其功能有一定关系。如独活香而浊，当归香而清，白术香而甘，苍术香而燥，冰片香而带凉，没药香而微臭，白鲜皮嗅之有羊膻气，明天麻闻之似鸡屎臭，鹿角霜嗅之带石灰气，龙骨粉嗅之有泥土气，阿魏有大蒜样的气味等。而有些药物古人直接以其气味命名，如鱼腥草和鸡矢藤的鲜品，揉搓后分别如鱼腥、鸡矢臭气。如果某些药材的气味不明显，或在空气中暴露时间过久而气味不易嗅闻时，可将药材捻碎了再闻，或放在盖杯中温水泡后再闻。

另外，用水试、火试等经验方法也是中药性状认识内容之一。水试法是利用中药在水中发生沉浮溶解、颜色变化、透明度、黏性、酸碱变化等现象进行认识。如红花浸水中，水变金黄而花不褪色。苏木投热水中，水显鲜艳的桃红色；秦皮浸水中，水浸液显蓝色荧光等作为认识依据。火试法是利用生药受火燃烧后产生的颜色，烟雾、膨胀、熔融聚散等变化现象进行认识。如血竭放在纸上，下面用火烘烤，熔化后色鲜红如血而透明。

5．采 中药材采收是指在药材生长到适当的年限或适当的季节对其进行采挖和收获。中药材讲究"道地性"，只有在特定自然条件、生态环境下才能保证道地药材的品质，包括特殊的地理环境、气候、土壤、水质、物种等。道地药材除了有明显的地域性特征外，还包括最适宜的采植时节、产地与加工方法等等。《千金翼方》指出："凡药，皆须采之有时日，阴干、暴干，则有气力。若不依时采之，则与凡草不别，徒弃功用，终无益也。"

一般而言，药材药用部位不同，其最佳采收时间也不相同。根和根茎类中药材宜秋冬或早春采；全草类中药材宜在植株现蕾或初花期采收，也有茵陈蒿等少数药材需在幼苗期采收；花类中药材宜在花蕾含苞未放时采；皮类中药材一般在植株生长期采收；叶类中药材一般在植株的花刚开放或开花盛期采收。也有根据特殊需要决定采收时间，如霜桑叶即以采于霜降后为佳；果实类中药材宜在成熟或将近成熟时采，枳实、西青果等多在五六月份采收；种子类中药材则宜在种子完全发育成熟、籽粒饱满时采。动物类中药材可根据动物生长和活动季节捕捉，如桑螵蛸须在三月中旬前采收，并用沸水烫，过时则孵化成虫；对于珍贵动物宜在交尾期或孵化期后捕捉，以保护药物资源。矿物类中药材，一般不受季节变化的影响，故大多可随时采收。

　　与药材采集相类似，种植药材也是中药性状学习的重要实践技能。将药材的生态特点、生物特征、生长状态等综合于对药材的认识之中，并经常观察、仔细揣摩、系统总结，就会增强对"药象"的整体认识。

　　以上望、触、闻、尝、采等综合训练，以便对中药材性状进行"全方位"的识别，获取药材性状和质量的全面信息。

（秦　林　郭新苗）

第二章 中药法象的理论渊源与发展

传统本草的法象认识起源于汉代,《神农本草经》和《黄帝内经》创立的"援物比类""天人相应"认识观,为后世中药法象理论之滥觞。金元时期为法象本草研究的兴盛时期,以张元素的《珍珠囊》和《医学启源》、李东垣的《药类法象》和《用药心法》以及王好古的《汤液本草》等为代表。其中,张元素和李东垣的法象药理,为中药"升降浮沉"药性理论的科学认识做出了极为重要的贡献,也形成了传统本草学"因形求理""识物知性"的认识特点。今天的中药法象学,以《神农本草经》《本草纲目》等历代传统本草理论为基础,融汇现代《中药学》和临床中药应用研究成果,借鉴现代《中药化学》《中药鉴定学》《中药药理学》等新学科知识,形成了既有药象与药效相关的一般规律,也有单味药物的"象-效"变化特点,并建立了揭示药物的"潜在与特殊"功效应用机制的较为系统的科学理论,为医者提供一个"用形象的眼光看中药"好方法,也为拓宽和创新中药临床应用提供药学基础。

第一节　中药法象的理论渊源

中药法象的理论源头,可追溯至春秋战国时期中医理论体系的初创阶段。第一部中药学专著《神农本草经》,即明确规定了药材"采治时日""上地所出""真伪陈新""阴干暴干"等客观标准;并强调中药应用,要达到如"子母兄弟""君臣佐使"般"阴阳配合""宣摄合和"的要求。但更加明确的提出"象"概念的则是《黄帝内经》,其"取象比类"医学思想是中药法象的理论基础。

《黄帝内经》中虽没有"法象"一词,但其"援物比类"理论却富含法象思想,堪称中医药法象的源头。《素问·示从容论》有言:"夫圣人之治病,循法守度,援物比类,化之冥冥,……不引比类,是知不明";《素问·征四失论》之谓:"不知比类,足以自乱,不足以自明"等认识，明确了法象理论的认识方法。《内经·五运行大论》曰："夫阴阳者，数之可十，推之可百，数之可千，推之可万。天地阴阳者，不以数推，以象之谓也。"天地万物，不以数推，以象识之。而且生命的形成，医学的认识也是法于天地阴阳四时五行，如《素问·宝命全形论》所言："人以天地之气生，四时之法成。"甚至《素问·阴阳应象大论》直接以"象"名题，以"阴阳"应万物之"象"。如其段首明言："阴阳者，天地之道也，万物之纲纪，变化之父母，生杀之本始，神明之府也"。并云："天有四时五行，以生长收藏，以生寒暑燥湿风；人有五脏化五气，以生喜怒悲忧恐。"皆提出了人与天地自然的关系。而五气又连于五味五行，与五脏相通，故谓之"东方生风，风生木，木生酸，酸生肝，肝生筋，筋生心，肝主目；南方生热，热生火，火生苦，苦生心，心生血，血生脾，心主舌；中央生湿，湿生土，土生甘，甘生脾，脾生肉，肉生肺，脾主口；西方生燥，燥生金，金生辛，辛生肺，肺生皮毛，皮毛生肾，肺主鼻；北方生寒，寒生水，水生咸，咸生肾，肾生骨髓，髓生肝，肾主耳……。"由此，形成了天人相应的五味五脏功能系统。《素问·阴阳应象大论》认为气属阳，味属阴，"味厚者为阴，薄为阴之阳。气厚者为阳，薄为阳之阴。味厚则泄，薄则通。气薄则发泄，厚则发热。"并认为"辛甘发散为阳，酸苦涌泄为阴"。可以说《黄帝内经》的"天人相应的五味五脏"和"气味厚薄阴阳"理论，是后世中药法象的理论基础。

第二节　中药法象的理论构建

1. 汉至唐宋时期　中药法象理论的形成，首先离不开本草学的形成与发展。古代由于药物中植物类药占大多数，所以把记载药物的书籍称为"本草"，把药学称为"本草学"。《神农本草经》作为现存最早的药学专著载药365种，其中植物药237种。梁代陶弘景《神农本草经集注》载药730种，首次将药物按其自然属性分类。唐代李绩、苏敬等编著的《新修本草》载药844种，为我国第一部药典。宋代唐慎微之《证类本草》载药1746种，是宋代以前本草发展最完整的文献。诸多本草学大多详细记载了中药材的客观形态与自然特征，记载了有关药物的产地、采集、加工、真伪鉴别等知识，不仅为中药法象药理认识提供了丰富的素材与详实的依据，也是现代中药资源学、中药鉴定学、药用植物学等学科的基础。

2. 宋代　中药法象药理的理论雏形始于宋代。受当时宋儒理学的影响，大兴探讨药理之风，尤以北宋末年的宋徽宗编写颁行《圣济经》为代表。《圣济经》非本草学专著，但其中明确提出了"法象"一词，"天之所赋，不离阴阳，形色自然，皆有法象。"在《圣济经·药理篇》中，就反映出当时的医药学者观察动、植物之本性，探究物理造化之玄机，总结出"万物皆有法象"的思想，并对药物的药理作用进行推衍，是中医学最早的药理专论。《圣济经》指出："观其演易说卦，推阴阳之颐，究物性之宜，大或及于牛马，微或及于果蓏，潜或及于龟蟹，盖以谓禀气而生，不离阴阳，惟其不离阴阳，故无一不协于理，而时有可用者矣。"书中试图建立一个事物的生成观，即世间万物无论牛马、果蔬以及龟蟹等，都是由阴阳之气禀于理而生成。推演及药，《圣济经》言："圣人穷天地之妙，通万物之理，其于命药，不特察草石之寒温，顺阴阳之常性而已。"于是有"因其性而为用者，有因其用而为使者，有因其所胜而为制者"，其类不同，然通之皆有权，用之皆有法也。如"蝉吸风，用以治风，所谓因其所胜而为之制者如此"。同时，宋代最具代表性的本草著作《经史证类备急本草》，强调医者感知"药象"的重要性，抨击"今之为医，不自采药，且不委节气早晚，又不知冷热消息，分两多少；徒有疗病之名，永无必愈之效。"倡导医者在"指掌斯见"中，物色万殊，熟识药性。

3. 金元时期 法象药理兴盛于金元时期，以张元素的《珍珠囊》和《医学启源》，李东垣的《药类法象》和《用药心法》，以及王好古的《汤液本草》等为代表，创立了法象本草的理论体系。宋代的药理研究拓展了金元医家的学术视野，金元时期诸子蜂起，各派医家风格各异且重视实用，使此时期的本草学具有显著的临床药物学特征，并促使法象药理学说得到了迅速的发展。他们在宋代医家学术研究的基础上对药物奏效原理进一步加以探求，以药物的形、色、气、味为主干，利用阴阳五行、气化和运气学说，建立了系统化的法象药理模式，极大地丰富了中药的性能理论内容，使临证用药由单纯凭借经验，进一步向有系统理论指导的方向发展。张元素《医学启源》中专列"药类法象"一节，在《内经素问·阴阳应象大论》理论的基础上，运用取象比类推理方式，创立"气味厚薄阴阳升降"理论，指出气与味之厚薄，法天地气交而各有升降法则，并据此制订了药类法象及拣择制度、修合之法。在其所著《珍珠囊》中，将所收录的 113 味药物均以气味厚薄为依据，划分为"纯阴、纯阳、阴中微阳、阳中微阴、阴中之阳、阳中之阴"六类，用于阐释药物的升降，将法象理论与临床用药有机结合起来。

李东垣师承张元素法象理论著述《药类法象》与《用药心法》。这些本草法象的专论内容，皆收入其弟子王好古之《汤液本草》中。王好古尽传张、李之学，是易水学派嫡系承继与发展者，所著《汤液本草》可谓是对易水学派药类法象的系统总结。《汤液本草·卷上》直接引述了李东垣《药类法象》与《用药心法》内容，完整地记载了李东垣的药物气味与升降理论，体现了以"象"的维度和喻义来感悟药性与功能特性，以及从阴阳四时之象中寻求药物的机理，将阴阳、四时、五行、气味厚薄、寒热温凉，溶在自然中的学术思想。如"温凉寒热，四气是也，皆象于天。温、热者，天之阳也。凉、寒者，天之阴也。此乃天之阴阳也。地有阴阳，金木水火土，生长化收藏下应之。辛甘淡酸苦咸，五味是也，皆象于地。辛甘淡者，地之阳也。酸苦咸者，地之阴也。此乃地之阴阳也。味之薄者，为阴中之阳，味薄则通，酸、苦、咸、平是也。味之浓者，为阴中之阴，味浓则泄，酸、苦、咸、寒是也。气之浓者，为阳中之阳，气浓则发热，辛、甘、温、热是也。气之薄者，为阳中之阴，气薄则发泄，辛、甘、淡、平、凉、寒是也。轻清成象（味薄，茶之类）本乎天者亲上。重浊成形（味浓，大黄之类）本乎地者亲下"。还有以"升降者天地之气交"阐释药物作用原理，如"茯苓淡，为在天之阳也。阳当上行，何谓利水而泄下？《经》云：气之薄者，乃阳中之阴，所以茯苓利水而泄下。然而，泄下亦不离乎阳之体，故入手太阳。麻黄苦，为在地之阴也。阴当下行，何谓发汗而升上？《经》云：味之薄者，乃阴中之阳，所以麻黄升上而发汗。然而，升上亦不离乎阴之体，故入手太阴。附子，气之浓者，乃阳中之阳，故《经》云：发热。大黄，味之浓者，乃阴中之阴，故《经》云：泄下。粥淡，为阳中之阴，所以利小便。"

《汤液本草》所保存的李杲《用药法象》中，还按"风升生""热浮长""湿化成""燥降收""寒沉藏"之象，将药物分成五大类。认为某一类药物得某一四时天地之气，而这类药物就具有某一天地之气之功。如"风升生"一类，包括了具有疗风、疏风、生发、上升药理作用的药物，并以春之象来解释其药理。同时，书中还绘制"气味浓薄寒热阴阳升降图"，以方便对相关药物的认识和学习。从而对"法象药理"的理论构建发挥了至关重要的作用，也对"升降浮沉"药性理论做出了极为重要的贡献。

王好古尊崇《神农本草经》"采造时月生熟土地所出，真伪存新，并各有法"要旨，丰富了药象与产地、采收时令相关的论述。如《汤液本草·卷中》曰：黑附子"冬月采为附子，春月采为乌头"；"艾叶则宜重午日（即端午节）日未出时采摘。"注重药物鉴别，如在黄芪条中明示绵黄芪之绵，是指其最佳产地绵上（即今山西省介休市东南部），并非指药物的质地如绵者。也是现代中药资源学、中药鉴定学的学科发展的基础内容之一。

至此，中药性能理论经过金元诸多医家的不懈努力得到了跨越式的发展，基本完成了药物的"升降浮沉"药性理论认识。而李时珍"升降在物，也在人也"正是其对上述法象药理认识的总结和概括。总之，金元时期，经以张元素、李东垣、王好古为代表的诸多医家的理论与实践创新，形成了对中药法象药理系统认识的主体内容，而成为其理论形成与发展的鼎盛时期。

4. 明清时期　明清医家对法象药理虽没有专门论述，也没有专著问世，但其理论仍得到广泛应用。明代医药学家李时珍尤其推崇法象学说，认为"用药须当顺时气而养天和"，称张元素"大扬医理，灵素之下，一人而已。"清代张志聪所著《本草崇原》也谓："但言某药治某病，某病须某药，不探其原，只言其治，是药用也，非药性也。知其性而用之，则用之有本，神变无方。

法象药理学对整个中医药学的发展影响深远。在唐宋以前，中医界以方书居多，如唐代《千金方》《外台秘要》，宋代《和剂局方》《圣济总录》即为其代表。而在宋代以前，虽有一批有影响的本草著作，但大多为大部头的官修本草，且数量有限。金元以后，本草著作如雨后春笋般地发展起来，特别是明清时期，出现了许多具有影响的本草学著作。究其原因，是与法象药理学的影响分不开的。如李时珍的《本草纲目》，书中引用了大量张元素、王好古的论述，就连他本人的许多见解也离不开法象药理学的思维方法。不仅是本草学著作，许多方论专书、临床巨著也与法象药理学建立了关系。由此可见，法象药理学的建立，对中医药学的发展无疑起到了重要的推动作用，直到今日仍具有一定的影响力。

第三节 中药法象理论的发展

一、"药象"研究不断深入

现代对于中药法象的研究，正经历着逐渐回归、重新认识、客观评判、深入挖掘、走向创新的过程。随着科学技术与现代中医药的发展，中药"象"的研究引起了中医药学界的关注，其药学研究和临床应用价值也得到肯定。现代学者针对中药材的丰富客观特征，对中药的自然属性进行科学定义，即：药物在形成生长过程中与自然环境相互作用而产生的固有性质，包括药物的形状、颜色、质地、气味，以及所含的化学成分等，也称为药物基原性状，是中药药效产生的基础。中药基原性状包括植物特征、药材性状和物质成分三部分，其中，植物特征包括：采收时节、分布区域、光度适应、温度适应、形态特征；药材性状包括一般性状、饮片性状以及显微性状等。

与此同时，中药性状的研究也进一步催生形成了新的专门学科。如运用植物学知识的，研究药用植物形态、组织、功能、分类鉴定、细胞组织培养、资源开发和合理利用的《药用植物学》，在研究药用植物形态后，探讨了植物分类、特点，观察药用植物显微构造，由表及里、由浅入深、由宏观到微观。中药鉴定学是研究和鉴定中药的品种和质量，制定中药质量标准，寻找和扩大新药源的应用学科。其在继承祖国医药学遗产和传统鉴别经验的基础上，运用现代自然科学的理论、知识、方法和技术，系统地整理和研究中药的历史、来源、品种形态、性状、显微特征、理化鉴别、检查、含量测定等，是一门对中药之"象"进行"保质、寻新、整理、提高"的学科。中药化学是一门结合中医药基本理论和临床用药经验，主要运用化学的理论和方法及其他现代科学理论和技术等研究中药化学成分的学科。主要介绍中药成分的一般提取、分离方法，结构测定的一般程序。此外，还有以研究中药商品质量和经营管理为核心内容的中药商品学等中药学分支理论应运而生。在上述学科理论与技术方法影响下，中药的"药象"也进一步丰富与拓展，囊括了中药性状、药物显微特征、种植环境，以及药物成分等更加丰富与精细的诸多内容。

二、法象释药尚待创新

与上述中药资源、质量鉴定、理化性质以及商品性状等新学科的研究相比较，"中药法象"现代研究的步伐相对缓慢，对"药象"的新认识及其与药效关系的研究缺乏系统与深入。甚至在中药学研究与临床应用中，"唯成分论"几乎替代了"法于自然""天人相应"的中医思维模式和药物应用规律，甚至将综合而丰富的中药学理论落入机械还原论"某某成分"的窠臼。因此，运用传统中医"取象比类""援物比类"思维方法，系统总结传统"法象药理"知识，融合新药象，解决新问题，进一步补充完善"中药法象"理论，续写"中药法象"理论的前世今生，成为现代医药工作者的责任与义务。我们于2000年即开始了中药

"象-效关系"的专题研究和教学实践。其后的近五至十年间，"中药法象"研究也重新受到了中医药学界的关注与重视。一些总结传统"药象"研究的学术文章也再次走进人们视野，形成了"中药法象药理"的研究热点。但是，由于缺乏系统深入的科学总结与挖掘整理，"法象释药"仍常常被认为是简单总结客观现象、主观猜测成分较多等等。我们在前期研究的基础上，以《神农本草经》《汤液本草》《用药法象》《本草纲目》等传统本草文献，以及现代《临床中药学》为基础，融合《中药鉴定学》《药用植物学》《中药资源学》《中药化学》《中药药理学》等现代药学知识，编写了《中药性状与功用实验教材》，开设了"中药标本实践课"等。将传统中医"援物比类""识物知性"思维方法引入到《中药学》教学之中，引导学生"以形象的眼光看中药"，培养"以象释用""因形求理"的形象思维能力。并在完成"中药法象学源流"系统研究的基础上，较为系统的总结了"中药法象"的一般规律和基本理论，并分析了单味药的"药象特征"与"药效特点"，从而不仅进一步揭示了中药潜在和特殊药效的药物学机制，弥补了仅以药性理论释药的缺陷与不足，而且也提升了学生感性认知与抽象逻辑的能力。

科学理念与研究方法的不断进步，为人们认知水平、创新能力的提升，注入了巨大的生命力。昨天的"不可思议"的"前科学"，在今天、明天就会使人们拨开面纱，看清它的真正意义。我们应当看到，中医"象"思维，是古人前贤在细致观察与反复实践的基础上形成的，是连贯性的整体优化的思维方法。传统中医并没有盲目、机械地运用"取象比类"，而是将其融汇于天人合一整体观，以及阴阳气机的生命观之中。因此，王永炎院士将其称为"临床思维基本路径"，是中医临床最高境界的"核心精神"。这种认知与研究思维，也会对我们深入探索生命科学的新知，带来启迪和灵感。

将中药法象作为一项独立研究与基本技能，正是以传统中医药理论为基础，以临床应用为目标，以现代研究为借鉴，全面总结"象-效"相关的普遍规律；还要将由"象"而"类"的一般理论，转而具体化为指导分析药物、指导用药的实践过程，使之突显出更强的实际应用价值。特别是要学会从各味药物的"异形药象"等特殊表征的角度，认识其功效特点，进而深入挖掘其特殊作用与潜在功效，拓展其临床应用价值。因此，中药法象学的学科目标是：以本草经典为据，以临床应用为验，以现代研究为助，进一步揭示博大精深的中医药学理论，使传统的"法象"推断与假说，成为更为严谨的科学理论。

（秦 林 彭 欣）

第三章 中药法象基本理论

中药法象是指根据中药药材基原的自然属性与客观性状，探讨药物功效原理和临床应用特色的理论。中药法象的基本内容包括：中药性状与中药性能关系、药物特殊性状与独特功效的关系，以及中药性状与中药性能融合互参的药效变化等。其内容阐释了药象与药效之间的一般变化规律，是认识药物"象-效"关系以及"以象释药"的理论依据。

第一节　中药性状与中药性能

现有的临床中药学主要是以"药性理论"为核心内容，来阐释药物的功用和机理。包括四气五味、升降浮沉、归经、有毒无毒等，又称为中药性能。中药性状与中药药性之间有着极为密切的关系，甚至可以说客观性状是药性理论的认识起点。认识中药性状与中药性能的关系，一是可以体会"天人相应""人药相关"的整体观思想；二是有助于认识中药性能的药物学基础。

一、客观滋味与药性五味

"五味"是中药性能之一，它首先来自于中药的实际滋味，与中药的客观性状关系也最为密切，古人称"入口则知味"。先秦时期，皇甫谧《帝王世纪》云："炎帝神农氏……尝味草木，宣药疗疾，救夭伤人命。"《神农本草经》言："神农尝百草，日遇七十二毒。""药有酸、咸、甘、苦、辛五味，又有寒、热、温、凉四气。"《周礼》谓："凡药以酸养骨，以辛养筋，以咸养脉，以苦养气，以甘养肉，以滑养窍。"所以，中医很自然地将滋味与作用联系起来，并以之解释药物的功效。成为中药学重要的理论之一。

《黄帝内经》对五味有丰富而系统的认识，如《素问·脏气法时论》就载有："辛、酸、甘、苦、咸，各有所利。"《素问·阴阳应象大论》和《素问·至真要大论》又以阴阳进行五味分类："辛甘发散为阳，酸苦涌泄为阴。""辛甘发散为阳，酸苦涌泄为阴，咸味涌泄为阴，淡味渗泄为阳。"《素问·脏气法时论》简明扼要地概括了五味的功能："辛散，酸收，甘缓，苦坚，咸软。"另外，《素问·阴阳应象大论》之"味厚则泄，薄则通，气薄则发泄，厚则发热"，指出药味厚薄之不同其功用亦各异，这是《内经》对五味理论从定性到定量的又一深刻认识。这些内容为药性五味理论奠定了坚实的基础。后世进一步将五味性能理论总结为：辛能发散，能行气、行血；甘能补益、和中、缓急；酸能收敛、固涩；苦能泄，能燥湿，坚阴；咸能软坚、泻下等。从其基本内容上来讲，都是在《内经》五味性能理论基础上的丰富与发展。

口尝滋味是认识中药客观性状的重要方法，以滋味论药物功效也是药性理论"五味"的主要依据来源。对此，历代本草均有丰富的记载。如《本草经疏》言百部根"苦而下泄，故善降，肺气升则喘嗽，故善治咳嗽上气"；《本草纲目》谓"乳香香窜，入心经，活血定痛，故为痈疽疮疡、心腹痛要药"；《本草经疏》茯苓"甘能补中，淡而利窍，补中则心脾实，利窍则邪热解，心脾实则忧恚惊邪自止，邪热解则心下结痛、寒热烦满、咳逆、口焦舌干自除"。将药物的客观滋味与功用相结合，通过临床实践验证并总结归纳，即形成了"五味"药性理论，它包含了扶正与祛邪、调理脏腑气机、调节津血代谢、补益正气亏虚、逐散实邪郁滞等众多性能作用。

二、五色性状与归经理论

归经理论的形成主要是以脏腑经络理论为基础，以所治具体病证为依据。《内经》就有从五行理论认识五色、五味入五脏的丰富内容，其中"五色"即为"望之所得"。《素问·五脏生成篇》言："色味当五脏：白当肺、辛，赤当心、苦，青当肝、酸，黄当脾、甘，黑当肾、咸。"张介宾在《景岳全书·传忠录》中也肯定道："以五色分五脏，其理颇通。"相比较而言，五味的五脏归经存在着不统一性，如辛有入肺、心之不同，苦有入心、肺、肝等不同，酸有入肝、肺之不同。但五色入五脏的认识却是基本一致的。红色入心，如朱砂、丹参、血竭、红藤、牡丹皮、茜草、赤芍、鸡血藤等，诸药或安神定惊，或活血通脉。色黑入肾，如磁石入肾而聪耳，生熟地黄、桑椹、旱莲草、女贞子、黑芝麻、何首乌等益肾补虚；而止血药炒炭后，则能增强入肾水克心火之力，借以提高止血效果。色白入肺，如百合、白果、桑白皮、白附子、白芥子、雪梨入肺止咳，白茅根、石膏、浙贝母入肺清热。色黄入脾，如陈皮治脾胃气滞，灶心土入脾胃止泻，黄芪、党参、人参入脾补气，麦芽、谷芽健脾助消化。色青入肝，如青皮善破肝气，青木香、青黛、枸橘皆色青治肝等。甚至有些药材因颜色鲜明可做染料，如红花、茜草可作红色染料，又善入血分以治血病；墨旱莲、五倍子为黑色染料，可入下焦而性涩收敛等。

对中药学分类比较研究，可以发现药材颜色的差异是其功效变化的客观表征。如清热药中，由清气分热药石膏、知母、天花粉、芦根的白色或黄白色，到清血分热药丹皮、赤芍、生地黄、玄参的红色或黑褐色；补阴药中也有补肺胃之阴、脾胃之阴以及肝肾之阴的药物，其药材颜色也由沙参、麦冬、玉竹的白色或黄白色，变为石斛、黄精的黄色，乃至枸杞子、女贞子、熟地黄、墨旱莲的红色或黑褐色。温里药中则有偏于黄色的干姜、高良姜，以温中散寒为主；也有偏于绿的吴茱萸、小茴香，功专暖肝散寒；还有黑色的制附子专补命门元阳，红褐色的肉桂能助心肾阳气等。理气药中有橘黄色或黄色的陈皮、木香之理气健脾；偏于青绿色或绿褐色青皮、香附善疏肝解郁，以及白色通胸中之阳的薤白等，均体现了颜色变化对中药归经及功效特点的影响。另外，还有多色或兼色的药材，如蒲公英的叶绿、茎红、根白、花黄，故归经为肝胃心肺；金银花黄白相兼，既入肺胃气分，又入心脾；乌药外皮为黑褐色，内心为黄白色，使之上能归肺胃，下能入肾经，等等。变色药物如玄参、山药等，可由白或灰白色变为黑褐色等，它们的多种归经特点与其多样颜色有关。现代医学认为肝脏为人体内最大的解毒器官，而在解毒药物中，青绿色占居多数，如蒲公英、马齿苋、荠菜、地锦草、紫花地丁、荠菜、青黛、大青叶、穿心莲、败酱草、瞿麦、益母草、泽兰等等，实为"青入肝"的例证。因此，通过观察药物颜色，既了解同类药物颜色变化与性能归经的关系，又看到不同药物的颜色与归经的相似变化。不仅可加深对这些药物的性能归经的理解与记忆，还可指导临床合理用药。

三、质地滋味与升降浮沉

中药升降浮沉理论反映药物的作用趋势，在调整脏腑功能等方面发挥重要作用。升降浮沉药性的形成，与药物的质地轻重及药物滋味等客观性状有密切的关系。就质地轻重而言，花叶类药物大多轻清上浮，入上焦而走表；地下的根茎类药物，性多沉降，入里而归五脏；枝干、表皮类药物也多走表、入六腑；果实种子类多能入里补益精气等；而矿物、贝壳等质重者大多为沉降之品。

药物的升降浮沉性能除与质地有关外，还与法于自然的"四气，五味"相关。其中性质温热、属于辛甘之味者多为升浮药；而性质寒凉、味为酸苦咸者，性质沉降。而药物质地轻重、四气五味与升降浮沉的关系，与《黄帝内经》的认识，以及后世张元素、李东垣"气味阴阳升降理论及其相关分类"理论和李时珍著述密不可分。张元素、李东垣基于阴阳升降理论，将五味分升降，其依据为《黄帝内经》之"辛甘发散为阳，酸苦咸泄为阴"；李时珍也明言"酸咸无升，辛甘无降"。从四气而言，也与自然阴阳相关，李东垣曰："温凉寒热，四气是也，皆象于天。温、热者，天之阳也。凉、寒者，天之阴也。此乃天之阴阳也"。将四气寒热阴阳升降与五味阴阳升降结合，构成药物升降浮沉的决定因素。也就是说，药物的升降浮沉性能不仅取决于药物的质地轻重，还取决于药物的气味阴阳属性。这不能不说是张元素、李东垣和李时珍的法象药理，为中药"升降浮沉"药性理论的科学认识，做出的极为重要的贡献。

药物的升降浮沉，还会根据临床需求，通过配伍或炮制而使之发生变化。李时珍言："升降在物，亦在人也"，即是说明药物客观性质为药物升降浮沉的决定因素，但也会受炮制与配伍的人为因素的影响。前者为决定因素，后者为影响因素。

四、生态属性与四气理论

寒热温凉四气理论的产生，是临床实践通过观察药物作用于人体后的反应，总结归纳而成，如《神农本草经·序录》言："疗寒以热药，疗热以寒药"。而"热药"与"寒药"的形成，得之于天地四时之气。中医药研究早已发现，药物四气与自然天地四时阴阳五行以及产地或性状等方面也有密切的联系，《素问·阴阳应象大论》云："天有四时五行，以生长收藏，以生寒暑燥湿风；人有五脏化五气，以生喜怒悲忧恐。"提出了人与天地自然的关系。并认为："气属阳，味属阴。味厚者为阴，薄为阴之阳。气厚者为阳，薄为阳之阴。味厚则泄，薄则通。气薄则发泄，厚则发热"。可以说《内经》的"气味厚薄阴阳"等天人相应观，为后世中药法象理论奠定了基础。

金元时期诸多医家继承了《内经》的认识，将阴阳、四时、五行、气味厚薄、寒热温凉，溶在自然观之中，认识四气的自然属性。如李东垣提出了"温凉寒热，四气是也，皆象于天。温、热者，天之阳也。凉、寒者，天之阴也。此乃天之阴阳也。……气之浓者，为阳中之阳，气浓则发热，辛、甘、温、热是也。气之薄者，为阳中之阴，气薄则发泄，辛、甘、淡、平、凉、寒是也。""本乎天者亲上，……本乎地者亲下"等等。上述认识，开辟了中药四气升降的新理论，对临床用药的具有重要的指导意义。

传统中医注重根据中药生长的环境因素，分析寒热药性的形成机制。如黄连、黄柏均为寒凉药之代表药，其中黄连生长习性喜冷凉、湿润、荫蔽，不耐高温，《本草经疏》言："黄连禀天地清寒之气以生"。《本草乘雅》言黄柏："树高根结，经冬不凋，味大苦，气大寒，禀太阳高广之象，得太阳寒水之化。"女贞子又名冬青子，李时珍曰："此木凌冬青翠。"其子采于冬，且可挂果至次年春末，足可见其秉受冬寒之气而生之，故其性寒。对于温热药附子，卢崇汉在《扶阳讲记》中对附子的功用也曾用药象观点进行过论述，他说："附子移苗的时间是冬至，收成的时间是夏至，冬至是一阳生，一阳来复之际，冬至到夏至这个阶段是阳气渐长，阴气渐消，完全体现了'以火消阴'的真义…… 所以附子的温热不是凭空来的，它作为扶阳的第一要药也不是凭空而来的，这跟天道的运行有必然的关系"。四川江油作为附子主产地，位处西南，坤土敦厚，土能藏火，故能将天道所赋阳气，聚集到附子里面，使之具有雄厚的温热之性。这一解释，形象地道出了道地附子药性的产生原因。

综上所述，中药性状与中药性能有密切的关系。二者相参，是天人相应、人药相关的具体体现。但二者理论仍有明显不同，前者来自对药物的观察概括而成；后者不仅与药物相关，更重要的是对病人的治疗反应观察总结概括而成。因而，中药性能理论是中药性状理论不能替代的，是用以指导临床选药组方的主要理论。当然，历代药学家和临床医学家研究也发现，药物的效用有时仅以药性理论也难以全面认识，反而能从中药性状中得到阐释。中药法象理论可以弥补中药性能理论的不足。同时，通过观察药物性状，可明显提高观察力，提高临床想象力和联系融合能力。这一认识过程，也正是中医"援物比类""由象言法"等象思维，在中药学中的实际应用。

第二节 药物特殊性状与功效

临床实践证实，某些难以用性能理论解释的药物特殊功用，通过性状却可以得到简便易通的理解。换句话讲，就是药物的某些特殊性状产生特殊的功用。而且其繁复多样的功效不仅是多种性味的综合，还与药物的质地润燥、坚软，以及用药部位、异象结构等多种客观性状有关。吴仪洛《本草从新》曰："凡药各有形、性、气、质，其入诸经，有因形相类者，如连翘似心而入心，荔枝核似睾丸而入肾之类；有因性相从者，如润者走血分，燥者入气分，本乎天者亲上，本乎地者亲下之类；有因气相求者，如气香入脾，气焦入心之类；有因质相同者，如头入头，幹入身，枝入肢，皮行皮，又如红花、苏木汁似血而入血之类，自然之理可以意得也。"又言："凡质之轻者上入心肺，重者下入肝肾，中空者发表，内实者攻里，为枝者达四肢，为皮者达皮肤，为心为幹者，内行脏腑，枯燥者入气分，润泽者入血分，其上下内外各以其类相从者"。

临床用药时，常以植物药"枝达四肢""蔓藤舒筋""以皮治皮""核以治丸""心以治心"等。因此，经常看一看、摸一摸、尝一尝，并借助现代仪器延长我们的视觉、触觉以及嗅觉等，认识和掌握各种中药性状特征，对于深入理解药物性能功效尤其是特殊功用，具有重要的意义。

一、结构特点与特殊药效

结构与功能的关系是生命科学研究的主题，系统生物学认为：有什么样的结构就产生什么样的功能。中药的特殊形态结构与其特殊功能效用有着密切的联系。分析药物的特殊形态结构与其特殊效用间的联系，要通过"视之可见"的方法，辨识药象，包括形态结构、颜色光泽等。进而"援物比类""格物求理"，以"象"之物理阐释医理药理。正如徐灵胎先生所反复强调的："因形以求理，则其效可知矣""形同而性亦近，物理盖可推矣。"

1. **藤类攀援与舒筋活络** 《本草纲目》曰："凡藤蔓之属，象人之筋，所以多治筋病。"其中，"旋花根细如筋可啖，故本经言其久服不饥轻身。续筋骨，合筋疮。"《要药分剂》络石藤文下曰："络石之功，专于舒筋活络。凡病人筋脉拘挛，不易伸屈者，服之无不获效，不可忽之也。"《医学真传》忍冬藤："夫银花之藤，乃宣通经脉之药也。通经脉而调气血，何病不宜，岂必痈毒而后用之哉。"伸筋草别名石松，多年生草本，匍匐茎蔓生，细长弯曲，长可达2m。《本草拾遗》解"石松，主久患风痹，脚膝疼冷，皮肤不仁，气力衰弱"，其功能与《滇南本草》所言之"其性走而不守"有关。藤类缠绕蔓延，犹如网络，纵横交错，无所不至，其形如络脉。临床对于久病不愈、邪气入络者，以藤类药物通络散结，如雷公藤、络石藤、忍冬藤、青风藤、鸡血藤等均属此类。

2. **环纹芒刺与息风止痒**

（1）环纹与息风镇静 具有息风止痉作用，治疗肝风内动、痉挛抽搐病证的药物，大多具有环纹状的特殊结构。如羚羊角呈三向弯曲的长圆锥形，下部有10～20个突起的环节。从结构物理学角度而言，这是有利于分散疾风之力而不致于被折断的结构。地龙、僵蚕、全蝎、蜈蚣、白花蛇、蝉衣等，也具有视之可见、触之可及的明显的环纹或环节。现代药理证实上述诸药均有镇静、抗惊厥作用。而药材本身所呈现的这种特殊"药象"，也为"虫类搜风"理论提供一些客观的药材学依据。

具有此类结构的植物类药材，也体现出相似的功能特点。如被称为"治风神药""定风草"的天麻，外形呈扁椭圆形或扁长圆形，具若干小点组成的环节。有经验的老药工，将其作为辨别真假天麻的依据之一，"天麻长圆扁稍弯，点状环纹十余圈，头顶茎基鹦哥嘴，底部疤痕似脐圆"。而没有点状环纹的天麻就没有息风止痉作用。尤其有趣的是，本品无根无叶却有花，长圆形的块茎在土里生长。由于它没有吸取养料的根须，也没有进行光合作用的绿叶，又喜生长于密林深处，千百年来，它的奇特的繁殖方式始终是一个谜。科学家的研究揭开了这个奥秘，天麻依赖食蜜环菌而生存。临床研究发现，蜜环菌本身就能治疗癫痫、腰腿疼痛等；蜜环菌还是一种能发光的真菌，临床可预防视力减退、治疗夜盲。还有一种与蜜环菌十分相似的"假蜜环菌"，因为没有菌环，所以也就没有息风止眩等功效。另外，防风、羌活、拳参、蚤休、天南星、禹白附等祛风、息风定惊药，也有此种环纹或环节结构。动物药中的牛黄，呈球形或三角形，这种结构很难与息风止痉作用相联系。再加上它的多种药理作用，使之成为最难背诵和理解的药物之一。然而，仔细观看其断面便会发现明显的环状层纹，这种性状结构正与其息风止痉功效相吻合。

部分具有安神作用的药物，也有同样的环纹结构。如野山参、远志、灵芝等，诸药均带有明显而细密环纹，具有显著的镇静、抗惊厥作用，为治疗心神不安证的主要药物。与上述平肝熄风药明显不同的是，平肝熄风药偏青绿色，主入肝经；镇静安神药偏红赤色，善归心经。但二者的环纹性状特点却是相同的。

（2）芒刺与祛风止痒　古人认为"生芒著句与祛风止痒、息风止痉有关"。"句"又称为"勾"，是指勾形植物药；"芒"，是指带有刺的植物药物。古人认为风之神为句芒，凡著句生芒之物，均与风有关。植物药中的蒺藜、皂刺、飞廉、钩藤、石楠、术等皆生芒刺，具风之"芒"象，可以治疗风病。《本草问答》曰："用刺者有两义，攻破降利用皂刺、白棘刺是矣，二物锐长，故主攻破；设刺不锐而钩曲，刺不长而细软，则不破利而和散，能熄风治筋，如钩藤刺、红毛五加皮。"五加皮又名白刺、追风使，节上常疏生反曲扁刺，叶柄亦常有细刺，五加有不生刺者，不作药用。《名医别录》言"蒺藜能破癥祛风，全在芒刺，风家唯用刺蒺藜"。苍术与白术叶边缘均有针刺状缘毛或三角形刺齿，《名医别录》言其"主大风在身面，风眩头痛，目泪出，消痰水，逐皮间风水结肿。因多刺有风象，而治风疾。"《日华子》也曰："术，治一切风疾"。再如解表药中的薄荷、桑叶、荆芥、紫苏叶等，其叶呈披针形、锯齿状等，也有风芒之象，与它们的疏风、祛风作用均有一定关系。

药物中更有兼具"句、芒"之象者。如钩藤原名钓藤，其茎间有刺，曲若钓钩。钩藤之钩实为藤上之刺，其弯曲旋转如钩而因形而名，既可祛风又能息风；飞廉全株生芒刺，附茎有羽状皮并同花一起卷曲成勾，如生羽翼，飞行轻举，可谓得风之气。道家认为飞廉单服可轻身延寿、远涉疾行；马王堆《养生方》也有飞廉可使"走""疾急"的记载；飞廉药用主骨节热，胫重酸痛，头眩顶重。

3．茎中空与通利　茎中空中药，如麻黄、薄荷、木贼、芦根、忍冬藤、地锦草、白薇、络石藤、木通、通草、虎杖、大蓟、小蓟、仙鹤草、夜交藤、钩藤，若联系诸药的功效，则发现16味茎中空中药均具有通、利等共性。茎中空药物中通外直，可交通阴阳，调剂上下，清散而不郁堵，通利而不留潴。如虎杖茎空若竹，色如琥珀，入血分而破血祛瘀；茅根、苇茎中空能利湿排尿。张锡纯言，芦根"其善利小便者，以其体中空且生水中自能行水也"。即使一些非管茎类的药物，因其具有微孔、腔隙等结构，随即便有了一定的通利、渗湿功能。如茯苓、猪苓等多孔菌类，密布细小蜂窝样孔洞；泽泻与白术虽为实体性块茎，但其典型的"纹孔""放射状排列导管"等显微结构，也是其利水功用的"药象"基础。

4．凹凸与敛散　中药性能理论认为，药物的收敛与行散作用与五味"酸涩"和"辛或辛苦"有关。从"药象"角度来看，收敛或行散与药物的凹凸结构也有关系。如药材表面皱缩、凹陷者，多有收敛固涩作用，其中酸涩味药物尤为突出。如乌梅、五味子、山茱萸涩精止遗，仙鹤草、地榆、茜草、三七、女贞子、贯众收敛止血。药性理论中行散作用与"药味之辛苦，尤其是辛味"有关，但从药象角度观察，辛味质轻者多行体表而发散表邪；辛苦质重尤其是质地坚硬、表面隆凸者，则可呈现明显的散结消肿作用，如乌头、附子祛寒散结，天南星、白附子、半夏、浙贝母等化痰散结，三七、三棱、莪术等活血散结等。甚至有些中药或无"辛或辛苦味"，但因其隆起凸出的特点，因而也产生了一定的散结消肿作用，如白术、玄参、川贝母等。

5．光泽与明目　光泽度是望之可及的药理属性，也是药象特点之一。具有明目作用的眼科常用中药，多数光泽度较高，如石决明、决明子、珍珠母、珍珠、青葙子、磁石、蝉衣、枸杞子、女贞子、石斛、羚羊角等。其明目作用以四气五味理论难以阐释，但却与药材本身的光泽度密切相关，而且光泽度越强则明目作用越强。如有"千里光"之称的决明子和石决明，均为明目要药。如果仔细比较观察，还会发现桑叶和菊花在花叶类中药里，也属于光泽度较好的，而它们明目、善治目赤肿痛的功效也应与此相关；秦皮、女贞子、羚羊角的明目作用，还均可体现于水浸液或显微镜下显蓝色、蓝绿色荧光等性状。当然，这种光泽与明目相关性的实质是什么？还需要深入探讨。但是，古人千百年实践总结出的这种客观规律，对于临床用药一直都有着重要的实际意义。如"明目要药""磨翳障要药"石决明，具有明显的珍珠样彩色光泽，古人常以"明耀五色""光明可爱""内则光耀"描述其形态，故《本草纲目》言："决明，千里光，以功名也。"

二、质地特点与特殊药效

应用"触之可及，尝之可得"的方法，可以直观的感受药物质量轻重和滋味差异，而且还可认识其质地、润燥、刚柔、滑涩等不同特点。这些性状内容也与药效有密切的关系。

1. 滑利与通闭利窍 滑，是药材的润滑、爽滑、黏滑等质感特征，是味觉和触觉的综合体验。以滑养窍、以滑去着、以滑通闭开塞，是四气五味之外不可割舍的重要"象-效"理论。明代《本草纲目》在菜部首列柔滑类，如甜菜、落葵叶、蕨、菠菜等，作为滑药的代表，取其气滑利，能通肠胃，下气滑中，利大小肠和水道。

滑能通闭利窍，尤善治"癃""淋"病症。《五十二病方》已有用质黏滑的葵、胶、蠃牛、薤白治癃的处方。黄宫绣《本草求真》言薤白"体滑则通，通则能使久痼寒滞立解。"《金匮要略》"葵子茯苓散"，也是治"妊娠有水气，身重，小便不利"的名方。徐之才《药对》称"滑可去着，冬葵榆皮之属是也。"后世八正散仍以滑利处方，取滑石之滑而通，车前子之滑而润，瞿麦之滑而利。另外，治疗小便不利的利水渗湿药，虽以茯苓、猪苓、泽泻等味淡之品为代表，但对小便不利伴淋漓涩痛者，却是首选滑石、车前子、瞿麦、通草等，其滑利之质也是区别于淡渗利水药的特殊性状。

滑利药物除滑石、车前子、瞿麦、通草等利尿通淋药之外，还有滑利大肠、泻下通便作用，如用治大便秘结艰涩的大黄、芒硝、番泻叶、芦荟、牵牛子等。泻下药虽与苦咸质重等降泻性能性状有关，但若品尝和触摸则不难发现诸药的滑利性状。

2. 黏涩与缩尿止泻 与上述滑利药物的性状相对应，中药里还有黏涩止泻药和缩尿固精药。其中，黏涩止泻的代表药有莲子、芡实、金樱子、赤石脂、禹余粮，以及山药、茯苓、菟丝子等；固经缩尿的代表药有桑螵蛸、覆盆子、山茱萸、海螵蛸等。十分有趣的是，茯苓虽淡渗利水，但其质则黏涩，故又可以止泻，这也是茯苓利水不伤正特点的药材学基础。具有黏涩之性的药物与食物中的糯米等颇为相似，中医食疗的粳米、糯米、小米、高粱等均有类似作用，而糯米最具有代表性。如《纲目》言糯米："暖脾胃，止虚汗泄痢，缩小便，收自汗。"《别录》云："粳米，主益气，止烦，止泻。"《食鉴本草》也谓粳米能"补脾，益五脏，壮力气，止泻痢。"《四川中药志》记载高粱："益中，利气，止泄，去客风顽痹。治霍乱，下痢及湿热小便不利"。

涩在中药五味之中常附于酸。《本草经疏》解金樱子言："《十剂》云，涩可去脱。脾虚滑泄不禁，非涩剂无以固之。膀胱虚寒则小便不禁，肾与膀胱为表里，肾虚则精滑，时从小便出，此药（金樱子）气温，味酸涩，入三经而收敛虚脱之气，故能主诸证也。"《梦溪笔谈》也谓："金罂子，止遗泄，取其温且涩也。"莲子与芡实也是收涩主药，《玉楸药解》解莲子曰："固涩之性，最宜滑泄之家，遗精便溏，极有良效"。《本草求真》谓芡实"功与山药相似，然山药之阴，本有过于芡实，而芡实之涩，更有甚于山药。"赤石脂、灶心土、禹余粮均吸水性极强，可舔之粘舌。《本草纲目》称赤石脂"涩而重，故能收湿止血而固下""禹余粮，手、足阳明血分重剂也。其性涩，故主下焦前后诸病"。

3. 润燥、刚柔与功用 石芾南《医原》有专篇论药物之体质与性味功用："《易》曰：立天之道，曰阴与阳；立地之道，曰刚与柔。草木虽微，其气味有阴阳之分，体质有刚柔之道，一物一太极也。古人论药性，多言气味，少言体质。盖以地之刚柔，即天之阴阳所化，言阴阳而刚柔即在其中。后人不悟此理，每每误用。春山先生谓病有燥湿，药有燥润。凡体质柔软，有汁有油者，皆润；体质干脆，无汁无油者，皆燥……大抵润药得春、秋、夏三气者多，得夏气者少；燥药得夏、秋、冬三气者多，得春气者少。燥药得天气多，故能治湿；润药得地气多，故能治燥……若夫水族，如龟板、鳖甲诸品，禀乾刚之气，得坎水之精，体刚质柔，味咸而淡，能攻坚软坚，能燥湿清热，能滋阴潜阳，一药三用，阴虚夹湿热者、血燥结块者，用之尤宜"。因此，中药常有"质润性柔""刚燥性烈"之别。

除上述内容以外，前人还总结出了这样的规律：动物药"以情治病"，植物药"以形治病"，这也是对法象药理的简要概括之一。所谓"情"是指动物活动时所生活的环境、习性及自身特点与血肉有情之品等；植物的"形"是指用药部位、来源等内容，临床用药及所治病症常与之密切关联。矿物介壳类药物大多形坚质硬、久积缓成，多沉降下行，能入里安心神、降心火、敛肝阳，有镇潜、熄风、清热之功，如寒水石、代赭石、龙骨、牡蛎；药用植物中枝叶繁茂舒展者多主动，如白芷、紫苏、麻黄、黄芪、雷公藤；枝叶稀疏矮小或根茎为鳞茎、块茎者多主静，如黄芩、黄连、远志、天麻、麦冬；带尖刺药物多入肝疏通气血，驱风除痹，如白蒺藜、苍耳子；钩藤状如弯钩，能收敛肝气，安神定惊；茅根、苇茎中空能利湿排尿。正如药谚歌诀所云：

> "有毛能止血，有刺善驱风，肿节治跌打，粘潺拔毒功，
> 藤茎祛风湿，中空消水肿，花叶能升散，子实专下行。"
> "空心驱风好，有刺排脓疮，披针叶凉血，心形叶性刚，
> 竹形叶利水，黄花解毒强"。

三、生物特性及成分与特殊功效

中药法象学中的"药象"内容，除"可见、可及、可知"的客观性状外，还包括生长环境和生活习性等生物自然属性，以及经过化学提取可得的化学成分。它们时刻都在影响着药物的性能与功能。因此，一方面提醒临床医家要及时关注它们的变化及其对临床药效的影响，更新与丰富原有中药性能与功能的认识；另一方面也要及时提醒药学专家注意调整种植条件、改善生长环境，以确保药物的原始性能。

1. 生长环境与功效 中药的性能功效往往与其生长的客观环境密切相关，如生于沼泽河流的泽泻、芦根、浮萍、海藻、蒲黄等，从水而利尿；附于阴坡岩石的络石藤、石韦等，从阴而清热通络利湿；旺于炎热夏季的荷叶、青蒿等，能祛暑解毒；采于秋冬的菊花、霜桑叶、瓜蒌等，从凉而善清热。寄生于桑树的桑寄生，犹婴儿寄生于母体，功可安胎；鸡内金

为鸡之砂囊，既化结石、又健脾胃助消化。高山雪原的雪莲花、东北寒地的长白参，则均能驱寒补阳益气。《本草通玄》云：气药"法天地春生之令而发育万物"，其性多温；血药"法天地秋肃之令而凋落万物"，其性多凉。

2. 生物习性与功效 动植物药材的生物习性与功效也有密切关联。如善潜伏水底的龟板、鳖甲、石决明、珍珠母均可平肝潜阳，治肝阳上亢；而龟板、鳖甲又为血肉有情之品，故可益阴潜阳。善钻隙走窜的穿山甲、蛇类、全蝎、蜈蚣等，长于祛风通络、搜风剔邪；蝉长鸣于树而日落则息，故用治咽喉沙哑、小儿夜啼等。除上述一般认识之外，还有一些特殊的习性。如质轻的植物药升浮，然刺蒺藜却以其植株伏地而生，虽其芽头亦不直立，表现一个"潜"字，故也有平肝潜阳之功。再如桔梗以根入药，根本应质重而降，然桔梗之花形异于常，其花冠仰面直立而上，绝不侧垂，一派升浮之秉性，如"舟楫之剂，引药上行"，故为肺经要药。

3. 药物成分与药效 现代研究也为认识药物的基原性状提供了依据，并通过药物成分的研究，揭示了中药药效学的物质基础和作用机理。中药化学成分与药味的相关性研究，也总结出一些初步规律。如辛味药含挥发油成分者最多，其次是苷类和生物碱。许多药理实验研究证明麻黄、桂枝、紫苏、细辛、防风、生姜等解表药均有发汗解热作用。14味行气药中的13味为辛味，其化学成分亦以含挥发油成分者占多数，如枳实、陈皮、佛手、厚朴、木香、香附、乌药、荔枝核等皆含有挥发油及其他活性成分。在中药归经的研究中，通过研究同一归经中药的相同化学成分或相同结构类型的化学成分，以此阐明归经的物质基础；也有学者通过研究中药化学成分的药理作用或体内药物代谢动力学的特点，探讨与归经的关系。前者如麻黄碱对支气管平滑肌有解痉作用和升压作用等，伪麻黄碱有明显的利尿、抗炎作用，从肺主气、与膀胱相表里等中医理论来看，麻黄的主要药理作用说明其入肺、膀胱经是有依据的。再如川芎嗪是川芎的有效成分，其在动物体内主要分布在肝脏和胆囊中，与川芎归肝、胆经相一致。中药化学的构效关系研究也发现，通过改变中药化学成分的分子结构，其效价也随之发生明显变化。2015年诺贝尔生理学或医学奖获得者、我国著名药学家屠呦呦，受中国古籍《肘后备急方》启发，创造性地研制出抗疟新药——青蒿素。科研人员通过对青蒿素中抗疟主要有效基因的结构修饰，使抗疟活性得到成倍乃至数十倍的提升。

物质的化学成分及其结构在不同生物体中具有特质性。从"象-效"关系角度而言，可以概括为：质同则效近，质异则性远。现代中药的化学分析，从"分子""组分""功能团"等层面，探讨"药象"构成与"药效"成分等物质基础，研究分析中药化学成分与中药药性理论和临床应用的关系，是促进中医药发展的重要的现代科学技术方法，已成为阐明中药的科学性是不可或缺的内容。

第三节 中药性能与中药性状融合互参

中药性能与中药性状二者即密切关联，又有明显区别。认识二者的共同性与差异性，有助于从整体观角度深化药学认知，有助于指导临床更好选药用药，也有助于为中药质量控制提供帮助。

中药学强调，认识药物功效需要四性（四种性能）合参。而对于一些药物特殊性能功用的认识理解，则还要融合药物性状因素。换言之，需要综合分析药物的性能和性状，才能准确认识药物性能功用的一般与特殊、普遍与典型的区别与意义。如前所述的诸多明目药，究竟在眼科疾患时如何区别与准确应用，就得性味与性状融合互参。如蝉衣甘寒质轻而多秉风象，故宜于外感风热之目赤翳障；决明子甘苦味咸而凉润多脂，既清泻肝火，又兼益阴，故对虚实目疾均可应用；青葙子苦寒清降，则主要用于肝火上炎的目赤翳障，等等。又如清热解毒药物金银花、连翘、大青叶、黄芩、黄连、黄柏等诸多药物，就解毒而言也是既有共性又有区别，其原因是与性能和性状多种因素有关。金银花、连翘、黄芩、黄连和黄柏等，均可用于热毒或火毒病证，现代药理认为它们都有抗菌、抗病毒、抗感染作用，可用于多种病毒、细菌感染性疾病。不同的是，有"疮家圣药"之称的金银花、连翘等，主用于局部性热毒证或风温在表证，此类药物寒凉质轻，长于升散，既能清热解毒抗感染，又可散结消肿，五味消毒饮为其代表方；而黄芩、黄连、黄柏等苦寒而质地偏重的药物，多用治温热病、火毒内盛、高热神昏谵语等全身性热毒证，此类药物苦寒质重，善于沉降，既能清热解毒，又可清泄火热，黄连解毒汤为其代表方。再如，玄参主要有清热凉血，滋阴解毒作用。但其功效应用却不能简单地以性味来概括。本品苦甘而咸，属于变色植物，由采挖时的白色或黄白色，反复堆晒变为黑褐色或黑色。这种变色性状使之既入肺胃，又归肾经。其应用也可上治咽喉肿痛，下治脱疽坏死；外用于痈肿疮毒、瘰疬痰核，内治疗温邪入营、神昏谵语，为通内达外，彻上彻下之品。

《本草崇原》曾言："知其性而用之，则用之有本，神变无方；袭其用而用之，则用之无本，窒碍难通"。将药物性状与性能融合互参，也是拓展知识视野，加深学习理解的良好途径。如《中药学》教材中，麻黄功能有三：发汗解表，宣肺平喘，利尿消肿，与之相应的应用主治也只有风寒感冒、咳嗽气喘、风水水肿三种病证。然而麻黄的临床应用是非常广泛和灵活的，如《神农本草经》："治中风，伤寒，头痛，温疟，发表出汗，去邪热气，止咳逆上气，除寒热，破症坚积聚。"古代医家还用于中风、痹证、痰核、黄疸、目赤肿痛等；现代临床应用更为广泛，老年性皮肤瘙痒、皮炎、小儿遗尿症、阳痿、低血压、发作性睡病、肾炎等，对此如果单从性味角度则很难理解。而从麻黄性状特点的角度分析，对其功效特点和广泛应用就会有更加深入和全面的理解。如：麻黄生长于西北地区，逆寒而生、枝苗丛散、茎细中空，故具辛温透散、通达疏利之性，既善开腠理、透毛窍，又输膀胱、利水湿；且其皮色淡绿或黄绿，而髓部为红棕色，提示其不仅归经肺与膀胱，且可兼入血分。根据麻黄的这些性状特点，对照传统本草言其"破癥坚积聚""通九窍，调血脉"，以及"能深入积痰凝血中，凡药力不到之处，此能无微不利"等论述，就会有一个形象客观深入的理解。因此，将性状特点与性能融合互参，可以知常达变、拓展创新、灵活应用，达到应对临床新病症，解决实际新问题的目的。

中医还有"核以治丸""以皮治皮"之说，也是通过大量的观察药物性状与药效关系总结而成。"核以治丸"常指橘核、荔枝核、川楝子、吴茱萸等种子或果实，具有散结止痛之功，可用于治疗疝气、睾丸肿痛。然而有些种子或果实却并非如此，如白果、五味子、乌梅等为核、实者，反有收敛固涩之性，药势及功用与前者截然相反。对此，如果将"药象"与"药性"互参，则不难理解。前者之"核"，味辛或苦，故而散结消肿；而后者则酸涩明显，并且表面皱缩凹陷，故而收敛固涩。也就是说，以"核治核者"是指具有辛苦味之核。植物之皮如生姜皮、桑白皮、大腹皮、茯苓皮、五加皮等，具有利水消肿等功效，多用治皮肤水肿、皮肤结节肿胀等；但青皮、桂皮、牡丹皮、地骨皮等却无此功效，其原因与颜色、归经、性味不同有关。因此，只有具体综合分析药物的性能和性状，才能准确认识药物的功用。换言之，综合认识形状与性能，辨证分析一般与特殊、普遍与典型，才能全面掌握好中药功用之异与同。

法象理论在临证处方用药中显示了很强的实用价值，且对创制新方剂、新治法都起到了积极推动作用。李东垣《脾胃论》据"药类法象"之理创制的补中益气汤，以人参、黄芪、白术、甘草等，取"湿化成"意而补中益气；又以"风升生"类之升麻、柴胡升发少阳春升之气。即所谓"须以升麻、柴胡苦平，味之薄者，阴中之阳，引脾胃中清气行于阳道及诸经，生发阴阳之气，以滋春之升也；又引黄芪、人参、甘草甘温之气味上行，充实腠理，使阳气得卫外而为固也"。以同样机理，李东垣对元气虚损，阴火僭越的内伤热中证，仍以此方"补其中而升其阳"，以人参、黄芪、甘草甘温培土，资元气之化生，以升麻、柴胡升提中气，以引元气之升，元气得升阴火自降，即所谓"甘温除热"。再如升阳散火汤、调中益气汤，以及善用升麻以升阳散火、升阳除湿、升清降浊、升阳解暑等，皆体现了李东垣"风升生，热浮长"等用药特点，及其对"法象药理"的理论贡献。吴鞠通《温病条辨》很多方药也都涉及法象药理思想，如桑菊饮"此方独取桑叶、菊花者，桑得箕星之精，箕好风，风气通于肝，故桑叶善平肝风。……桑叶芳香有细毛，横纹最多，故亦走肺络而宣肺气"。

法象药理学还可以启发医者面对新病种和新问题时，提出新的治疗思路与用药方案。如现代临床有报道，根据色素性皮肤病黑白颜色盈亏的特点，中医五行学说"金（肺）水（肾）相生"原理，以及"白色入肺、黑色入肾"的五色配五脏理论，提出用"消色以色，或以色消色"对色素性皮肤病进行治疗。即采用黑色类药物治疗"白癜风"等色素减退性皮肤病，用"白色类"药物治疗黄褐斑等色素增加性皮肤病。其中，应用白芷、白茯苓、白僵蚕等治疗色素沉着类皮肤病（如黄褐斑、皮肤黑变病），应用何首乌、黑芝麻、丹参等治疗色素减退类皮肤病（如白癜风、白发），不仅经实践证明是行之有效的，而且也为更好地提高难治性病证的疗效提供了借鉴。此类用药方法，在古代医籍中有丰富的记载，如《神农本草经》言白僵蚕"减黑皯，令人面色好"，《普济方》"七白丸"（白附子、白及、白蔹、白芷、白僵蚕、白术、白茯苓）治面上黯色及雀斑，《医宗金鉴》治皯黑斑名方"玉容散"（白牵牛、白蔹、白及、白莲子、白术、白扁豆、白僵蚕、白茯苓、白附子、白丁香等）。中医药与皮肤色素代谢关系的研究已经成为热点，许多中药对酪氨酸酶活性、黑素细胞代谢的影响已经有了初步的揭示，对其有关机理也进行了探讨。研究表明，许多临床常用于治疗"白癜风"的中药对基因蛋白表达有促进作用，是中药治疗色素病的重要靶点之一。

法象理论遵从"物从其类，同形相趋，同气相求"的原则，细致辨识"药象"，熟练掌握"药性"。并且将"药象"与"药性"融合互参，必可达到应用有本、神变无穷的目的。但是由于内容繁多，因此在应用"取象比类"思维模式时，也要注意把握中医阴阳哲学的思想，做到"取象不惑"和"比类神明"。

（秦 林 彭 欣）

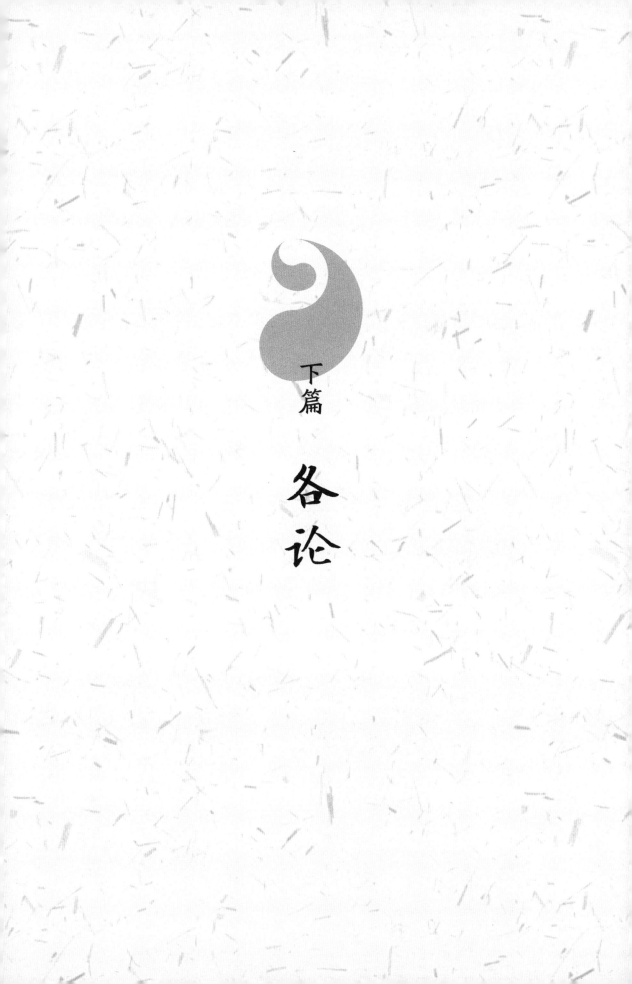

下篇

各论

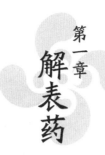

第一章 解表药

解表药是以发散表邪、解除表证为主要功效的药物。

此类药物多具辛味，常以质地较轻的嫩枝、叶、花为主要入药部位。其药材或叶缘呈披针形、锯齿状，或果实具芒刺，均为风芒之象。解表药性善升浮而走表发散，"味辛能散"，具有发汗解表的作用，能使体表之邪外散或从汗而解。解表药的治病机理为"其在表者汗而发之"，属于中医"汗法"的范畴，常用药物如麻黄、桂枝、紫苏叶、荆芥、薄荷、桑叶、菊花等。另外，还有少数解表药虽为根茎类，但质地疏松、体轻味辛，故也有解表散邪作用，如防风、细辛、葛根、羌活、藁本等。

解表药分为发散风寒药、发散风热药两类。发散风寒药性味多属辛温，功效发散风寒，主治外感风寒之恶寒、发热、无汗、头痛身疼、舌苔薄白、脉浮紧等风寒表证，以及风寒表邪所致咳喘、水肿或阴症疮疡、风湿痹痛等；发散风热药性味多为辛凉，功效疏散风热，主治外感风热之发热、微恶风寒、咽干口渴、舌苔薄黄、脉浮数等风热表证，以及风热眼病、风热咳嗽、咽喉肿痛、疹出不透等。

第一节　发散风寒药

麻黄
《神农本草经》

基原

麻黄科植物草麻黄、木贼麻黄和中麻黄的草质茎。立秋至霜降之间采收，阴干切段。生用、蜜炙或捣绒用。

植物特征

草麻黄分枝较少，木质茎短小，草质茎绿色，节间长2.5～6cm；中麻黄、木贼麻黄均为直立灌木，高达1m以上，茎分枝较多，黄绿色，节间短而细。麻黄喜凉爽干旱，耐寒、耐旱，喜生于荒丘、干燥坡地等沙土或沙壤土。主产于河北、山西、内蒙古、甘肃等地，山西产者质优。

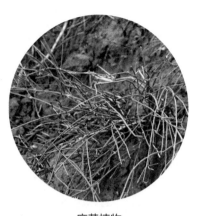

麻黄植物

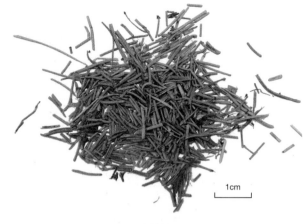

麻黄饮片

1cm

1. 一般性状 草麻黄呈细长圆柱形，直径1~2mm，有少量棕色木质茎。表面淡绿色至黄绿色，有细纵脊线，节明显，质轻脆；断面略有纤维性，周边绿黄色，髓部红棕色，近圆形。气微香，味涩、微苦。

2. 饮片性状 呈圆柱形小段，形色同上。蜜炙麻黄表面深黄色，微显光泽，具蜜香气，味微甜。显微特征之表皮细胞外被厚角质层，脊线较密，两脊线间有下陷气孔；皮层较宽，纤维成束散在；中柱鞘纤维呈新月形，木质部呈三角形；髓部薄壁细胞含棕色块，偶有环髓纤维；表皮细胞外壁、皮层薄壁细胞及纤维均有多数微小草酸钙砂晶或方晶。饮片干燥、茎粗、淡绿色或黄绿色、内心充实、朱砂点明显、手拉不脱节、味苦涩者为佳。

麻黄味辛、微苦，温。归肺、膀胱经。发汗解表，宣肺平喘，利水消肿，主要用于风寒感冒、胸闷咳喘、风水浮肿等。《神农本草经》："苦温，主中风，伤寒头痛，温疟。发表出汗，去邪热气，止咳逆上气，除寒热，破症坚积聚。"

麻黄"质轻而空疏，气味俱薄"（张山雷），故能入肺与膀胱，善行皮毛、开腠理、透毛窍与利尿。《本草通玄》言："麻黄轻可去实，为发表第一药"；《本草正义》曰："麻黄轻清上浮，专疏肺郁，宣泄气机，为治外感第一要药"。其显微性状可见"有多个纤维管及气孔""髓部宽广"，均为通达肺气、下输膀胱之象；特别是上皮下密布"气孔"，状若皮腠，实为麻黄开腠发汗之形。故《医学衷中参西录》曰："受风水肿之症，《金匮》治以越婢汤，其方以麻黄为主，取其能祛风兼能利小便也"。

麻黄表面淡绿色至黄绿色，髓部红棕色，提示其归经不仅入肺与膀胱，还与其他经络有关。《神农本草经》言麻黄"发表出汗""除寒热"，并能"破症坚积聚。"《本草正》言："瘟疫、疟疾、瘴气、山岚，凡足三阳表实之证，必宜用之。若寒邪深入少阴、厥阴筋骨之间，非用麻黄、官桂不能逐也。"《珍珠囊》则直称其"泄卫中实，去营中寒，发太阳、少阴之汗。"现代临床以麻黄辛温耐寒、宣发阳气的特点，还可与熟地、附子等配伍（如阳和汤），治疗阴寒阻滞的前庭大腺囊肿、子宫肌瘤、盆腔炎、痛经等，有良好疗效。麻黄红棕色髓质为兼入血分之象，《日华子本草》称为"通九窍，调血脉"，《神农本草经百种录》也言其"能深入积痰凝血中，凡药力不到之处，此能无微不利也。"研究表明，麻黄生物碱主要存在于草茎髓部，麻黄碱能扩张血管，增加心率和动脉血流量。但应注意的是麻黄毕竟"质轻而空疏，气味俱薄"，故以行皮毛、开腠理，发汗解表、宣肺平喘、利水消肿为主要性能，是治风寒感冒、胸闷咳喘、风水浮肿之主药。

现代研究认为，麻黄多种成分均有抗炎、抗病原微生物作用，其挥发油对甲型流感病毒有抑制作用。麻黄碱和伪麻黄碱、挥发油是麻黄平喘的有效成分；炮制后辛味减弱，发汗作用也减弱，但平喘作用加强。麻黄碱对中枢神经系统有兴奋作用，可强心、升血压；麻黄中 $d-$ 伪麻黄碱有显著的利尿作用。

（张　艳）

荆芥
《神农本草经》

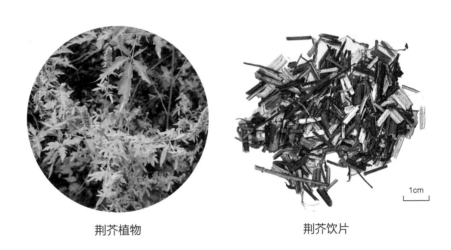

荆芥植物　　　　　　　　　　荆芥饮片

基原

为唇形科植物荆芥的干燥地上部分。夏、秋二季花开到顶、穗绿时采割，除去杂质，晒干，切段。生用或炒炭用。

植物特征

一年生草本，高30~100cm。全株被灰白色短柔毛，具强烈香气。茎直立，四棱形，基部棕紫色，上部多分枝，叶对生，指状三裂，两面被短柔毛，下有腺点；花为轮伞花序，多轮密集于枝端，形成穗状。生于山坡路旁或山谷、草丛等湿润的草原上，喜阳光充足、温暖湿润气候。主产于江苏、浙江、河南、河北、山东等地，多为栽培。

1. 一般性状 茎方柱形,上部有分枝,长50～80cm,直径0.2～0.4cm;表面黄绿色或紫棕色,被白色短柔毛;体轻,质脆,折断面纤维状,黄白色,中心有白色疏松的髓。叶对生,多已脱落,叶片3～5羽状分裂,裂片细长。顶生穗状轮伞花序。花冠多脱落,宿萼黄绿色,钟形,质脆易碎,内有棕黑色小坚果。气芳香,味微涩而辛凉。

2. 饮片性状 性状标准以色淡黄绿、穗密而长、香气浓者为佳。

法象释义

荆芥味辛,性微温;归肺、肝经。祛风解表,透疹消疮。主要用于感冒头痛,麻疹不透,风疹瘙痒,疮疡初起。《本经》:"主寒热,鼠瘘,瘰疬生疮,破结聚气,下瘀血,除湿痹。"

《本草纲目》释荆芥名:"曰苏、曰姜、曰芥,皆因气味辛香,如苏、如姜、如芥也"。可见荆芥诸名皆与其辛香气味有关。荆芥表面黄绿色或紫棕色,而断面黄白色,中心髓部色白,质疏。故可入肺与肝胆经;气味辛香,质轻而松,叶片羽状分裂,裂片细长,有祛风解表之象。《本草纲目》言"其功长于祛风邪",为治疗肝肺经风寒或风热,感冒头痛、咽痛目赤,或风疹、麻疹与疮疡初期等病证之常用要药。《本草经解》言:"荆芥气温,禀天春升之木气,入足少阳胆经、足厥阴肝经。味辛无毒,得地西方之金味,入手太阴肺经,气味俱升,阳也。少阳胆经,行半表半里,邪客之则往来寒热,荆芥辛温,和解少阳,所以主之;鼠瘘生疮,皆少阳火郁之症,荆芥辛以达风木之气,温以发相火之郁,郁火散而风宁,诸症平矣。"

不仅如此,荆芥既入肝经气分,又行肝经血分。《本草求真》曰其"能入肝经气分,驱散风邪。凡风在于皮里膜外,而见肌肤灼热,头目昏眩,咽喉不利,身背疼痛者,用此治无不效"。《冯氏锦囊秘录》也言其"通肝气行血分,而为血分之风药,且能散邪解肌发汗,散瘀除痹及产后血晕中风,口噤之要药"。《药性论》言荆芥"主通利血脉。"《纲目》称之"散风热,清头目,利咽喉,消疮肿,治项强,目中黑花,及生疮,阴㿗,吐血,衄血,下血,血痢,崩中,痔漏。"上述所治诸证,应与其"黄绿色及紫棕色"及其辛香性味有关。荆芥入肝经血分,还体现出"行血与止血"双向作用。《神农本草经》谓其"破聚气,下瘀血",《药性论》称之"主通行血脉。"李时珍《本草纲目》用荆芥治疗多种出血病证。临床荆芥止血多用荆芥炭,其气味由辛香变为苦涩,故长于收敛。现代实验研究,荆芥炭的总黄酮部位是其止血作用的主要有效活性部位,荆芥炭乙醇提取物含有止血的活性成分。

另外,荆芥穗香气浓烈,尤善祛头面部风邪。如《本草便读》:"芳香之气,用穗则更可上升。"《本草求真》:"穗在于巅。故善升发。"《本草蒙筌》:"须取花实成穗,能清头目上行。"荆芥之辛味物质基础主要是挥发油。研究表明荆芥挥发油是其抗炎作用主要物质基础之一;荆芥挥发油显示出体内抗病毒作用,对流感病毒有显著直接杀灭作用。上述研究提示,若为外感流感病毒所致之肺经或肝经之风热病证,荆芥可有良好疗效。

(张 艳)

防风

《神农本草经》

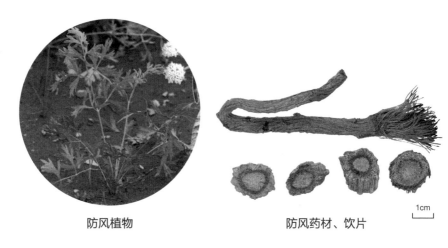

防风植物　　　　　　　　　　　防风药材、饮片

1cm

基原

为伞形科多年生草本植物防风的干燥根。春秋二季采挖未抽出花茎植株的根，除去须根及泥沙，晒干。切厚片，生用。

植物特征

多年生草本，高30～80cm。根粗壮，长圆柱形，有分枝，淡黄桂冠色，根斜上升，与主茎近等长，有细棱。茎基密被褐色纤维状的纤维状的叶柄残物。基生叶二回或近三回羽状全裂，最终裂片条形至倒披针形，顶生叶仅叶鞘。复伞形花序；花白色。双悬果矩圆状宽卵形，幼时具瘤状凸起。生于草原、丘陵和多古砾山坡上，喜凉爽气候，耐寒、耐干旱；适于阳光充足，土层深厚，疏松肥沃、排水良好的砂质壤土。主产于东北、内蒙古、河北、四川、云南等地。

药材性状

1. **一般性状** 根呈长圆锥形或长圆柱形，下部渐细，有的略弯曲，长15～30cm，直径0.5～2cm。根头部有明显密集环纹，习称"蚯蚓头"，环纹上有毛状残存叶基。表面灰棕色，粗糙，有纵皱纹、多数横长皮孔及点状突起的细根痕。体轻，质松。断面不平坦，有裂隙，习称"菊花心"。气特异，味微甘。

2. **饮片性状** 为圆形或长圆形厚片，厚2～4mm，直径0.5～2cm。切面皮部棕黄色，疏松多裂隙，油点黄棕色，木部浅黄色，环纹棕色。周边灰棕色，粗糙，有时可见环节及棕褐色毛须。性状标准：以条粗长、单枝顺直，"蚯蚓头"明显，质松软，断面菊花心明显者为佳。

显微特征根横切面木栓层为5～30列木栓细胞。皮层窄，有较大的椭圆形油管。韧皮部较宽，有多数类圆油管，周围分泌细胞4~8个，管内可见金黄色分泌物；木质部导管甚多，呈放射状排列，射线多弯曲，外侧常成裂隙。形成层明显，俗称"菊花心"。根头处有髓。薄壁组织中偶见石细胞。

法象释义

防风味辛，甘，微温。归膀胱、脾、肝经。祛风解表，胜湿止痛，止痉。主要用于感冒头痛、风湿痹痛、风疹瘙痒、破伤风等。本品以功用而得名，防者御也。《神农本草经》："味苦温，无毒。主大风，头眩痛，恶风，风邪，目盲无所见，风行周身，骨节疼痹，烦满。"

本品疗风最显，古称之为"治风通用之品"。防风根头部有明显密集环纹，显微镜下木质部导管呈放射状排列，射线多弯曲，俗称"菊花心"；又其气味辛甘微温，质松体轻。所述性状结构与性能，均与其长于祛风有关，既可祛风解表，又能祛风胜湿止痛，还可息风止痉，为善入肝经，"治风通用之品"的药材学依据。《日华子本草》曰："治三十六般风，男子一切劳劣，补中益神，风赤眼，止泪及瘫缓，通利五脏关脉，五劳七伤，羸损盗汗，心烦体重，能安神定志，匀气脉。"《医宗金鉴》谓："防风遍行周身，称治风之仙药，上清头面七窍，内除骨节疼痛，外解四肢挛急"。《本草纲目》也曰："三十六般风，去上焦风邪，头目滞气，经络留湿，一身骨节痛。除风去湿仙药。"《药类法象》再言："治风通用。泻肺实，散头目中滞气，除上焦邪。"《本草汇言》："防风辛温轻散，润泽不燥，能发邪从毛窍出，故外科痈疮肿毒、疮痍风癞诸证，亦必需也。为卒伍之职，随引而效，如无引经之药，亦不能独奏其功。故与芎、芷上行，治头目之风；与羌、独下行，治腰膝之风；与当归治血风；与白术治脾风；与苏、麻治寒风；与芥、连治热风；与荆、柏治肠风；与乳、桂治痛风，及大人中风、小儿惊风，防风尽能去之。"现代研究认为本品有镇静、抗惊厥作用。防风中的升麻苷、5-O-甲基维斯阿米醇苷、升麻素、亥茅酚苷为其主要药效物质基础，且其药性成分以春季采收的含量最高；防风颜色值也主要与防风中升麻素苷含量有关。

总之，本品因环纹而息内风；又复因其辛甘温燥而体轻，使之成为除外风之要药。诚如《药鉴》曾言："以气味能泻气，以体用能疗风，何者？盖此剂气温而浮，故能去在表风热，亦能疗肢节拘疼。治风通用，散湿亦宜"；《本草正》言："防风为泄风之上剂，然以走窜宣散成功，必其人气血充足，体质坚实，猝为外邪所乘，乃能任此辛温宣泄，而无流弊。几古人治风诸方，皆不能轻用于今时东南之人者，以质脆阴薄，不能胜此燥烈之性也。防风虽不至如乌、附、姜、辛之刚烈，然温燥之气，扑人眉宇，确是温辛一类，所以温热之风邪外受，凡柴、葛、羌、防皆当审慎，而肝阳之动风，血虚之风痉，又必柔润息风，方为正治，散风诸剂，非徒无益，而又害之。"

防风质松粗糙、有裂隙易折等偏燥特点，则为其胜湿所用；然其木部又含丰富的黄棕色油点，显示"风中之润药"的特点。另外，防风木部浅黄色，断面色黄，可入脾经，有如《本草崇原》言："久服则土气盛，故轻身。"《本草乘雅半偈》言："防风黄中通理，鼓水谷之精"。临床常用于肝风脾湿失调之腹痛泄泻。

按语

　　本品辛而升浮，具有发散透达之性，以祛全身外感风邪见长，古今皆视其为外感表证常用药，常与荆芥相须为用。但荆芥偏入肺肝，质轻透散，发汗之力较防风为强；防风偏入肝脾，祛风之力治全身疼痛的效果比荆芥好（《用药心得十讲》），凡治痹证疼痛之方，大多使用本品。

（张　艳）

白芷

《神农本草经》

基原

　　为伞形科植物白芷或杭白芷的干燥根。夏、秋间叶黄时采挖，除去须根及泥沙，晒干或低温干燥。切片，生用。

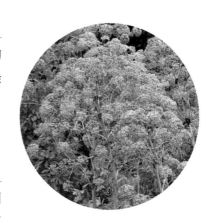

白芷植物

植物特征

　　多年生草本，高1~2m。根圆锥形，茎粗壮中空，常带绿色，近花序处有短毛。基生叶有长柄，基部叶鞘紫色，叶边缘有不规则的白色骨质粗锯齿；茎上部叶有显著膨大的囊状鞘。复伞形花序。喜温暖湿润气候、耐寒。白芷产于河南长葛、禹县者习称"禹白芷"，产于河北安国者习称"祁白芷"，产于浙江、福建、四川者，习称"杭白芷"和"川白芷"。

药材性状

　　1. 一般性状　根圆锥形，头粗尾细，长10~25cm，直径1.5~2.5cm，顶端有凹陷茎痕，具同心性环状纹理。表面灰黄色，有皮孔样横向突起散生，习称"疙瘩丁"。质硬，断面皮部散在由分泌腔形成的多数棕色油点，形成层环圆形，气香浓烈，味辛微苦。

　　2. 饮片性状　圆形厚片，厚1~3mm。直径1.5~2.5cm。切面白色、灰白色，环纹棕色，近方形或类圆形，皮部有棕色油点，木部约占1/3~1/2，隐约可见放射纹理。周边灰棕色或黄棕色，有纵皱纹和皮孔。显微特征其横切面可见皮层中有油管分布，韧皮部宽广，筛管群略呈径向排列，油管较多；薄壁细胞含淀粉粒和含草酸钙簇晶；形成层略呈圆形，导管放射状排列。性状标准以独支、粗壮、体重、质硬、粉性足、香气浓者为佳。

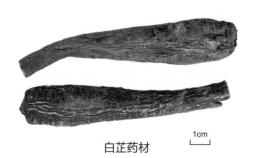

白芷药材

1cm

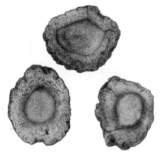

白芷饮片

1cm

法象释义

白芷辛，温。归肺、胃、大肠经。解表散寒，祛风止痛，宣通鼻窍，燥湿止带，消肿排脓。常用于风寒感冒，头痛，眉棱骨痛，牙痛，风湿痹痛，鼻渊，带下，疮疡等。《本经》："主女人漏下赤白，血闭阴肿，寒热，风头侵目泪出，长肌肤，润泽，可作面粉。"

白芷主要性状性能有三：其一，味辛色白，可入肺经以宣散风寒；其二，棕色油点，气香浓烈，可芳香入脾、开窍化湿；其三，粉性足，薄壁细胞含淀粉粒，可除湿排脓，而善治鼻渊以及疮痈、带下。《药性切用》曰："性味辛温，色白入肺，气香入脾，发手足阳明之表；祛风燥湿，治头面、口齿诸疾。"李杲云："白芷，疗风通用，其气芳香，能通九窍，表汗不可缺也。"黄宫绣则称其为"祛风散湿主药"。但本品散寒发汗之力较弱，实以止痛、通窍见长。故《本草汇言》云"上行头目，下抵肠胃，中达肢体。"作用部位广泛，其止痛作用是历来应用最多的，头痛、身痛、脘腹疼痛等皆可治疗。

白芷切面白色、灰白色，环纹棕色，具走气分、亦走血分之象。《本草经疏》有明言："其香气烈，亦芳草也。入手足阳明、足太阴，走气分，亦走血分，升多于降，阳也。性善祛风，能蚀脓，故主妇人漏下赤白。辛以散之，温以和之，香气入脾，故主血闭阴肿，寒热，头风侵目泪出。辛香散结而入血止痛，故长肌肤。芬芳而辛，故能润泽。辛香温散，故疗风邪久泻，风能胜湿也。香入脾，所以止呕吐。疗两胁风痛，头眩目痒，祛风之效也。"同时，白芷粉性足，多有油管，故疏散中有润泽之效，而不同于其他疏风药和燥湿药。故《本草经百种录》言："凡驱风之药，未有不枯耗精液者，白芷极香，能驱风燥湿，其质又极滑润，能利血脉，而不枯耗，用之则有利无害者也。"

白芷气香，芳香开窍，通则不痛，辛而能散。白芷的分泌道超微结构与其挥发油分泌有关，证实微观结构与成分之间的联系。白芷具有解热、解痉、镇痛、平喘、降压、兴奋运动和呼吸中枢、抗菌、抑制脂肪细胞合成、光敏性等方面的药理作用，白芷总挥发油、水煎液对疼痛模型大鼠有明显的镇痛作用。

（张　艳）

苍耳子

《神农本草经》

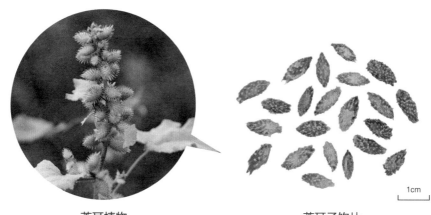

苍耳植物　　　　　　　　　　苍耳子饮片

1cm

基原

为菊科植物苍耳的干燥成熟带总苞的果实。秋季果实成熟时采收，干燥，除去梗、叶等杂质。炒去硬刺用。

植物特征

一年生草本，高20~90cm。根纺锤状。茎直立不分枝或少有分枝，被灰白色糙伏毛。叶互生，叶片三角状卵形或心形，全缘，或有3~5不明显浅裂，基出三脉，上面绿色，下面苍白色，被粗糙或短白伏毛。头状花序。成熟具瘦果的总苞变坚硬，卵形或椭圆形，绿色，淡黄色或红褐色，外面疏生长约1~1.5mm的具钩总苞刺。瘦果2，倒卵形，内含1颗种子。生于平原、丘陵、荒野、沟旁、田边等处，分布于全国各地。

药材性状

1. **一般性状**　果实包在总苞内，呈纺锤形或卵圆形，长1~1.5cm，直径0.4~0.7cm。表面黄棕色或黄绿色，全体有钩刺，先端有较粗的刺2枚。质硬而韧，横切面中间有一隔膜，2室，各有1枚瘦果。瘦果略呈纺锤形，一面较平坦，先端具一突起的花柱基，果皮薄，灰黑色，具纵纹。种皮膜质，浅灰色，有纵纹；子叶2，有油性。

2. **饮片性状**　同上。气微，味微苦。性状标准以粒大、饱满、色黄棕者为佳。

苍耳子苦、甘、辛，温，有毒；归肺、肝经。发散风寒，通鼻窍，祛风湿，止痛。主要用于风寒头痛，鼻渊，鼻塞流涕，风疹瘙痒，湿痹拘挛。《神农本草经》："主风头寒痛，风湿周痹，四肢拘挛痛，恶肉死肌。"

苍耳子始载《神农本草经》，原名枲耳实。《辞源》："因叶形如枲麻，子形如妇女装饰用的耳珰，故名枲耳。"称其为"苍耳"，当指其色如苍之深青、深绿。苍耳子气微色绿、质轻披刺，具"风芒"之象，善入肺、肝经；其性味辛甘苦而温，长于通行发散，故可上通鼻窍、外祛风湿。《本草求真》称其"为祛风疗湿之圣药。"《本草纲目》曰："苍耳子，炒香浸酒服，祛风补益。"《本草汇言》云："枲耳实，通巅顶，去风湿之药也。甘能益血，苦能燥湿，温能通畅，故上中下一身风湿众病不可缺也。"《本草正义》载："苍耳子，温和疏达、流利关节、宣通脉络，遍及孔窍肌肤而不偏干燥烈，乃主治风、寒、湿三气痹著之最有力而驯良者。又独能上达巅顶，疏通脑户之风寒，为头风病之要药。而无辛香走窜，升泄过度，耗散正气之虑。"《本草新编》谓苍耳子"善解大麻风之毒。"

自古至今，本品均常用于风邪头痛、鼻渊头痛、鼻塞流涕以及风湿痹痛，还常用于风疹湿疹、癞皮风、疥癣、麻风、寻常疣等皮肤病，内服加外用，有良好疗效。现代研究发现，苍耳子中富含脂肪油、挥发油等药效成分；苍耳子挥发油具抗菌、消炎、镇痛、抗过敏等功效，还有免疫抑制、抗肿瘤作用，苍耳子提取液对疱疹病毒有明显抑制作用，苍耳子油浸剂用于治疗鼻渊鼻炎有良好疗效。

本品温和疏达，辛散温通，善能通利鼻窍，故沈金鳌《要药分剂》有"治鼻渊、鼻瘜，断不可缺"的评价，为历代医家常用的鼻科要药。现代鼻科临床中，更加广泛地用以治疗多种病证。但本品性质温燥，鼻科疾病、瘙痒性皮肤病等属于热证者不宜单用，血虚头痛等证忌用。苍耳子有小毒，误食或服用过量易引起中毒。其轻者，可见乏力、精神不佳、头痛、上腹胀闷、恶心呕吐、腹痛腹泻、发热、烦躁、面红、结膜充血、皮肤出现荨麻疹等。其重者可见昏迷、惊厥、心律失常、黄疸、肝脾肿大、出血、尿闭等，最终可因肝、肾功能衰竭或呼吸麻痹而死亡。故其用量不可过大，尤其是生用入丸散或使用鲜品时更应谨慎。

（张　艳）

第二节　发散风热药

薄荷
《新修本草》

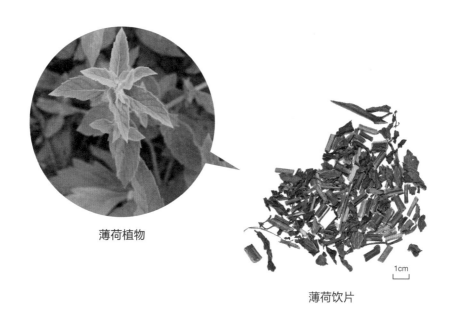

薄荷植物

薄荷饮片

1cm

基原

　　为唇形科植物薄荷的干燥地上部分。夏、秋二季茎叶茂盛或花开至三轮时，选晴天，分次采割，晒干或阴干。切段，生用。

植物特征

　　多年生芳香草本，茎直立，高30～80cm。茎锐四棱形，多分枝，四侧无毛或略具倒生柔毛，角隅及近节处毛较显著。单叶对生，叶形变化较大，披针形、卵状披针形、长圆状披针形至椭圆形，边缘在基部以上疏生粗大的牙齿状锯齿，侧脉5～6对，上面深绿色，下面淡绿色，两面具柔毛及黄色腺鳞。喜温暖、湿润气候。生于海沟旁、路边及山野湿地，对环境适应性较强，在海拔2100m以下地区都可以生长，而以低海拔栽培者精油和薄荷脑含量较高。主产于江苏的太仓以及浙江、湖南等省。

药材性状

　　1. 一般性状　茎方柱形，长15～40cm，直径0.2～0.4cm；表面紫棕色或淡绿色，棱角处具茸毛；质脆，断面白色，髓部中空。叶片呈披针形或卵状披针形、长圆状披针形至椭圆形，长2～7cm，宽1～3cm，边缘在基部以上疏生粗大的牙齿状锯齿；上表面深绿色，下表面灰绿色，两面均有柔毛，下表面在放大镜下可见凹点状腺鳞。揉搓后有特殊香气，味辛、凉。

2．饮片性状 为茎叶混合。茎呈小段，方柱形，切面白色，髓部中空，周边紫棕色或淡绿色；叶皱缩破碎，深绿色或灰绿色，揉搓有特殊的清凉香气。性状标准以叶多、色深绿、味清凉、香气浓者为优。

法象释义

薄荷味辛，性凉；归肺、肝经。功能疏散风热，清利头目，利咽透疹，疏肝行气。主要用于风热感冒，温病初起，头痛眩晕，目赤多泪，喉痹，咽喉肿痛，口舌生疮，麻疹不透，风疹瘙痒，肝郁气滞，胸胁胀闷。

薄荷质轻色绿、辛香浓郁，善入肺、肝经；其叶片小而呈披针形或卵状披针形，"性锐而轻清"，故可疏风清热，疏肝解郁，清利头目。如《药鉴》云："气味俱轻，升也，阳也。惟其性辛凉而轻浮，故能散在上之风热，除气逆之胀满，清利六阳之会首，祛除诸经之领头。"《药品化义》："薄荷，味辛能散，性凉而清，通利六阳之会首，祛除诸热之风邪。取其性锐而轻清，善行头面，用治失音，疗口齿，清咽喉。"《医学衷中参西录》："薄荷味辛，气清郁香窜，性平。其力能内透筋骨，外达肌表，宣通脏腑，贯串经络，服之能透发凉汗，为温病宜汗解者之要药。若少用之，亦善调和内伤，治肝气胆火郁结作痛，或肝风内动，忽然痫痉，头疼、目疼、鼻渊、鼻塞、齿疼、咽喉肿疼，肢体拘挛作疼，一切风火郁热之疾，皆能治之。"薄荷绿叶紫梗，又可入肝经血分。故《药性论》称其可"去愤气"，王好古言其"能搜肝气。又主肺盛有余，肩背痛及风寒汗出。"《本草新编》言"薄荷不特善解风邪，尤善解郁"，于肝郁气滞，轻重均可应用。名方逍遥丸入薄荷以助疏理肝气，即是一例。

薄荷于夏季采收，《冯氏锦囊秘录》云其："感春末夏初之气，得乎火金之味，金胜火劣，故辛多于苦，而无毒，辛凉浮而升阳也。入手太阴少阴经。形质气味皆轻浮，走窜上升，故治风热轻寒郁火则有功。薄荷下气，令胀满消弭，发汗俾关节通利，清六阳会首，驱诸热生风。辛能散，凉能清，搜肝气以抑肺盛，消风热以清头目，性喜上升，小儿风涎惊狂壮热，尤为要药。"现代研究薄荷辛香之味，与其所含挥发油有关。薄荷油外用能麻醉神经末梢，刺激皮肤的冷感受器而产生冷感，有清凉止痒作用；通过兴奋中枢神经系统，使皮肤毛细血管扩张，促进汗腺分泌，增加散热，而起到发汗解热作用。薄荷油外用还可反射性地造成深部组织血管的变化而起到消炎、止痛、止痒、局部麻醉和抗刺激作用。这与传统认为薄荷辛散祛风作用一致。此外，薄荷还有保肝利胆及抗肿瘤及乌发作用，对小白鼠有抗着床和抗早孕作用。

（张　艳）

牛蒡子

《名医别录》

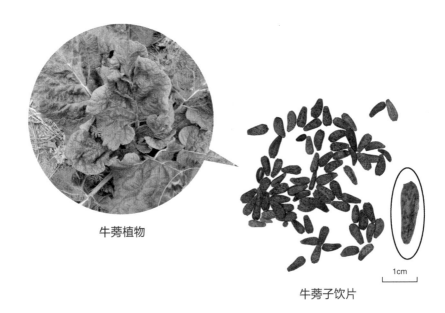

牛蒡植物

牛蒡子饮片

1cm

基原

　　为菊科植物牛蒡的干燥成熟果实。秋季果实成熟时采收果序，晒干，打下果实，除去杂质，再晒干。生用或炒用，用时捣碎。

植物特征

　　二年生草本。根粗壮，肉质，圆锥形。茎直立，上部多分枝，带紫褐色。基生叶大形，丛生，有长柄；茎生叶互生；叶片长卵形或广卵形，全缘或具不整齐波状微齿，上面绿色或暗绿色，具疏毛，下面密被灰白色短绒毛。头状花序簇生于茎顶或排列成伞房状；总苞球形，苞片多数，覆瓦状排列，披针形或线状披针形，先端钩曲。瘦果长圆形或长圆状倒卵形，灰褐色。多生于山野路旁、沟边、荒地、山坡向阳草地、林边和村镇附近，喜温暖湿润气候，耐寒，耐旱，怕涝。主产于东北及浙江省。此外，四川、湖北、河北、河南、陕西等省亦产。

药材性状

　　1. **一般性状**　牛蒡子呈瘦果长倒卵形，两端平截，略扁微弯，长5～7mm，直径2～3mm。表面灰褐色或淡灰褐色，具多数细小黑斑，并有明显的纵棱线。质硬，折断后可见子叶两片，淡黄白色，富油性。果实无臭；种子气特异，味苦微辛，稍久有麻舌感。

　　2. **饮片性状**　同上。炮制品表皮呈深褐色，略鼓起，微有香气。性状标准以粒大、饱满、色灰褐者为佳。

牛蒡子味辛、苦，寒；归肺、胃经。功效疏散风热，宣肺透疹，解毒利咽。主要用于风热感冒，温病初起，咳嗽痰多，麻疹不透，风疹瘙痒，痈肿疮毒，丹毒，痄腮，咽喉肿痛。

牛蒡子又名恶实。《本草纲目》："恶实，其实壮恶而多刺钩。"《本草蒙筌》："鼠过之则缀惹不落，故又名鼠粘子。"果实多钩刺，秉"风芒"之象，味辛苦而性寒，故长于疏风散邪、清热解毒。《药性论》称其"除诸风，利腰脚，又散诸结节筋骨烦热毒。"《本草经疏》谓："恶实，为散风除热解毒之要药……。故用以治瘾疹、痘疮，尤获奇验。"《本草乘雅》："此秉风大动摇之用，故抽水土之力独胜。味辛气平，为风木乃制为用矣。则风病从风生，或因风寒薄郁乃成痤者，取之捷如影响，设属形层之外与上部者，功力尤胜。又云：此以承制之品，宣助肝木，便无太过之失，厥受和平之益矣。"《名医别录》言牛蒡子又可"主明目"。对此，《本经疏证》释曰："恶实明目以象形也，其象形奈何，则以其壳象目之胞，胞上有刺，象目之睫"，又言："恶实以木气盛时生苗起茎，以补交火令开花紫色，不正似肝家升发之气，挟血上注为精明乎？"如是以象用药，可见一斑。

《本草经解》云："牛蒡子气平，禀天秋平之金气，味甘无毒，得地西方之金味，入手太阴肺经，气味降多于升，阴也。牛蒡气平清热，味辛散郁，郁热清则目得血而能视矣。"然而，《本草经疏》《药性解》《景岳全书》等诸多医家认为：牛蒡子行散疏风，可通行十二经。如《药性解》："牛蒡子，味辛，性温，无毒，入十二经。主风湿瘾疹盈肌、咽喉风热不利、诸肿疮疡之毒、腰膝凝滞之气，润肺止嗽，散气消痰。"《景岳全书》"味苦辛，降中有升。治风毒斑疹诸痿，散疮疡肿毒喉痹及腰膝凝寒痹滞之气，以其善走十二经而解中有散也"。《本草备要》："泻热解毒。辛平。润肺解热，散结除风，利咽膈，理痰嗽，消斑疹，利二便，行十二经，散诸肿疮疡之毒，利腰膝凝滞之气。"另外，牛蒡子表面灰褐或淡灰褐色，断面呈淡黄白色，富油性，当与肺胃、大肠等紧密关联。《本草正义》："牛蒡之用，能疏散风热，起发痘疹，而善通大便……凡肺邪之宜于透达，而不宜于抑降者，如麻疹初起，犹未发泄，早投清降，则恒有遏抑气机，反致内陷之虞。惟牛蒡则清泄之中，自能透发，且温热之病，大便自通，亦可少杀其势，故牛蒡最为麻疹之专药。"牛蒡子油润之性可滑润肠道，故对上焦风热而兼便秘者用之尤宜；而其润下中又兼宣散清解之功，故非常规泻下润肠通便药所能比肩。

现代研究表明，牛蒡子的品质与气候、海拔、土壤等因素有关，特别是汞、钙、镁、铅、磷、硝态氮等微量元素以及硝酸根含量等，对牛蒡子的品质有明显影响。牛蒡子有一定的镇痛抗炎作用，提取物可有效抑制甲型流感病毒FM1株，牛蒡苷和牛蒡苷元等具有止咳作用，这与传统中医认识的牛蒡子具有解表、解毒、祛痰作用一致。此外，牛蒡子"多刺钩"的风芒之象，表明其能"散诸肿疮疡之毒"（李杲语）。现代研究证实其具有抗肿瘤、抗诱变作用，木脂素类成分是其主要抗肿瘤活性成分，可抑制肿瘤细胞增殖、转移以及增强免疫功能等。

（张　艳）

蝉蜕
《名医别录》

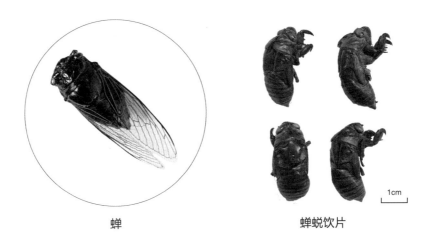

蝉　　　　　　　　蝉蜕饮片

1cm

基原

为蝉科昆虫黑蚱的若虫羽化时脱落的皮壳。夏、秋二季采集，除去泥沙，晒干。生用。

动物特征

黑蚱，体大色黑而有光泽。雄虫长4.4~4.8cm，翅展约12.5cm；雌虫稍短。复眼1对，大形，两复眼间有单眼3只，触角1对。口器刺吸式。后胸腹板上有一显著的锥状突起，向后延伸。足3对。翅2对，膜质，黑褐色，半透明，翅静止时覆在背部如屋脊状。腹部分7节，雄蝉腹部第1节间有特殊的发音器官，雌蝉同一部位有听器。栖于杨、柳、榆、槐、枫杨等树上。分布于我国辽宁以南的大部分地区。

药材性状

1．**一般性状**　全形似蝉而中空，长约3~4cm，宽约2cm，稍弯曲。表面黄棕色，半透明，有光泽。复眼突出，颈部先端突出。胸部背面呈十字形裂片，脊背两旁具有小翅2对；腹面有足3对，被黄棕色细毛。腹部钝圆，共9节。体轻，中空，易碎。无臭，味淡。

2．**饮片性状**　同上。性状标准以身干、色黄亮、体轻、完整无杂质者佳。

法象释义

蝉蜕甘，寒；归肺、肝经。功效疏散风热，利咽开音，透疹，明目退翳，息风止痉。主要用于风热感冒，咽痛音哑，麻疹不透，风疹瘙痒，目赤翳障，惊风抽搐，破伤风。

蝉蜕性状特点有三：其一，气微质轻，药性寒凉，具有升浮之性，故善达头面五官而凉散风热；其二，蝉虫音亮善鸣，至夜则静，故可开声利咽，用治音哑，以及小儿夜啼；第三，蝉蜕乃取黑蚱所蜕之皮入药，"蜕"之意则能退翳明目，"皮"之质则善医痘疹。正如《本草备要》云："轻，散风热，蝉乃土木余气所化，饮风露而不食。其气清虚而味甘寒，故除风热；其体轻浮，故发痘疹；其性善蜕，故退目翳，催生下胞；其蜕为壳，故治皮肤疮疡瘾疹；其声清响，故治中风失音；又昼鸣夜息，故止小儿夜啼。"《玉楸药解》亦论："味辛，气平，入手太阴肺经。发表驱风，退翳消肿。蝉蜕轻浮发散，专治皮毛，退翳膜，消肿毒。治大人失音，小儿夜啼，取其昼鸣夜息之意。"张锡纯在《医学衷中参西录》中亦持此认识，并举医案为例："无气味，性微凉。能发汗，善解外感风热，为温病初得之要药。又善托隐疹外出，有皮以达皮之力，故又为治隐疹要药。为其不饮食而时有小便，故又善利小便；为其为蝉之蜕，故又能脱目翳也。蝉亦止小儿夜啼，又善医音哑。……用净蝉蜕（去足土）二钱，滑石一两，麦冬四钱，胖大海五个，桑叶、薄荷叶各二钱，嘱其用水壶泡之代茶饮，一日音响，二日音清，三日痊愈。以后又用此方治愈多人，屡试屡验。"

蝉蜕形弯似痉状，腹部环纹显露，故而"息风"效佳，既可轻透以宣散外风，又能止痉而平息内风。现代研究表明，蝉蜕具有镇静、抗惊厥、抗过敏，以及解热镇痛等作用。也有研究发现，蝉蜕各部分均有明显的镇静、镇痛作用，其解热作用以头、脚为强，全蝉蜕次之，蝉蜕身最差。

（张　艳）

桑叶
《神农本草经》

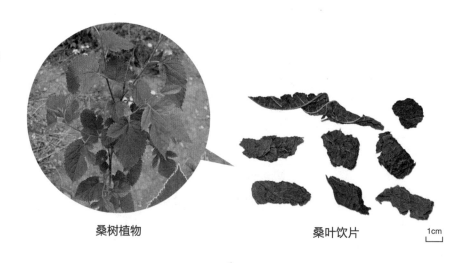

桑树植物　　　　　　　　　桑叶饮片　　　1cm

基原

为桑科植物桑的干燥叶。初霜后采收，除去杂质，晒干。生用或蜜炙用。

植物特征

落叶灌木或小乔木。树皮灰白色，有条状浅裂；根皮黄棕色或红黄色，纤维性强。单叶互生，叶片卵形或宽卵形，基部圆形或近心形，边缘有粗锯齿或圆齿，上面无毛，有光泽，下面脉上有短毛，腋间有毛，基出脉3条与细脉交织成网状，背面较明显；花单性，雌雄异株。生于丘陵、山坡、村旁、田野等处，喜温暖湿润气候，稍耐荫。我国各地大都有野生种植或人工栽培。

药材性状

1. 一般性状 叶完整者有柄，柄长1~2.5cm；叶片呈卵形或宽卵形，长8~15cm，宽7~13cm，先端渐尖，基部截形、圆形或心形，边缘有锯齿或钝锯齿，有的不规则分裂。上表面黄绿色或浅黄棕色，稍有蜡样光泽，有的有小疣状突起；下表面颜色稍浅，叶脉突出，小脉网状，脉上被疏毛，脉基具簇毛。

2. 饮片性状 叶多皱缩、破碎，色黄绿。质脆，气微，味淡、微苦涩。性状标准以叶大、色黄绿者为佳。

法象释义

桑叶味甘、苦，寒；归肺、肝经。疏散风热，清肺润燥，平抑肝阳，清肝明目。用于风热感冒，风温初起，发热头痛，汗出恶风，咳嗽胸痛，或肺燥干咳无痰，咽干口渴，风热及肝阳上扰，目赤肿痛。《本经》："气味苦甘寒，有小毒，除寒热，出汗。"

《本草经解》云："桑叶气寒，禀天冬寒之水气，苦能清，甘能和，故除寒热。"张寿颐云："桑叶，以老而经霜者为佳，欲其气之全、力之厚也，故人药用冬桑叶，亦曰霜桑叶"。桑叶质地较轻、叶脉多，其形若肺；霜降或冬至采者寒润之性增强，其质尤佳，为清热肃肺润肺要药，吴鞠通《温病条辨》阐释桑叶："芳香有细毛，横纹最多，故亦走肺络而宣肺气。"现代研究表明桑叶的有效成分随采收季节、产地的不同有明显变化。10月下旬桑叶中芦丁及绿原酸含量相对较高，符合桑叶初霜后采摘的传统认识。

桑叶表面呈黄绿色或浅黄棕色，稍有蜡润有光泽。古人将其称为"铁扇子"，是因"其色多青黑色，风吹作铁器声"（《百草镜》），足见其清热肃肺平肝之特点。《日华子本草》曰："治一切之风。"《本草求真》言能"去风明目"；《本草分经》言其"苦甘而凉""去风，清泄少阳之气热"；《本草纲目》则称其为"桑箕星"。箕星是中国神话和天文学中二十八宿的东方最后一宿，为龙尾摆动所引发之旋风。东汉蔡邕《独断》称："风伯神，箕星也。其象在天，能兴风。"以风神箕星名桑叶，是言其有良好的祛风功效。就其物象而言，桑叶的锯齿状或钝锯齿状边缘，也是主风、祛风的"风芒"之象。

以上诸多性状构成了桑叶疏散风热，清肺润燥，平抑肝阳，清肝明目之药材基础。《本草便读》曰："其纹如络，故能入络，疏风通肝达肺，……凡一切目疾头风等证，由于风热者，皆可用之"。临床常用本品治疗风火所致目赤、白睛溢血、咽痛等症，李时珍《本草纲目·木部》记载桑叶治"风眼下泪"，以"腊月不落桑叶煎汤，日日温洗"。而其味甘，采摘时有较多白色汁液流出，故兼有一定的补阴之性，也可用于肝肾精血不足之视物昏花。

另外，桑叶微苦中还有微涩之味，其止汗止血的潜在作用与之相关。《本经》就有桑叶"主除寒热出汗"的记载，南宋张杲《医说》中也曾单用桑叶治愈一二十年宿疾汗症，《丹溪心法》以本品"止盗汗"；历代也有桑叶用治出血病证的记载，《本草分经》称桑叶"止血"，《圣济录》治"吐血不止，晚桑叶焙研，凉茶服三钱，只一服止，后用补肝肺药。"傅青主创制加减当归补血汤加入桑叶"治老年崩漏"，认为桑叶"滋肾之阴，又有收敛之妙耳"（《傅青主女科·年老血崩》）。其止血作用被现代临床与药理研究进一步证实，而且，现代药理还发现桑叶有一定的抗凝血作用，提示本品有"止血不留瘀，抗凝不动血"特性。

按语

桑叶与薄荷相比，二者均为色绿、质轻，入肺、肝经。可疏风清热，清利头目，均用于风热感冒，温病初起，头痛目赤，咽喉肿痛等。二者均有一定的"风芒"之象，如薄荷叶片呈披针形或卵状披针形，桑叶边缘有锯齿或钝锯齿。均因质地较轻而性凉，故均可疏散外风之风热。

薄荷辛香气浓，味清凉，透散之力颇大，《新修本草》言其能"发汗"，故对风热表证无汗或有汗而不畅者尤为适宜。薄荷叶小轻扬升浮，《药品化义》言"善行头面"，故尤多用于风热之邪所致头面五官疾患。《医学衷中参西录》称"善表疹隐"，出疹性疾病，颇为常用。又善解郁，《本草新编》言"薄荷不特善解风邪，尤善解郁"，对于肝郁气滞，轻重均可应用。桑叶性味甘寒，叶片较薄荷厚大，蜡润光泽，"其色多青黑色，风吹作铁器声"，如铁扇子状。《本草经解》言其："降多于升"。故其润燥肃肺、平肝明目力胜，多用肺燥干咳无痰，咽干口渴，风热及肝阳上扰，目赤肿痛等。还有一定止汗止血作用，临床可用治虚实汗证、血证等。肺燥咳嗽常蜜炙用。

附药：
桑枝
《本草图经》

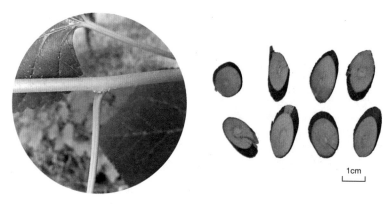

桑枝药材　　　　　　　桑枝饮片

为桑科植物桑的干燥嫩枝，植物特征同桑叶。春末夏初采收，去叶，晒干，或趁鲜切片，生用或炒用。饮片性状为长椭圆形片，表面黄白色，呈放射状纹理，髓部白色，周边灰黄色或黄褐色，质坚韧。气微，味淡。药材标准以质嫩、断面黄白色者为佳。

桑枝微苦，平。归肝经。功效祛风湿，利关节，主要用于风湿痹证。本品功效常取其"以枝治肢"意，善于治疗风湿痹痛；且质轻柔韧，偏行于上，故多用治肩臂等上肢疼痛。《本草纲目》言："煎药用桑者，取其能利关节，除风寒湿痹诸痛也。气微，偏于上行，长于治疗上肢痹痛。"本品主要含黄酮类成分，以及生物碱、多糖及香豆素等，桑枝提取物具有抗炎作用其所含多糖具有改善免疫作用。

（张　艳）

菊花

《神农本草经》

基原

为菊科植物菊的干燥头状花序。9～11月花盛开时分批花采收，阴干或焙干，或熏、蒸后晒干。药材按产地和加工方法的不同，分为"亳菊""滁菊""贡菊""杭菊"等，以亳菊和滁菊品质最优。由于花的颜色不同，又有黄菊花和白菊花之分。生用。

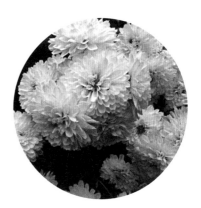

菊花

植物特征

多年生草本，茎直立，高50～140cm，全体密被白色绒毛。叶互生，有短柄；叶片卵形至披针形，羽状浅裂或半裂，基部楔形。头状花序大小不一，单个或数个集生于茎枝顶端；舌状花白色、红色、紫色或黄色。喜阳光充足、温暖湿润气候，耐寒，稍耐旱。主产于浙江、安徽、河南、四川等省。

药材性状

1. **一般性状**　亳菊头状花序倒圆锥形或圆筒形，总苞碟状，总苞片3～4层，卵形椭圆形，黄绿色或褐绿色，花托半球形；舌状花数层，雌性，位于外围，类白色，散生金黄色腺点；管状花多数，两性，位于中央，为舌状花所隐藏，黄色；体轻，质柔润，干时松脆。气清香，味甘、微苦。滁菊为不规则球形或扁球形，直径1.5～2.5cm，舌状花白色，不规则扭曲内卷，边缘皱缩，有时可见淡褐色腺点，管状花大多隐藏。贡菊形似滁菊，通常无腺点，管状花少而外露。杭菊呈碟形或扁球形，直径2.5～4cm，常数个相连成片，舌状花类白色或黄色，通常无腺点，管状花多数而外露。

2．饮片性状 同上。性状标准以花朵完整不散瓣、色鲜艳、香气浓郁、无杂质者为佳。

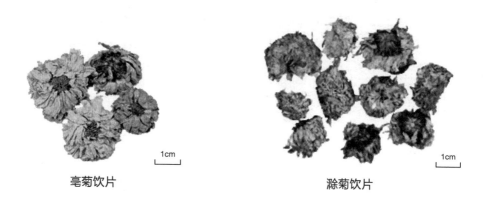

亳菊饮片　　　　　　　　　　　　　　滁菊饮片

法象释义

菊花味甘、苦，微寒；归肺、肝经。功效疏散风热，平抑肝阳，清肝明目，清热解毒。常用于风热感冒，温病初起，肝阳上亢，头痛眩晕，目赤肿痛，眼目昏花，疮痈肿毒等。《本经》："主诸风头眩、肿痛，目欲脱，泪出，皮肤死肌，恶风湿痹，利血气。"

菊花微寒气清香，味甘微苦，质地轻，善达表，功能疏散风热。金秋正值花期，乃获秋金清肃之气；其色黄绿，或黄白、褐绿，且头状花序倒圆锥形或圆筒形，多呈不规则扭曲而内卷，主入肺、肝经，故可益肺金、平肝木，并长于平肝阳，疗眩晕。《本草崇原》谓菊花："《本经》名节华，以其应重阳节候（金秋）而华也"。《神农本草经百种录》言之甚详。其一，"味苦平。主风，头眩肿痛，目欲脱，泪出，芳香上达，又得秋金之气，故能平肝风而益金水。"其二，"久服，利血气，轻身、耐老延年。菊花晚开晚落，花中之最寿者也，故其益人如此。"其三，"凡芳香之物，皆能治头目肌表之疾。但香则无不辛燥者，惟菊得天地秋金清肃之气，而不甚燥烈，故于头目风火之疾尤宜焉。"《本草纲目》："菊花，昔人谓其能除风热，益肝补阴，盖不知其尤多能益金、水二脏也，补水所以制火，益金所以平木，木平则风息，火降则热除，用治诸风头目，其旨深微。"

现代研究通过 GC-MS 分析，杭菊挥发油成分较少，反映在感官品质上就是杭菊的气味较淡；贡菊中挥发油的总量虽然不高，但其组成成分中莰酮含量很高，这与贡菊的柔和、清凉、清新和淡雅的风味特征相印证。滁菊和亳菊中挥发油含量较高，而且含有较多的萜类物质，如1，8-桉叶素、樟脑、莰酮等，分析结果与这两种药菊强烈的中药气味特征相吻合。另外，贡菊还含有很多萜类及其含氧衍生物、烷烃类、烯烃类，这些物质的存在不仅增强了贡菊的药用价值，而且丰富了其感官品质。不同品种的菊花，其功效各有侧重。贡菊中总黄酮和绿原酸的含量都高于其他三种药用菊花。绿原酸是抗菌有效成分，黄酮类化合物有保护心血管作用。贡菊在保护心血管、抗菌活性上可能优于其他三种药用菊花。

（张　艳）

葛根
《神农本草经》

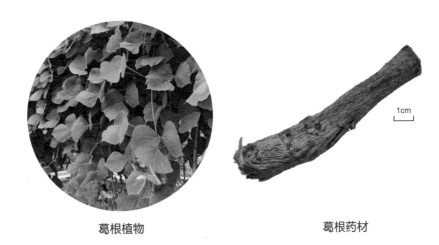

葛根植物　　　　　　　　　　葛根药材

基原

为豆科植物野葛或甘葛藤的干燥根。前者习称野葛，秋、冬二季采挖，趁鲜切成厚片或小块，干燥；后者习称"粉葛"，多除去外皮，稍干，截段或再纵切两半或斜切成厚片，干燥。生用，或煨用。

植物特征

野葛为多年生落叶藤本。长达10m，全株被黄褐色粗毛。块根圆柱状，肥厚，外皮灰黄色，内部粉质，纤维性很强；茎基部粗壮，上部多分枝。三出复叶，叶片菱状圆形，背面苍白色，有粉霜，两面均被白色伏生短柔毛。总状花序腋生或顶生，花冠蓝紫色或紫色；荚果线形，密被黄褐色长硬毛；种子卵圆形，赤褐色，有光泽。野葛生于山坡、路边草丛中及较阴湿的地方，主产于湖南、河南、广东、浙江、四川等省。甘葛藤形同野葛，荚果长椭圆形、扁平，密被黄褐色长硬毛，种子肾形或圆形。甘葛多为栽培或野生于山野灌丛和疏林中，主产于广西、云南等地。

药材性状

1. 一般性状　野葛根呈完整的圆柱形，商品常为斜切、纵切、横切的片块，大小不等。外皮淡棕色，有纵皱纹，粗糙，可见横向皮孔和不规则的须根痕；切面黄白色，隐约可见1~3层同心环层；质韧，纤维性强，略具粉性，无臭，味微甜。粉葛呈圆柱形、类纺锤形或为斜切的厚片等，外皮呈灰棕色，去皮后呈黄白色或淡棕色，体重，质硬，纤维性较弱，富粉性，气微，味微甜。

2. 饮片性状 形色同上。显微特征可见野葛根横切面的木栓层为多列木栓细胞，异形维管束排列形成1~3个同心环，韧皮部有少数含红棕色块状物的分泌细胞，形成切向不规则的条状，木质部导管径向辐射状密集排列，薄壁细胞中充满淀粉粒；粉葛根皮层异形维管束排列成3~5个同心环，木质部大部为薄壁细胞，导管及纤维束较少，薄壁细胞充满淀粉粒。野葛根性状标准以质疏松、切面纤维性强者为佳；粉葛根性状标准以块大、质轻松、色白、粉性足、纤维少者为佳。

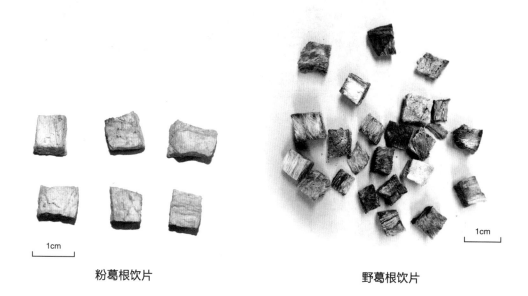

粉葛根饮片　　　　　　　　　　　　　野葛根饮片

法象释义

葛根甘、辛，凉。归脾、胃经。功效解肌退热，透疹，生津止渴，升阳止泻，通经活络。用于表证发热头痛，项背强痛，热病口渴，消渴，麻疹不透，热泄热痢，脾虚泄泻，中风偏瘫，胸痹心痛，眩晕头痛。《神农本草经》："主消渴，身大热，呕吐，诸痹，起阴气，解诸毒。"

葛根为辛散之品，既能发散表邪，又善清退肌热。《本草正》："葛根，用此者，用其凉散，虽善达诸阳经，而阳明为最，以其气轻，故善解表发汗。凡解散之药多辛热，此独凉而甘，故解温热时行疫疾，凡热而兼渴者，此为最良。"尤多用于外感风寒表证，痘疹斑疹等颇为常用。

野葛味辛，虽为根茎，但"质地疏松，纤维性强"，因而具有升浮疏散之性。《本草纲目》曰："本草十剂云，轻可去实，麻黄、葛根之属。"其粗壮质韧、纤维性强，与人体肌肉纤维相类；且专入脾胃、善举清阳，故而长于治疗项背强痛、热痢久泄等。《药品化义》云：

中药法象——用形象的眼光看中药

"葛根，根主上升，甘主散表，若多用二、三钱，能理肌肉之邪，开发腠理而出汗，属足阳明胃经药，治伤寒发热，鼻干口燥，目痛不眠，疟疾热重。"李杲云："干葛，其气轻浮，鼓舞胃气上行，生津液，又解肌热，治脾胃虚弱泄泻圣药也。"葛根藤蔓蜿蜒伸展可达十余米长，有如人体筋脉经络。常取葛根"以形治形"，通经活络，舒筋止痛，治疗中风偏瘫、颈肩挛痛等。

粉葛粉性足，显微特征显示薄壁细胞充满淀粉粒，故而具有较好生津止渴之功。《本草思辨录》对其止渴之功释曰："性濡润而味苦寒，皮黄肉白，能劫肺胃之热，润肺胃之燥耳。味甘平，为阳明之正药。内色洁白，则能由胃入肺。外色紫黑，则又由肺达太阳。味甘兼辛，则擅发散之长，层递而升，复横溢而散。升则升胃津以滋肺，散则散表邪以解肌。故栝蒌根治身热，是以寒胜热；葛根治身热，是以辛散热。栝蒌根止渴，是增益其所无；葛根止渴，是挹彼以注兹。"

现代研究表明，葛根对心脑血管有多重药理作用，可以改善心功能，增加冠脉血氧含量和利用度，改善微循环和心肌缺血，减少心肌梗死范围，并有显著的抗心律失常、抗高血压、抗血小板聚集等作用；可以降血糖、血脂，以及抗肿瘤等功效。其主要药效成分葛根素能够扩张血管，尤其是可缓解冠状血管痉挛，葛根素还有降血糖及解酒作用；葛根止泻的主要药效成分是葛根素、大豆苷元。

（张　艳）

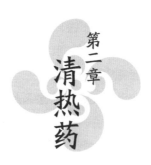

第二章

清热药

　　清热药是以清解里热、治疗里热证为主要功效的药物。

　　本类药物多为苦寒质重之品，此乃清热药一般具备的药"象"。味苦能泄，寒清热，质重下达沉降入里，具有清泄里热的作用，主治温热病高热烦渴、湿热泻痢、温毒发斑、痈肿疮毒及阴虚发热等里热证。清热药是以《神农本草经》"疗热以寒药"立意，属中医八法中"清法"的范畴。

　　清热药因归经与功效不同，分为清热泻火药、清热凉血药、清热解毒药、清热燥湿药和清退虚热药五节内容。其中，石膏、知母、天花粉、芦根等清热泻火药，颜色偏于白色或黄白色，主入肺胃经，主治温热病邪在气分、高热烦渴等。玄参、生地、丹皮、赤芍等清热凉血药，偏于红色或黑褐色，主入心肝血分，主治温热病热入营血、高热神昏、斑疹隐隐等证。黄芩、黄连、黄柏、龙胆草等清热燥湿药，颜色多偏黄色，可入中焦脾胃，且质燥苦寒，故功善清热燥湿，主治脾胃湿热证，以及湿热痢疾、黄疸等。蒲公英、马齿苋、紫花地丁、青黛、大青叶、败酱草等清热解毒药，颜色以青绿色居多，性味苦寒，偏入肝经，即可用治疮疡肿毒、咽喉肿痛、痄腮等局部热毒病证；也可用于全身性的热毒病证，如温热病壮热神昏、热病痉厥、热毒发斑，以及大头瘟毒、疫病流行等传染性热病。现代医学认为肝脏为人体内最大的解毒器官，此类绿色苦寒解毒药可增强肝脏解毒作用，具有较强而广谱的抗菌抗病毒效应，因此也多用于治疗病毒性肝炎等诸多病毒性疾病，以及乙脑、流脑、流感等传染性疾病。青蒿、银柴胡、白薇等清虚热药，苦寒之中或兼芳香透热之性，或兼质地较轻等特点，使此类药物清泄里热中兼有透热外出之功，主要用治热病后期、余热未清之虚热证。

第一节　清热泻火药

石膏
《神农本草经》

基原

为硫酸盐类矿物硬石膏族石膏，主含含水硫酸钙（$CaSO_4 \cdot 2H_2O$），采挖后，除去泥沙及杂石。主产于湖北、甘肃、安徽等地。

矿物特征

本品为纤维状的集合体，呈长块状、板块状或不规则块状。白色、灰白色或淡黄色，有的半透明。体重，质软，纵断面具绢丝样光泽。无臭，味淡。

药材性状

1. **一般性状**　为长块状或不规则形纤维状的结晶集合体，大小不一。全体白色至灰白色。大块者上下两面平坦，无光泽及纹理。体重质松，易分成小块，纵断面具纤维状纹理，并有绢丝样光泽。无臭，味淡。

2. **饮片性状**　同一般性状。生石膏以块大色白质软，有光泽，无杂石者为佳；煅石膏为粉末状，白色或灰色，无光泽，体松而脆，无臭，味淡。

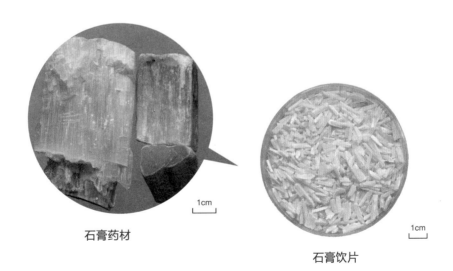

石膏药材　　　　　　　　　　　　石膏饮片

石膏味辛、甘，大寒；无毒。归肺、胃经。功能清热泻火，除烦止渴。主要用于热病壮热不退，心烦神昏，谵语发狂，口渴咽干，肺热喘急，中暑自汗，胃火头痛，胃火牙痛，热毒壅盛，发斑发疹，口舌生疮，痈疽疮疡，溃不收口，水火烫伤。《本经》："味辛微寒。主中风寒热，心下逆气惊喘，口干，舌焦，不能息，腹中坚痛，除邪鬼，产乳，金创。生山谷。"

石膏，色白，性寒，质重。禀足金秋肃降之性，主入肺、胃经，辛寒散热，甘寒养阴，解肌清热，除烦止渴，为临床治疗热证之要药。《本草求真》云："石膏是足阳明胃府药，邪在胃府，肺受火制，故必用此辛寒以清肺气，所以有白虎之名，肺主西方故也。"《医学衷中参西录》载："石膏，凉而能散，有透表解肌之力。外感有实热者，放胆用之，直胜金丹。""用生石膏以退外感实热，诚为有一无二之良药。"石膏秉金石质重而降之性，可清降火热之邪；然其辛甘色白，故又于清火之中兼以透散。故张锡纯称"其性凉而能散，有透表解肌之力。"《本草经疏》也言："石膏，辛能解肌，甘能缓热，大寒而兼辛甘，则能除大热。"《药品化义》曰其："体重性凉而主降，能清内蓄之热，味淡带辛而主散，能祛肌表之热。因内外兼施，故专入阳明经，为退热祛邪之神剂。"

石膏之"膏"是言其质松软如脂膏者为佳。如朱丹溪所言："其固密甚于脂膏，此盖兼质与能而得名。"其甘寒质润，故清热中又可除烦止渴。《本草汇言》："石膏气寒性坠，质润体松，善解肌腠结热，欲清欲散者，用之恰当。"《本草经疏》云："石膏，辛能解肌，甘能缓热，大寒而兼辛甘，则能除大热，故《本经》主中风寒热，热则生风故也。邪火上冲，则心下有逆气及惊喘；阳明之邪热甚，则口干舌焦不能息，邪热结于腹中，则腹中坚痛；邪热不散，则神昏谵语；肌解热散汗出，则诸证自退矣。"石膏除用治热病烦渴，还可用于杂病消渴之证。《别录》即载石膏"止消渴烦逆"。《外台》引张文仲方，"治骨蒸，唇干口燥，欲得饮水，大乌梅二十枚，石膏六两（碎，绵裹）"，煎服之。现代临床治疗糖尿病、干燥综合征等，石膏也为常用之品。

现代研究表明，石膏含有丰富的钙离子，血中钙离子浓度是调节体温中枢的关键，故石膏对体温调节中枢和发汗中枢有抑制作用。另外，钙离子能抑制神经-肌肉兴奋性，降低血管通透性，故有镇痉、抗渗、抗过敏、抗炎作用。实验研究发现，石膏除了退热外，还能补充电解质，调节电解质平衡，可治疗汗出、失血、津伤过多及水肿等造成矿物质丢失而出现的电解质紊乱。生石膏主要成分为含水硫酸钙，还含有锌、铜、铁、锰等丰富的微量元素，其中钙含量最大。这些成分可能是其镇静、平喘降逆的药学基础。因此，《神农本草经》言治"心下逆气，惊喘"等重镇安神之功，应为石膏当重视和发掘的新功用。

石膏与黄连均能清热，但机制迥异。石膏味辛，能散，"是以凉而能散，有透表解肌之力，"使热自毛孔息息向外透发；而黄连味苦能降，直折火势。石膏甘寒生津，清热不伤阴；黄连苦寒燥烈，清热泻火而易致阴伤。

（王加锋　陈曙光）

淡竹叶

《滇南本草》

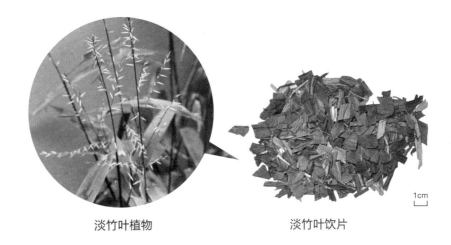

淡竹叶植物　　　　　　　　　　淡竹叶饮片

基原

为禾本科植物淡竹叶的干燥茎叶。夏季末抽花穗前采割，晒干。切段，生用。

植物特征

多年生草本，高40~90cm。秆直立，疏丛生。茎呈圆柱形，有节，表面淡黄绿色，断面中空。具木质根头，须根中部膨大呈纺锤形小块根。叶互生，广披针形，长5~20cm，宽1~3.5cm，全缘；表面浅绿色或黄绿色；平行叶脉多条，并有明显横行小脉，呈方格状。圆锥花序顶生，小穗线状披针形。花期6~9月，果期8~10月。野生于山坡林下阴湿处，主产于长江流域至华南各地。

药材性状

1. **一般性状**　长25~75cm。茎呈圆柱形，有节，表面淡黄绿色，断面中空。叶鞘开裂，叶片披针形，有的皱缩卷曲，表面浅绿色或黄绿色；叶脉平行，具横行小脉，形成长方形的网格状，下表面尤为明显。体轻，质柔韧，气微，味淡。

2. **饮片性状**　为不规则的短段，形色同一般性状。本品显微性状，可见其茎、叶均富有气孔和维管束。性状标准以叶大，色绿，不带根及花穗者为佳。

法象释义

淡竹叶性寒，味甘、淡。归心、胃、小肠经。功能清热泻火，除烦止渴，利尿通淋。主要用于热病烦渴，口舌生疮，小便短赤涩痛。

淡竹叶生于湿地，性寒味甘淡。其色淡黄绿，质轻而疏松，断面中空。甘寒清热，味淡渗利，长于通利水湿。《本经逢原》言："淡竹叶，性专淡渗下降，故能去烦热，清心利小便。"《用药指南》云："淡竹叶，专通小便。湿热郁于膀胱则小便不利，淡竹叶能下心火及利小肠之火，兼去膀胱湿热，所以治之。兼解心烦。邪热郁于包络，上凌于心，则心火不宁而烦生焉，淡竹叶气寒入于小肠，心与小肠相通，小肠火泻，心火亦去。"《本草汇言》亦云："淡竹叶，清心火，利小便，通淋闭之药也。淡味五脏无归。但入太阳利小便为专用，有走无守，证因气壮火郁、小水不利，用无不宜"。其甘凉之性，又可以和胃气、除烦渴，《握灵本草》称其"去胃热"，故亦常用烦热口渴、牙龈肿痛等证。现代研究其具有解热、利尿、升高血糖、抗肿瘤、抑菌等作用。亦发现淡竹叶中的黄酮能有效地治疗心血管和脑血管疾病。

淡竹叶与竹叶相比较，前者是多年生草本植物，后者是多年生常绿竹状灌木，从来源、植物形态特征与竹叶有显著区别。从功效来看，竹叶味苦尤甚，故而清心火力强；淡竹叶则味偏于淡，故而利小便力强。与薄荷叶等辛散解表药比较，虽同为叶类，而淡竹叶为茎叶入药，质地偏重，且甘寒淡渗为主，故其偏于清里热而治疗里热证。

（王加锋　陈曙光）

第二节　清热燥湿药

黄芩
《神农本草经》

为唇形科植物黄芩的干燥根。春、秋二季采挖，除去须根及泥沙，晒后撞去粗皮，晒干。黄芩主产河北、山西、内蒙古等地。

多年生草本，花期7~8月，果期8~9月。生于向阳草坡地、休荒地上，喜温暖，耐严寒，成年植株地下部分在-35℃低温下仍能安全越冬，35℃高温不致枯死，但不能经受40℃以上连续高温天气。

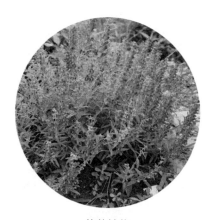

黄芩植物

药材性状

1. 一般性状　干燥根呈倒圆锥形，表面深黄色或黄棕色。上部皮较粗糙，有扭曲的纵皱纹或不规则的网纹，质硬而脆，易折断；断面深黄色，中间有棕红色圆心。根遇潮湿或冷水则变为黄绿色。无臭，味苦。以条粗长、质坚实、色黄、除净外皮者为佳。

2. 饮片性状　为不规则的薄片，形色同一般性状。显微特征见木栓层细胞多呈扁平状，偶见单个石细胞散在，栓内层狭窄，老根中央有一至数个同心排列的木栓环。本品薄壁细胞含淀粉粒，圆形、椭圆形和不规则形，脐点呈点状或"人"字形。

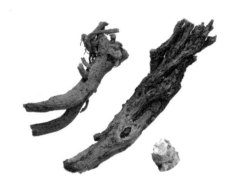

黄芩药材

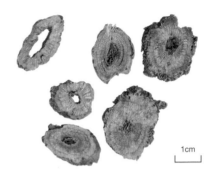

1cm

黄芩饮片

法象释义

黄芩味苦，性寒。归肺、胆、脾、大肠、小肠经。功能清热燥湿，泻火解毒，止血，安胎。主要用于肺热咳嗽，热病高热神昏，肝火头痛，目赤肿痛，湿热黄疸，泻痢，热淋，吐衄血，崩漏，胎热不安，痈肿疔疮。《神农本草经》："主诸热，黄疸，肠澼、泄痢，逐水，下血闭，恶疮疽蚀，火疡。"

《本草纲目》释名曰："弘景曰：圆者为子芩，破者名宿芩，其腹中皆烂，故名腐肠。时珍曰：芩，《说文》作菳，谓其色黄也。或云芩者黔也，黔乃黄黑之色也。宿芩乃旧根，多中空，外黄内黑，即今所谓片芩，故又有腐肠、妒妇诸名。妒妇心黯，故以比之。"黄芩味苦，性寒，质脆硬易折或中空质糙，有苦燥之性，为清热燥湿、泻火解毒之药材基础。色黄或色黄带绿，兼有少许黄棕或黄黑，为主入肠胃脾肺，兼入肝胆之药。《本经逢原》称黄芩"中空者为枯芩，入肺；细实者为子芩，入大肠。"《品汇精要》言其："气薄味厚，阴中微阳，行手太阴经，阳明经"。《本草纲目》曰："入手少阴阳明、手足太阴少阳六经"。长于治疗湿热痢疾、黄疸，以及肺热咳嗽，胎热不安，痈肿疔疮，热淋；吐衄血等。如《神农本草经百种录》谓其："味苦，平。主诸热，黄疸，大肠经中之郁热。肠澼泄痢，大肠府中之郁热。逐水，水在肠中者。下血闭，血之在阳明者使从大便出。恶疮疽蚀，火疡。阳明主肌肉，凡肌肉热毒等病，此皆除之。"《景岳全书》言其："味苦气寒，气轻于味，可升可降，阴中微阳。枯者善于入肺，实者善入大肠，欲其上者酒炒，欲其下者生用。枯者清上焦之火，消痰利气，定喘嗽，止失血，退往来寒热、风热湿热头痛，解瘟疫，清咽，疗肺痿肺痈，乳痈发背；尤祛肌表之热，故治斑疹鼠瘘，疮疡赤眼。实者凉下焦之热，能除赤痢，热蓄膀胱，五淋涩痛，大肠闭结，便血漏血。"

黄芩水煎液能广谱抑菌，抗多种真菌、病毒、支原体、衣原体等微生物。可治疗血热之胎动不安，为"安胎圣药"。研究发现，其机理可能与黄芩苷能够抑制TNF-α诱导的人脐静脉血管内皮细胞的凋亡有关。

按语

知母与黄芩均可清肺热，治疗肺热咳嗽。然知母色黄白质润而入肺，清肺中有润肺之功，兼入肾以滋阴润燥，多用于肺热燥咳，阴虚干咳以及骨蒸潮热、肠燥便秘；而本品偏于苦燥，多用于湿热泄泻兼肺热咳嗽，但阴虚肺燥者则应慎用或忌用。

（王加锋）

黄连
《神农本草经》

基原

为毛茛科植物黄连、三角叶黄连或云连的干燥根茎。以上三种分别习称"味连""雅连""云连"。秋季采挖，除去须根和泥沙，干燥，撞去残留须根。

植物特征

多年生草本。味连多集聚成簇，常弯曲如鸡爪，单枝根茎长3～6cm，直径0.3～0.8cm。表面灰黄色或黄褐色，粗糙，有不规则结节状隆起、须根及须根残基，有的节间表面平滑如茎秆，习称"过桥"。上部多残留褐色鳞叶，顶端常留有残余的茎或叶柄。质硬，断面不整齐，皮部橙红色或暗棕色，木部鲜黄色或橙黄色，呈放射状排列，髓部有的中空。气微，味极苦。雅连多为单枝，略呈圆柱形，微弯曲，长4～8cm，直径0.5～1cm，"过桥"较长。云连弯曲呈钩状，多为单枝，较细小。喜冷凉、湿润、荫蔽，忌高温、干旱。一般分布在1200～1800m的高山区，需要温度低、空气湿度大的自然环境。不能经受强烈的阳光，喜弱光。主产于四川、云南、湖北等地。

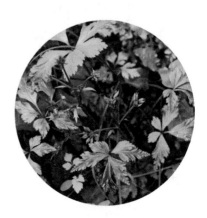

黄连植物

药材性状

1．一般性状　干燥根茎，多分枝，稍弯曲，形如鸡爪。外表黄褐色，栓皮剥落处呈红棕色；结节膨大，形如连珠。质坚实而硬，断面不整齐，皮部暗棕色，木部金黄色，射线有裂隙，中央髓部红黄色，偶有空心。无臭，味极苦，嚼之唾液可染为红黄色。以条肥壮、连珠形、质坚实、断面红黄色、无残茎及须根者为佳。

2．饮片性状　为不规则的薄片，形色同上。木质部黄色，均木化，木纤维较发达；髓部薄壁细胞间有时可见少数单个或成群存在的石细胞，薄壁细胞均含淀粉粒。

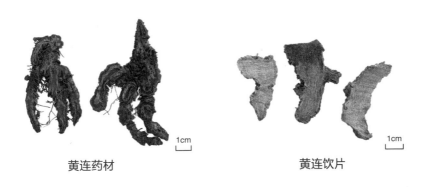

黄连药材　　　　　　　　　　　黄连饮片

法象释义

黄连苦，寒。归心、脾、胃、肝、胆、大肠经。功能清热燥湿，泻火解毒。主要用于湿热痞满，呕吐吞酸，泻痢，黄疸，高热神昏，心火亢盛，心烦不寐，血热吐衄，目赤，牙痛，消渴，痈肿疔疮；外治湿疹，湿疮，耳道流脓。《神农本草经》："主热气目痛，眦伤泣出，明目，肠澼腹痛下痢，妇人阴中肿痛。"

《本草纲目》释其名曰："其根连珠而色黄，故名。"黄连喜冷凉、湿润、荫蔽，不耐高温；其味极苦，质地粗糙坚实，断面呈射线状而有裂隙，故为大寒大苦性燥之品。《本草经疏》言："黄连禀天地清寒之气以生，故气味苦寒而无毒。味厚于气，味苦而厚，阴也"。《本草乘雅半偈》载其："黄取其色，连象其形，凌冬不凋，气寒味苦，合得太阳寒水化气。"《本草正义》谓："黄连大苦大寒，苦燥湿，寒胜热，能泄降一切有余之湿火""尤以苦胜，故燥湿之功独显，凡诸证之必需于连者，类皆湿热郁蒸，恃以为苦燥泄降之资，不仅以清热见长。"《本经疏证》也言："黄连根株丛延，蔓引相属，有数百株共一茎者，故名连，其治亦多延淹久之证，如淫疮黄连粉主之是矣"。故而本品又为治疗疮疡肿毒、浸淫湿疹、痰火瘰疬等证之要药。

黄连颜色以黄为主，黄中兼红。《中药鉴定学》认为本品"外表黄褐色，栓皮剥落处呈红棕色；断面皮部暗棕色，木部金黄色，中央髓部红黄色"。故为主入肠、胃、脾经，兼入肝、胆、心经之药。传统本草对此多有论述，如《本经疏证》谓："黄连根黄花黄实黄，皆具土色，四月开花，六月结实，七月根紧，适逢太阴湿土阳明燥金主令时，宜乎为入脾胃之药矣。"故为治湿热痢疾之要药。《别录》谓："主泄澼。泄者，泻利也；澼者，大肠下血也，俗名为脏毒。除水利骨，厚肠胃，疗口疮者，涤除肠、胃、脾三家之湿热也。久服令人不忘者，心家无火则清，清则明，故不忘。"《本经疏证》言其可"入手少阴、阳明，足少阳、厥阴，足阳明、太阴。"《本草正义》称黄连"世人几视为阳证通用之药"，因其"心、脾、肝、肾之热，胆、胃、大小肠之火，无不治之。上以清风火之目病，中以平肝胃之呕吐，下以通腹痛之滞下，皆燥湿清热之效也。"又可"清涤血热，故血家诸病，如吐衄溲血，便血淋浊，痔漏崩带等证，及痈疡斑疹丹毒，并皆仰给于此。"《医学衷中参西录》谓黄连："味大苦，性寒而燥。为苦为火之味，燥为火之性，故善入心以清热，心中之热清，则上焦之热皆清，故善治脑膜生炎、脑部充血、时作眩晕、目疾肿疼、努肉遮睛，及半身以上赤游丹毒"等等。

根据黄连归经及其应用特点，历代医家通过炮制与配伍以增强其疗效。如酒黄连善清上焦火热，用于目赤、口疮；姜黄连清胃和胃止呕，用于寒热互结、湿热中阻、痞满呕吐；萸黄连舒肝和胃止呕，用于肝胃不和、呕吐吞酸。现代研究证实，黄连有确切的抗菌作用，对多种革兰阳性和阴性菌都有较强的抗菌功效，对结核杆菌、皮肤癣菌，以及部分寄生虫等也有良好的抑制作用；黄连的主要成分小檗碱，还可以改善心功能、保护缺血或梗死的心肌，并有抗心律失常和轻度降血压，以及抗血小板聚集、降血糖等药理作用；黄连可以调节胃、肠等器官平滑肌功能，抗消化道溃疡、利胆，并有一定的抗肿瘤、抗辐射、抗氧化等药理活性。

（王加锋）

黄柏
《神农本草经》

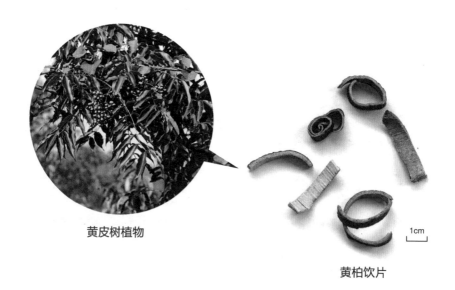

黄皮树植物

黄柏饮片

1cm

基原

本品为芸香科植物黄皮树或黄檗的干燥树皮。前者习称"川黄柏"，后者习称"关黄柏"。剥取树皮后，除去粗皮，晒干。

植物特征

落叶乔木，高10～25m；树皮外层灰色，有甚厚的木栓层，表面有纵向沟裂，内皮鲜黄色。花序圆锥状，花轴及花枝幼时被毛；浆果状核果圆球形。花期5～6月，果期9～10月。生于山地杂木林中或山谷洪流附近。分布于东北及华北。

药材性状

1．一般性状 为植物黄柏的干燥树皮。呈稍弯曲的板片状，边缘不整齐，长宽不一，厚约2～4mm。栓皮留存或已剥离，栓皮较厚，表面灰白色；栓皮剥离者，表面棕黄色，平坦或有抽皱及皮孔；内表面灰黄色。质较松，易折断，断面纤维性，淡黄色稍带绿。气微，味苦。粉末遇水即带黏性，并使水染成黄色。以片张厚大、鲜黄色、无栓皮者为佳。

2．饮片性状 同一般形状。树皮横切面孔沟可见，层纹明显，胞腔小，纤维群较少，散在。川黄柏粉末金黄色，关黄柏粉末呈绿黄色或黄色。

法象释义

黄柏苦，寒。归肾、膀胱经。清热燥湿，泻火解毒，除骨蒸。主要用于湿热痢疾、泄泻、黄疸，梦遗、淋浊、带下，骨蒸劳热，口舌生疮，目赤肿痛，痈疽疮毒，皮肤湿疹。《神农本草经》："主五脏肠胃中结热，黄疸，肠痔；止泻痢，女子漏下赤白，阴伤蚀疮。"

本品《神农本草经》名"檗木"，列为上品。黄柏喜深厚肥沃土壤，喜潮湿，其质地坚硬而易折断，苦寒沉阴，故能清热燥湿，泻火解毒。黄柏皮厚色黄，兼黄褐色，盐制后黄褐加深，故可归入大肠经，以及肾、膀胱经。临床为治疗痢疾、泄泻、黄疸等中下焦湿热毒邪为患之要药，也为梦遗、淋浊、带下等下焦湿热之要药。《本草崇原》言："黄柏气味苦寒，冬不落叶，禀太阳寒水之精。皮厚色黄，质润稠黏，得太阴中土之化。盖水在地之下，水由地中行，故主治五脏肠胃中之结热，黄疸，肠痔。治结热者，寒能清热也。治黄疸、肠痔者，苦能胜湿也。止泻痢者，先热泻而后下痢，黄柏苦寒，能止之也。女子漏下赤白，阴伤蚀疮，皆湿热下注之病。苦胜湿而寒清热，故黄柏皆能治之也。以上主治，热者寒之，强者泻之，各安其气，必清必静，则病气衰去，归其所宗，此黄柏之治皆有余之病也。"黄柏为干燥树皮，据"以皮治皮"法象理论，其清热燥湿之效可治疗湿热毒邪外泛肌肤所致皮肤湿疹。

黄柏苦寒沉阴，入肾、膀胱经。"树高根结，经冬不凋，味大苦，气大寒，禀太阳高广之象，得太阳寒水之化"（《本草乘雅》），故可坚肾阴，除骨蒸，为下焦肾虚伏火之要药。《本草备要》谓其"苦寒微辛，沉阴下降。泻膀胱相火，足太阳引经药。补肾水不足，坚肾润燥"；"泻相火，补肾水。"《药性解》载"黄柏沉而属阴，故主肾与膀胱诸证，其性苦寒，能泄亢甚之阳，以坚肾部，则水主既盛，阳光自遏，而阴血无火烁之患矣，岂真有滋补之功哉。"

现代研究发现，黄柏煎剂、水浸出液或乙醇浸出液对化脓性细菌抑菌作用强，尤其对金黄色葡萄球菌、表皮球菌、化脓性链球菌等阳性球菌有较强的抑菌效果。研究发现，复方黄柏冷敷剂对金黄色葡萄球菌感染的破损皮肤有明显的抗菌、抗感染作用。黄柏对痤疮丙酸杆菌和阴道加德纳菌有不同程度抑制作用。

按语

黄芩、黄连、黄柏均色黄，主入肠、胃、脾，其性味苦寒质燥，能清热燥湿，泻火解毒，可治疗多种湿热、火毒之证。然相比较而言，黄芩偏于黄青色，质轻，故以中上焦为主，长于清肺热，肺热咳嗽多用；黄连偏于黄红色，大苦大寒，以中焦为长，可泻心火、清胃热，多用于心火亢盛及胃火炽盛诸证；黄柏偏于黄黑，以中下焦为重，并可以皮治皮，长于泻肾火、退虚热。

（王加锋）

第三节　清热解毒药

金银花
《新修本草》

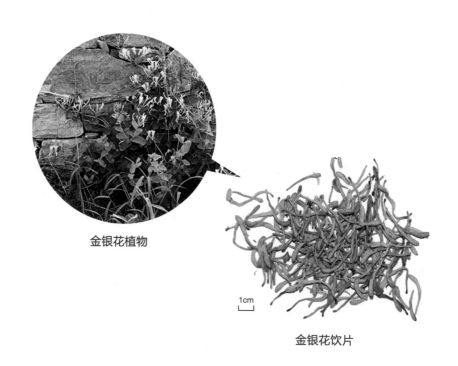

金银花植物

1cm

金银花饮片

基原

为忍冬科植物忍冬的干燥花蕾或带初开的花。夏初花开放前采收，干燥。

植物特征

多年生半常绿缠绕木质藤本，茎中空，多分枝，幼枝密被短柔毛和腺毛。叶对生，叶片卵形、长圆形或卵状披针形，长2.5～8cm，宽1～5.5cm，全缘。花成对腋生，花梗密被短柔毛或腺毛；花冠唇形，长3～5cm，上唇4浅裂，花冠筒细长，外被短毛或腺毛；花初开时为白色，2～3天后变金黄色。花期4～7月，果期6～11月。生于山坡疏林、灌木丛、村寨旁或路边等处，亦有栽培。我国南北各地均有分布，主产于山东、河南等地。

药材性状

1. **一般性状**　金银花呈棒状，上粗下细，略弯曲，长2～3cm，上部直径约3mm，下部直径约1.5mm。表面黄白色或绿白色（贮久色渐深），密被短柔毛。偶见叶状苞片。花萼绿色，开放者花冠筒状，先端二唇形。气清香，味淡、微苦。

2. **饮片性状**　同一般形状。性状标准以花蕾大，含苞待放，色黄白，滋润丰满，香气浓者为佳。

法象释义

金银花味甘，性寒；归肺、心、胃经。清热解毒，疏散风热。主要用于痈肿疔疮，喉痹，丹毒，热毒血痢，风热感冒，温病发热等证。

《本草纲目》释名曰："花初开者，蕊瓣俱色白；经二、三日，则色变黄。新旧相参，黄白相映，故呼金银花。"金银花两花一蒂，两瓣一花，效一阳始于二阴下，具震卦之象；且忍冬能凌冬不凋，芳香甘寒，质地轻扬，故具疏散风热，清热解毒之效。热毒之邪，来势急，发病快，传遍迅速，因此热毒病证、气血症状兼见。本品黄、白同花，白入肺胃气分，黄绿入心肝血分，气血并清而清热解毒效显；加之轻扬升清而发散，既可治疗风热感冒，温病发热等证，又能用治热毒血痢，以及疮痈丹毒等热毒病证。《雷公炮制药性解》誉其为"疮科要药。"《景岳全书》谓此药："味甘，气平，其性微寒。善于化毒，故治痈疽肿毒疮癣，杨梅风湿诸毒，诚为要药。"而《本经疏证》则从金银花由白转黄之象，阐释其治疗疮疡痈脓的法象机制，曰："从紫茎以开白花，从白花而转黄色，不似由血脉生肿腐，即肿腐致溃脓耶。"实为法象至理。

现代研究发现，金银花具有抗菌、消炎解热及抗过敏、止血的药理作用，也为其清解热毒，主治痈肿疔疮、喉痹、丹毒、热毒血痢等证提供了科学依据。临床医学证实金银花具有较好的止血作用，尤其是金银花的炭水煎液和混悬液效果更为显著（混悬液的止血作用好于水煎液），主要因为金银花中含有绿原酸和咖啡酸，该两种药用成分的止血作用较高。

（王加锋　陈曙光）

连翘

《神农本草经》

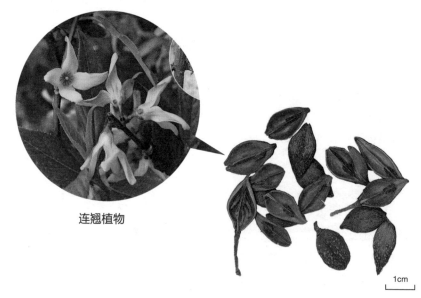

连翘植物

连翘饮片

1cm

基原

为木犀科植物连翘的果实。药用分"青翘""老翘"两种。秋季果实初熟尚带绿色时采收，除去杂质，蒸熟晒干，习称"青翘"；果实熟透时采收，晒干，除去杂质，习称"老翘"。青翘籽实作"连翘心"用。

植物特征

为木犀科落叶灌木，高2~4m。枝伸长稍带蔓性，小枝为节间中空的四棱形，疏生皮孔，土黄色或灰褐色。叶片卵形至圆形，边缘锯齿状。花多单生或数朵着生于叶腋，先于叶开放，花冠黄色，基部管状，裂片4。蒴果卵球形，2室，先端喙状渐尖，表面疏生瘤点。花期3~4月，果期7~9月。生于山坡灌丛、疏林及草丛中。分布于河北、山西、陕西、甘肃、山东、安徽、江苏等地，现有栽培。

药材性状

1. **一般性状** 果实长卵形至卵形，稍扁，长1~2.5cm，直径0.5~1.3cm。"老翘"多自先端开裂，略向外反曲或开裂成两瓣，果瓣外表面黄棕色，有不规则纵皱纹及多数凸起的淡黄色瘤点；内表面淡黄棕色，平滑，略带光泽，中央有一条纵隔。"青翘"多不开裂，表面绿褐色，内有披针形种子多数。

2. **饮片性状** 形色同"一般性状"。气微香，味苦。"老翘"以色黄、瓣大、壳厚者为佳；"青翘"以色绿、不开裂者为佳。

法象释义

连翘味苦，性微寒；归肺、心、胆经。清热解毒，消肿散结。主治风热感冒，温病初起，热淋尿闭，痈疽肿毒，瘰疬瘿瘤，喉痹。《神农本草经》："主寒热，鼠瘘，瘰疬，痈肿恶疮，瘿瘤，结热。"

本品虽为果实，然其质轻气薄、微寒升浮、清凉宣散，走肺卫气分，而善除肌表与上焦诸热，为治外感风热或温热初起常用之品。张锡纯评说其解表散邪之功曰："能透肌解表，清热逐风，又为治风热要药。且性能托毒外出，又为发表疹癓要药。"其轻宣发散中兼以苦凉降下之功，正如《本草汇言》曰："其轻扬之性，上行最专，苦寒之气，下行更力"。其苦凉之性可散郁热，加之其果壳与种仁为黄棕或红棕色，又可入心经、行血分、散痈肿。《本经逢原》称："连翘轻清而浮，本手少阴、厥阴气分药，泻心经客热，破血结，散气聚，消肿毒，利小便。诸痛痒疮，皆属心火。连翘泻心，为疮家圣药，十二经疮药中不可无此，乃'结者散之'之义。"

连翘其果中空，其象似心，清心利尿之功能可知，故《药性论》言其"主通利五淋，小便不通，除心家客热"。另外，连翘茎节中空，青翘皮色青绿，可入胆经，清郁火，利湿热。仲景经方"麻黄连轺赤小豆汤"，用治伤寒郁热在里之黄疸，重用连翘宣散表邪、清解胆胃（此"连轺"为连翘根，利水之力胜于连翘）；《局方》"凉膈散"治热郁胸膈之面赤唇焦、胸膈烦躁等，连翘为君以轻清透散上焦热毒，均体现了该药特点。因此，《医学启源》概括连翘功效有三："泻心经客热，一也；去上焦诸热，二也；为疮家圣药，三也。"

连翘应用广泛，现代临床主要用于治疗各种感染性疾病，包括病毒、细菌感染并发热，如普通感冒、上呼吸道感染、支气管炎、肺炎、胆囊炎、尿路感染、疮疖等，不论急性或慢性都宜使用；连翘也是肝胆疾病常用药，能保肝降酶，利胆退黄，不论有无黄疸，以及实证虚证均可使用。连翘对心血管系统有强心和调节血压的作用，能扩张血管，保持血管张力，增加心输出量，改善微循环和血流灌注，有稳定和双向调节血压的功效。另外，连翘还有保肝、镇吐，以及利尿、止血等作用。

（彭 欣）

大青叶
《名医别录》

基原

为十字花科植物菘蓝的干燥叶。夏、秋二季分2～3次采收，除去杂质，晒干。

植物特征

二年生草本。植株高50～100cm。光滑无毛，常被粉霜。根肥厚，近圆锥形，表面土黄色。基生叶莲座状，叶片长圆形至宽倒披针形，先端钝尖，边缘全缘，或稍具浅波状；茎顶部叶宽条形，全缘，

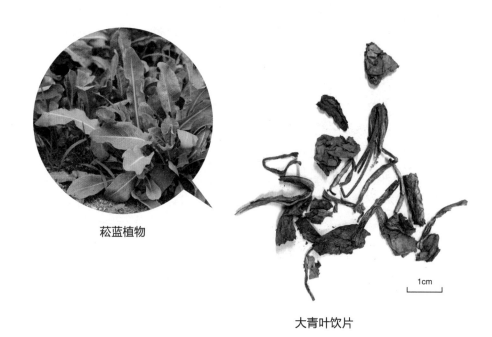

菘蓝植物

1cm

大青叶饮片

无柄。总状花序顶生或腋生，花瓣黄色。短角果近长圆形，果瓣具中脉。种子1颗，长圆形，淡褐色。花期4~5月，果期5~6月。喜温暖环境，耐寒、怕涝。原产中国，现各地均有栽培。

1. 一般性状　多皱缩卷曲，有的破碎。完整叶片展开后呈长椭圆形至长圆状倒披针形，长5~20cm，宽2~6cm；上表面灰绿色，有的可见色较深稍突起的小点；叶柄淡棕黄色。质脆。气微，味微酸、苦、涩。

2. 饮片性状　为不规则碎段，叶脉明显，形色同上。粉末绿褐色，叶肉细胞中含蓝色细小颗粒状物和橙皮苷样结晶。性状标准以叶大、色绿者为佳。

大青叶味苦，性寒；归心、肺、肝、胃经。清热解毒，凉血消斑。主要用于温病高热，神昏，发斑发疹，痄腮，喉痹，丹毒，痈肿。

大青叶以色命名。李时珍云："其茎叶皆深青，故名。"菘蓝喜温暖环境且耐寒的特性显示大青叶不温而寒，其茎叶深青色，亦为大寒之色。苦寒泄热，青色入肝，现代医学认为，肝脏为解毒之脏，大青叶颜色深青，且性味苦寒，故有清热解毒之功。此物初生茎紫，其花色红，故又入心走血，质轻禀疏散之性，而有解毒消痈、凉血消斑之能。现代研究发现大青叶有广谱抑菌作用，对流感病毒、腮腺炎病毒等也有抑制作用。还有抗内毒素、解热、抗炎、抗肿瘤、保肝利胆等作用。

附药：
板蓝根
《新修本草》

板蓝根为十字花科植物菘蓝干燥根。秋季采挖，除去泥沙，晒干。植物特征同大青叶。本品呈圆柱形，稍扭曲，长10～20cm，直径0.5～1cm。表面淡黄色或淡棕黄色，有纵皱纹及支根痕，横生皮孔。根头略膨大，可见暗绿色或暗棕色轮状排列的叶柄残基和密集的疣状突起。体实，质略软，断面皮部黄白色，木部黄色。气微，味微甜后苦涩。饮片为圆形薄片，性状标准以条长，粗大，体实者为佳。

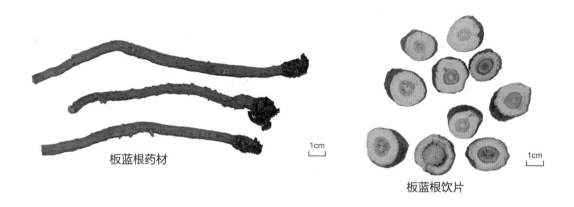

板蓝根药材　　　　　　　　　　　　　板蓝根饮片

板蓝根味苦，性寒。归肝、心、胃经。清热解毒，凉血，利咽。主要用于温疫时毒，发热咽痛，温毒发斑，痄腮，烂喉丹痧，大头瘟疫，丹毒，痈肿。本品性味苦寒如大青叶，然其质地较大青叶为重，降泄之力较强。其根表面有纵皱纹，横生皮孔，示其降泄中又有消散疏利之性，故具有清热解毒、解毒消痈之功。其根表面淡黄色或淡棕黄色，根头周边有暗绿色的叶柄残基，而断面皮部兼有黄白二色，所以既入胃肺气分，也归肝心血分。所以具良好的解毒凉血利咽之效，善于治疗发热咽痛、痄腮、烂喉丹痧、大头瘟疫、痈肿等热毒病证。《本草述》言："板蓝根治天行大头热毒。"《本草图经》曰："马蓝，连根采之，焙捣下筛，酒服钱匕，治妇人败血甚佳。"现代研究证实板蓝根对多种细菌有抑制作用，亦有抗病毒、抗肿瘤、抗白血病、抑制血小板聚集、解热、提高免疫力等作用。

按语

大青叶、板蓝根来源于同一植物，所以性味功效极为相似，但由于用药部位不同以及质地的差异，导致二者功用也稍有区别。大青叶质轻色青，偏于疏散，所以善于凉血消斑；板蓝根质较重，色黄白，有入胃走肺、沉降疏利之色质，降泄之力较强，故善解毒泻火以利咽喉。《本草便读》曰："板蓝根即靛青根，其功用性味与靛青叶同，能入肝胃血分，不过清热、解毒、辟疫、杀虫四者而已。但叶主散，根主降，此又同中之异耳。"

（王加锋　李　烨）

拳参

《本草图经》

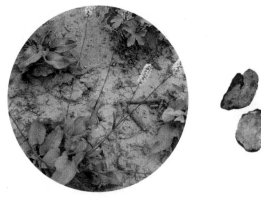

拳参植物

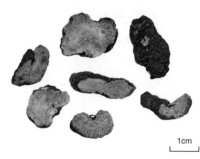

1cm

拳参饮片

基原

为蓼科植物拳参的干燥根茎。春初发芽时或秋季茎叶将枯萎时采挖，除去泥沙，晒干，去须根。切片生用或鲜用。

植物特征

多年生草本，根茎肥厚，弯曲，外皮紫棕色。茎直立，单一，无毛。基生叶有长柄，总状花序呈穗状顶生，圆柱形，瘦果三棱状椭圆形，红棕色，光亮，包于宿存花被内。花期6～9月，果期9～11月。喜凉爽气候，耐寒又耐旱。常生于山野草丛中或林下阴湿处，主产于东北、华北、江苏、山东等地。

药材性状

1. **一般性状** 根茎扁圆柱形，弯曲成虾米状，长4～15cm，直径1～2.5cm。表面紫褐色或紫黑色，密具环状节痕、并有多数点状根痕。质硬脆，断面浅棕色至棕红色，有35～50个黄白色维管束细点排成断续环状。气微，味苦涩。

2. **饮片性状** 为不规则的圆形或肾形薄片。形色同上，性状标准以粗大、坚硬、断面浅红棕色者为佳。

法象释义

拳参味苦、涩，性微寒。归肺、肝、大肠经。功能清热解毒，消肿，息风定惊，止血。主要用于痈肿瘰疬，热病神昏，肺热咳嗽，热泻热痢，血热出血等证。《本经》名之"牡蒙"，言其"主心腹积聚，寒热邪气，通九窍，利大小便。"

本品根茎肥大，常弯曲呈拳状，故名拳参。因其色紫褐或紫黑，断面浅棕红或棕红色，故又名"紫参"。其断面维管束呈黄白色点状，故拳参归经主入肝、心、兼及肺、大肠。拳参苦泄凉清，功能清热解毒，凉血止血，消痈散结，故可用治血热妄行所致的吐血、衄血、崩漏等，可单用本品煎服；治外伤出血、毒蛇咬伤、水火烫伤等，可研末外敷。拳参表面具环状节痕，并有多数点状根痕、质硬脆，均为攻坚散结消肿之象。故可消肿散痈，用治疮痈肿痛、瘰疬积块、痔疮肿胀。《本草纲目》言其"治诸血病，及寒热疟痢，痈肿积块之属厥阴者。"

其根茎常弯曲，全体密具粗环纹，当与息风定惊相关。现代研究认为，拳参正丁醇对脑缺血再灌注损伤具有一定的保护作用，拳参正丁醇提取物治疗组脑梗死体积减小，血清中的总一氧化氮合成酶和超氧化物歧化酶的活性升高，NO含量增高，丙二醛含量降低；有抗菌、镇痛、中枢抑制、增强免疫及抗氧化等作用。对心脑血管有一定的保护作用。由此，似可用治血热风动之证，值得探讨。

按语

拳参与重楼均有"草河车"之别名，故二药常被混淆。拳参始见于《图经本草》，别名紫参、草河车；重楼始载于《神农本草经》，别名蚤休、草河车。二药从来源、性状、化学成分来看有很大不同。重楼是百合科植物重楼的根茎，拳参是蓼科植物拳参的根茎；从饮片来看，重楼呈现黄棕色或灰棕色，拳参呈现紫红色或红棕色。另外，传统本草中有载拳参"有小毒"，但现代药理毒理研究未发现异常反映。

（李　烨　王加锋）

第四节　清热凉血药

生地黄
《神农本草经》

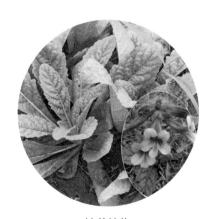

地黄植物

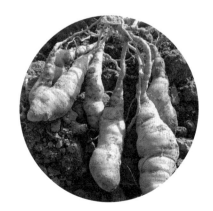

地黄新鲜药材

为玄参科植物地黄的新鲜或干燥块根。秋季采挖，除去芦头、须根及泥沙，鲜用；或将地黄缓缓烘焙至约八成干。前者习称"鲜地黄"，后者习称"生地黄"。主产于河南。

植物特征

多年生草本，全株被灰白色长柔毛及腺毛。根肥厚，肉质，呈块状，圆柱形或纺锤形。茎直立，单一或由基部分生数枝。基生叶成丛，叶片倒卵状披针形，花期4~5月，果期5~6月。喜温和气候及阳光充足之地，怕积水，忌连作。

药材性状

1. 一般性状 新鲜的根茎呈纺锤形或圆柱形而弯曲，长约6~18cm，粗约0.5~1cm。表面黄红色，具皱纹及横长皮孔，有不规则的疤痕。质脆易折断，断面肉质，淡黄色、黑褐色相兼，呈菊花心。

2. 饮片性状 本品呈类圆形或不规则的厚片。外表皮棕黑色或棕灰色，极皱缩，具不规则的横曲纹。切面棕黑色或乌黑色，有光泽，具黏性。气微，味微甜。显微观察其根横切面木栓层为数列木栓细胞，形成层成环，木射线宽广，导管稀疏，呈放射状排列。

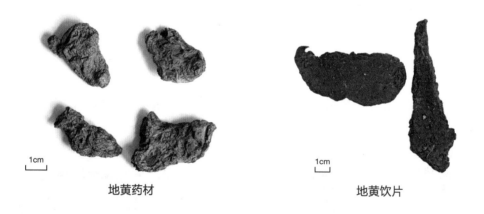

地黄药材　　　　　　　　　　　　地黄饮片

法象释义

生地黄甘、苦，寒。归心、肝、肾经。清热凉血，养阴生津。用于热病舌绛烦渴，阴虚内热，骨蒸劳热，内热消渴，吐血，衄血，发斑发疹。《神农本草经》："味甘寒。主折跌绝筋、伤中，逐血痹，填骨髓，长肌肉，作汤除寒热积聚，除痹""久服轻身不老。"

生地黄表面黄红色，断面肉质而黄红、黑褐色相兼，故入心、肝、肾经。味甘苦质润，性寒。苦寒清热凉血，甘寒养阴生津。《本经逢原》言："干地黄心紫通心，中黄入脾，皮黑归肾，味厚气薄，内专凉血滋阴，外润皮肤荣泽，病人虚而有热者，宜加用之。戴原礼曰：阴微阳盛，相火炽强，来乘阴位，日渐煎熬，阴虚火旺之证，宜生地黄以滋阴退阳。"《本草经疏》曰"干地黄禀仲冬之气以生，黄者，土之正色，兼禀地之和气，故味甘气寒而无毒""地黄为至阴之药，正补肾水真阴而益血"。

本品质润，《本草崇原》言："地黄色黄，味甘性寒，禀太阴中土之专精，兼少阴寒水之气化。主治伤中者，味甘质润，补中焦之精汁也。"地黄的养阴生津功效，可用治阴虚燥热的消渴，而消渴与现代医学的糖尿病具有高度相关性，故生地黄被誉为治疗糖尿病的"四大圣药"之一。

生地黄入血分，且能逐血痹。本品显微观察有稀疏之导管，呈放射状排列，其滋阴凉血之中兼一定的"疏通"之象。《神农本草经》用逐血痹，《本草经疏》谓"生地黄能行血，故破恶血。"本品凉血止血为主，兼行血，如《名医别录》："大寒。主治妇人崩中血不止，及产后血上薄心、闷绝，伤身、胎动、下血，胎不落，堕坠，宛折，瘀血，留血，衄血，吐血，皆捣饮之。"实验证明：生地黄水煎剂能明显缩短凝血时间；有激活纤溶系统的作用，能明显对抗凝血酶和内毒素诱发大白鼠弥散性血管内凝血的发生。地黄既有止血作用，又有抗凝血作用，其机制有待进一步研究。

（王加锋）

玄参
《神农本草经》

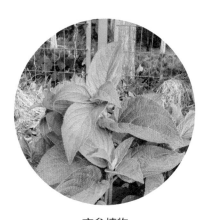 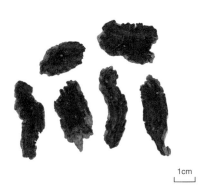

1cm

| 玄参植物 | 玄参饮片 |

基原

为玄参科植物玄参的根。冬季采挖，除去杂质，晒或烘至半干，堆放3~6天，反复数次至干燥。以切面黑色者为佳，生用。

植物特征

多年生高大草本。茎直立，四棱形，有沟纹。根肥大，近圆柱形。喜温和湿润气候，耐寒、耐旱、怕涝；适应性较强，在平原、丘陵及低山坡均可栽培。产于我国长江流域及陕西、福建等地。

1. 一般性状 为类圆柱形，中间略粗或上粗下细，长6~20cm，直径1~3cm。表面灰黄色或灰褐色，有不规则的纵沟、横向皮孔样突起和稀疏的横裂纹和须根痕。质坚实，不易折断，断面黑色，微有光泽。以支条肥大、皮细、质坚、芦头修净、肉色乌黑者为佳。

2. 饮片性状 类圆形或椭圆形的薄片，形色同上。气特异似焦糖，味甘、微苦。其横切面显微性状，可见韧皮射线多裂隙，导管呈断续放射状排列。

玄参甘、苦、咸，微寒。归肺、胃、肾经。具有清热凉血，滋阴降火，解毒散结之效。临床常用于热入营血，温毒发斑，热病伤阴，舌绛烦渴，津伤便秘，骨蒸劳嗽，目赤，咽痛，白喉，瘰疬，痈肿疮毒等病证。《神农本草经》："主腹中寒热积聚，女子产乳余疾，补肾气，令人目明。"

玄参"切面黑色""茎似人参"，故《本草纲目》又称为"黑参"。其苦咸微寒、肥润色黑，下入肾经以滋水降火；然又因其皮色灰黄或灰褐，复可上入肺胃，故长于清热生津、滋阴润燥，治疗肺肾阴虚、骨蒸劳嗽以及热病伤阴、舌绛烦渴等病证。《本草崇原》言玄参"生时青白有腥气，曝干铺地下，久则黑也"，是其"禀少阴寒水之精，上通于肺，故微有腥气"，吴鞠通《温病条辨》言其能"启肾精之气，上交于肺，则水天一气，上下环转"，故玄参不失为"清金补水"佳品（《玉楸药解》）。本品外表多纵沟裂隙，内质有放射状导管，具行疏之象，可使之寒而不滞，滋而不壅。正如张元素所言："玄参乃枢机之剂，管领诸气上下。"玄参又善入阴血，清热解毒、凉血止血，如《本草正义》言：玄参"辛而微咸，故直走血分而通血瘀，…… 治吐血衄血。"临床常用治热入营血，温毒发斑、疮疡肿毒等证。现代以玄参为君药的脉络宁注射液，具扩张血管、改善微循环、增加血流量、抑制血小板聚集等作用，可改善急性胰腺炎微循环障碍。

玄参滋水制火、苦寒泄热，咸亦能软坚散结，《神农本草经》言其"主腹中寒热积聚"。故对于温病热入营血之火毒目赤、咽喉肿痛，痰火郁结之瘰疬痰核，以及症瘕积聚、疮毒瘿瘤等证，无论虚实皆可配伍应用。如《药性论》"能治暴结热，主热风头痛，伤寒劳复，散瘤瘿瘰疬"，《品汇精要》"消咽喉之肿，泻无根之火"，《本草纲目》"解斑毒，利咽喉"等。玄参亦具有"通上达下之性"，上入肺胃，下入肾水，故可上治咽肿目赤，下治腿足脱疽。

现代研究认为玄参具有解热抗炎、增强免疫、抗肿瘤等药理活性，对金黄色葡萄球菌、绿脓杆菌、肺炎球菌、链球菌以及真菌等多种病原微生物，均有较好抑制作用。本品可改善心脑血管缺血，缓解实验性血管痉挛、降低血压与心率、增强心收缩力、增加尿量，能明显增加心冠脉流量，增强耐缺氧能力；还可保肝、抗疲劳，并在一定程度上降低血糖和血尿酸。现代临床常用治慢性咽炎、扁桃体炎、颈淋巴结核、淋巴结炎、肺热咳嗽和肺结核、血栓闭塞性脉管炎与痛风等。

牡丹皮

《神农本草经》

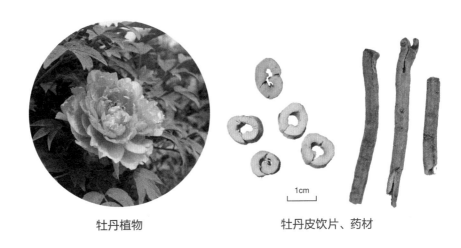

1cm

牡丹植物　　　　　　牡丹皮饮片、药材

基原

　　为毛茛科植物牡丹的干燥根皮。秋季采挖根部，除去细根，剥取根皮，晒干。

植物特征

　　多年生落叶小灌木，根茎肥厚，枝短而粗壮。花期5～7月。果期7～8月。性喜温暖、凉爽、干燥、阳光充足的环境。产于安徽、山东等地。

药材性状

　　1．**一般性状**　本品呈筒状或半筒状，有纵剖开的裂缝，略向内卷曲或张开，长5～20cm，直径0.5～1.2cm，厚0.1～0.4cm。外表面灰褐色或黄褐色，有多数横长皮孔及细根痕，栓皮脱落处粉红色。内表面淡灰黄色或浅棕色，有明显的细纵纹，常见发亮的结晶。质硬而脆，易折断，断面较平坦，淡粉红色，粉性。气芳香，味微苦而涩。以条粗长，皮厚，无木心，断面粉白色，粉性足，亮银星多，香气浓者为佳。

2. 饮片性状 本品呈圆形或卷曲形的薄片，形色同一般性状。根皮横切面浅棕红色，类长方形或类方形。粉末淡灰白色，脐点明显，点状、星状、三叉状或裂缝状，层纹不明显。

法象释义

牡丹皮苦、辛，微寒。归心、肝、肾经。清热凉血，活血化瘀。主要用于温毒发斑，吐血衄血，夜热早凉，无汗骨蒸，经闭痛经，痈肿疮毒，跌仆伤痛。《本经》："主寒热，中风瘛疭、痉、惊痫，邪气，除癥坚，瘀血留舍肠胃，安五脏，疗痈疮"。

丹皮色外红紫，内粉白。《本草乘雅半偈》释名曰："牡，门户枢。丹，英华色也。取象与色，当入足少阴厥阴。"本品味苦辛而性微寒、气芳香，主入心、肝血分，故清热凉血之中兼有活血之性。《本草经疏》言："牡丹皮禀季春之气，而兼得乎木之性，阴中微阳，其味苦而微辛，其气寒而无毒，其色赤而象火，故入手少阴、厥阴，足厥阴，亦入足少阴经。""辛以散结聚，苦寒除血热，入血分凉血热之要药也。"丹皮不仅为治血热吐衄之良药，也为血热瘀滞所常用，并借其凉血之中兼芳香清透之性，而治骨蒸虚热。如《药鉴》载其"气寒，味苦辛，阴中微阳也，无毒。凉骨蒸灵丹，止吐衄神方。惟其苦也，故除癥坚瘀血留舍于肠胃之中。惟其辛也，故散冷热血气收作于生产之后"。本品红中有白，主入血脉兼禀金气。《本草崇原》谓："牡丹根上生枝，皮色外红紫，内粉白，命名曰牡丹，乃心主血脉之药也。始生西北，气味辛寒，盖禀金水相生之气化"，可治"寒热中风，瘛疭惊痫。邪气者，言邪风之气，中于人身，伤其血脉，致身发寒热，而手足瘛疭，面目惊痫"。《本草崇原》还言："丹皮禀金气而治血脉之风，不渗灌于络脉，则留舍肠胃，而为癥坚之瘀血，丹皮辛以散之，寒以清之，故主除焉。花开五色，故安五脏，通调血脉，故疗痈疮。"临床以大黄牡丹皮汤治疗肠痈为其代表。牡丹为花中之王，乃木气之最荣泽者，气香能消散，故能舒养肝气，和通经脉，具有活血之效能。

现代药理学研究表明，丹皮具有抗菌、抗病毒、抗炎、降血糖作用，对心血管系统、血液系统、中枢神经系统、免疫系统等均有一定的影响。现代研究为丹皮清热凉血、活血化瘀功效提供了实验基础，为其临床治疗温毒发斑、吐血衄血、无汗骨蒸、痈肿疮毒等病证提供了依据。

（王加锋）

赤芍
《开宝本草》

基原

为毛茛科植物芍药或川赤芍的干燥根。春、秋二季采挖，除去根茎、须根及泥沙，晒干。

植物特征

多年生草本，无毛。根肥大，纺锤形或圆柱形，黑褐色。茎直立，上部分枝。花期5～6月，果期6～8月。芍药喜光照，耐旱。

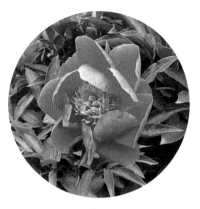
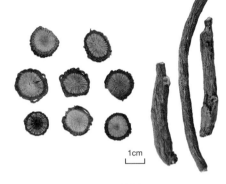

芍药植物 　　　　　　　　　　赤芍饮片、药材

1cm

药材性状

1. **一般性状**　呈圆柱形，稍弯曲，皮暗棕色，粗糙，多数纵顺皱纹及微凸起的横向皮孔，皮松薄易剥落，俗称"糟皮"。质较轻松，易折断，断面略显粉性，粉白色至淡棕色，俗称"粉碴"，具射线纹理（菊花心）及裂隙。气微香，味微苦涩，略酸。以枝条粗长，质较轻松，糟皮粉碴者为佳。

2. **饮片性状**　本品为类圆形切片，形色同一般性状。横切面木栓层为数列棕色细胞，皮层薄壁细胞切向延长，韧皮部较窄，形成层成环。木质部射线较宽，导管群作放射状排列，导管旁有木纤维。薄壁细胞含草酸钙簇晶，并含淀粉粒。

法象释义

赤芍味苦略酸，性微寒。归肝经。功能清热凉血，散瘀止痛。主要用于热入营血，血热吐衄，目赤肿痛，肝郁胁痛，经闭痛经，症瘕腹痛等。

赤芍味苦能泄，性寒清热，苦涩略酸而入肝经，故能清泻肝火。正如《药品化义》所言："赤芍，味苦能泻，带酸入肝，专泻肝火。盖肝藏血，用此清热凉血。"赤芍饮片表面棕褐色或紫黑色，切面粉白色或红白色。色红偏明显，故入血分为主，能凉血活血。缪希雍在《本草经疏》亦详细论述："木芍药色赤，赤者主破散，主通利，专入肝家血分，故主邪气腹痛。其主除血痹、破坚积者，血痹则发寒热，行血则寒热自止，血痹疝瘕皆血凝滞而成，破凝滞之血，则痹和而疝瘕自消。凉肝故通顺血脉，肝主血，入肝行血，故散恶血，逐贼血。营气不和则逆于肉里，结为痈肿，行血凉血，则痈肿自消。妇人经行属足厥阴肝经，入肝行血，故主经闭。肝开窍于目，目赤者肝热也，酸寒能凉肝，故治目赤。肠风下血者，湿热肠血也，血凉则肠风自止矣"。

第五节　清虚热药

青蒿

《神农本草经》

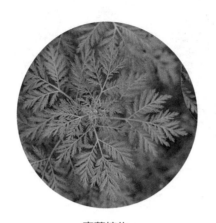

青蒿植物

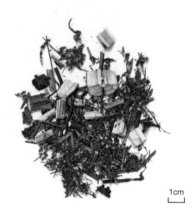

1cm

青蒿饮片

基原

为菊科植物黄花蒿的干燥地上部分。秋季花盛开时采割，除去老茎，阴干。

植物特征

一年生或二年生草本，高30~150cm。茎圆柱形，幼时青绿色；叶互生，二回羽状全裂。头状花序排列成总状圆锥花序，瘦果矩圆形至椭圆形、微小、褐色。花期6~7月。果期9~10月。常星散生于低海拔、湿润的河岸边砂地、山谷、林缘、路旁，也见于滨海地区。我国大部分地区都有分布。

药材性状

1. **一般性状**　青蒿的干燥全草，长约30~80cm。茎圆柱形，表面黄绿色或绿褐色，有纵向的沟纹及棱线，质略硬，易折断，断面中央有白色疏松的髓。叶片部分脱落，残存的叶皱缩卷曲，绿褐色，质脆易碎。气香，味微苦。

2. **饮片性状**　为不规则碎段，形色同上。其显微性状可见叶片表面布满非腺毛和腺毛。腺毛呈两个半圆形分泌细胞相对排列，常充满淡黄色挥发油。饮片以质嫩、色绿、气清香者为佳。

法象释义

青蒿苦、辛，寒。归肝、胆经。清虚热，除骨蒸，解暑热，截疟。用于暑邪发热，阴虚发热，夜热早凉，骨蒸劳热，疟疾寒热，湿热黄疸。《本经》："主疥瘙痂痒，恶疮，杀虱，留热在骨节间，明目。"

《本草纲目》释青蒿曰："蒿，草之高者也。按《尔雅》诸蒿，独得单称为蒿，岂以诸蒿叶背皆白，而此蒿独青，异于诸蒿故耶？"本品性状特点有三：一为生于低海拔、湿润的河岸边砂地等，古人称之为"得至阴之气者多"（《本草新编》），其气寒凉；二为发苗于初春，茎叶黄绿或绿褐色，得春木少阳之令，具东方升发之象，故善于入肝、胆经，《本草备要》言其"得春木少阳之令最早，二月生苗。故入少阳、厥阴血分"，《本草纲目》亦谓："青蒿得春木少阳之气最早，故所主之证，皆少阳、厥阴血分之病也"；三为气味芳香，清泄之中寓透散之性，《本草经疏》载青蒿："禀天地芬烈之气以生，故其味苦，其气寒而芬芳，其性无毒"。故此，青蒿善于清热除蒸、清泻肝胆，为退虚热，疗骨蒸之代表药。《神农本草经》言其"治留热在骨节间"，凡热自阴来者均为良药。

青蒿既得春木少阳之令，故为少阳病之要品，《本草乘雅》谓："蒿青而高，纤柔整密，望春便发，少阳胆药，发陈致新之宣剂也。"加之其性苦寒，气味芳香，故可清热解暑，芳香化湿，凡少阳热邪、湿热氤氲所致疟疾、湿热黄疸、暑温等病证均可治之。本品为清热截疟主药之一，尤善除疟疾寒热，其良好的抗疟功效已被现代药理和临床证明。青蒿自古也用于杀虫、治疗疥癣，如《本草经疏》言："疗瘙痂痒恶疮，皆由于血热所致。留热在骨节间者，是热伏于阴分也。肝胃无热则目明，苦能泄热，苦能杀虫，寒能退热，热去则血分平和，阴气日长，前证自除，故悉主之也"。

现代研究证实，青蒿具有显著抗疟作用，对血吸虫成虫具有明显杀灭作用。并有良好的抗菌、抗病毒和免疫调节作用，青蒿水煎液对表皮葡萄球菌、卡他球菌、炭疽杆菌、白喉杆菌有较强的抑菌作用，对金黄色葡萄球菌、绿脓杆菌、痢疾杆菌、结核杆菌等也有一定的抑制作用。现代常用于疟疾、感染性发热性疾病、肺结核发热、登革热，以及类风湿、肾炎、皮肤病、咳喘、肿瘤等。

按语

青蒿与柴胡均为少阳病之要药。然青蒿性寒微苦，其气芳香，气厚而偏入少阳肝胆血分，善于清透血分伏热，故善治骨蒸虚热及少阳血分之疟疾；而柴胡微寒微苦微香，气薄偏入少阳气分，主治少阳兼表之证以及疟疾初期。由于疟疾为传染性疾病，具有来势急，发病快，传变迅速之特点，故临床多易见少阳血分之候，故而青蒿自古至今为截疟要药。

（王加锋　李　烨）

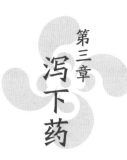

第三章 泻下药

泻下药是以滑利大肠、引起腹泻或促使排便为主要作用，治疗里实证的药物。

此类药性味多为苦咸性寒，质地较重，主入肠胃经。主要用治积滞便秘、热结便秘、寒积便秘，以及腹水停饮、水肿、小便不利，还可用治肠道寄生虫病、胆石症、肠梗阻等里实证。泻下药根据作用强弱可分为三类，即攻下药、润下药、峻下逐水药。其中，峻下逐水药作用最强，攻下药次之，润下药作用缓和。

泻下药的"药象"具有以下特点：其一，颜色多为黄或黄绿色，主入胃肠经，如大黄、番泻叶、芦荟、火麻仁、郁李仁、巴豆等；其二，质地黏滑，能滑利大肠、泻下通便，如大黄、番泻叶、芦荟、芒硝等；其三，种子类药富含油脂，可润滑大肠甚至峻下逐水，如郁李仁、火麻仁、牵牛子、巴豆等。

大黄
《神农本草经》

基原

为蓼科植物掌叶大黄、唐古特大黄或药用大黄的干燥根及根茎。秋末茎叶枯萎或次春发芽前采挖，除去须根，刮去外皮，切块干燥。生用或酒炒、酒蒸、炒炭用。

植物特征

掌叶大黄为多年生高大草本，根茎粗壮，茎直立，高2m左右，中空，光滑无毛；基生叶大，粗壮肉质长柄，叶片宽心形或近圆形，3~7掌状深裂，上面疏生乳头状小突起，下面有柔毛；花序大圆锥状，顶生，花紫红色或带红紫色。唐古特大黄形似掌叶大黄，叶片深裂，常呈三角状披针或狭线形。

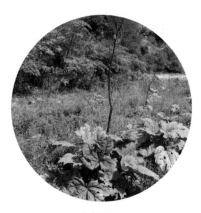

大黄植物

二者习称"北大黄"，生于山地林缘半阴湿地，野生或栽培，主产于四川、甘肃、青海、西藏等地。药用大黄基生叶呈大齿形或宽三角形5浅裂，花较大，呈淡黄绿色，花蕾椭圆形。药用大黄又称"南大黄"，多生长于排水良好的山地，主产于湖北、四川、云南、贵州等地。

1. 一般性状　类圆柱形、圆锥形、纺锤形、卵圆形，或一面平坦一面隆起的块状，长3~17cm，直径3~9cm。表面黄棕色至红棕色，可见类白色网状纹理，有时可见散在星点状的异型维管束。质坚实，有的中心稍松软，不易折断，剖面淡红棕色或黄棕色，颗粒性。根茎髓部宽广，有星点环列或散在；木部发达，具放射状纹理。气清香，味苦而微涩，嚼之粘牙，有砂粒感。

2. 饮片性状　不规则圆形厚片或块，大小不等。形色同上。显微特征其根茎横切面髓部较宽，常有大型黏液腔，内有红棕色物；异型维管束排成环或散在。性状标准以切面锦纹、星点明显、气清香、味苦而微涩，嚼之黏牙者为佳。酒大黄深褐色，偶见焦斑，略有酒气；醋大黄形同大黄片，有醋气；大黄炭焦黑色，断面焦褐色，质轻脆，微苦无臭。

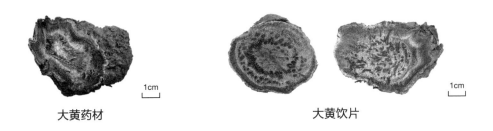

大黄药材　　　　　　　　　　　　　　　大黄饮片

大黄苦，寒；归脾、胃、大肠、肝、心包经。功能泻下攻积，清热泻火，凉血解毒，逐瘀通经，利湿退黄，常用于积滞便秘，血热吐衄，目赤咽肿，热毒疮疡，肠痈腹痛，瘀血经闭，产后瘀阻，跌打损伤，湿热痢疾，黄疸尿赤，淋证，水肿；外治烧烫伤。酒大黄善清上焦血分热毒，用于目赤咽肿、齿龈肿痛；熟大黄泻下力缓、泻火解毒，用于火毒疮疡；大黄炭凉血化瘀止血，用于血热有瘀出血症。《神农本草经》："下瘀血，血闭寒热，破癥瘕积聚，留饮宿食，荡涤肠胃，推陈致新，通利水谷，调中化食，安和五脏。"

本品色黄，主入脾胃、大肠经。《本草思辨录》谓："大黄色黄臭香，性与土比，故用于脾胃病极合。"其质重下沉，嚼之黏牙，显微特征显示其髓部有大型黏液腔，加之性寒苦降，故善滑利大肠、荡涤肠胃，以治积热便秘。《神农本草经百种录》曰："大黄色正黄而气香，得土之正气正色，故专主脾胃之疾。凡香者，无不燥而上升。大黄极滋润达下，故能入肠胃之中，攻涤其凝结之邪，而使之下降，乃驱逐停滞之良药也。"《药品化义》："大黄气味重浊，直降下行，走而不守，有斩关夺门之力，故号将军。"

大黄古称"锦纹"，《本草思辨录》云："大黄黄中通理，状如锦纹。"以其切面黄棕色至红棕色星点环列或放射状纹理，状若锦绣斑纹；加之大黄髓部含红棕色物等，均为入营血之象，故大黄又可清心肝血热、凉血散瘀。因此，《神农本草经》大黄首言"下瘀血，血闭"，并再言其"破癥瘕积聚"。大黄苦寒可降泄瘀血、凉血止血，为治疗瘀血证和血热吐衄良药。酒制大黄活血作用较好，宜用于瘀血证；大黄炭苦涩性能增强，则多用于出血证。现代研究，大黄可改善微循环、抗凝、抗血栓，以及有止血、利尿等作用。大黄对消化系统的作用被现代研究广泛证实，其有明显的导泻功效，能兴奋结肠平滑肌，有良好的抗胃和十二指肠溃疡、保肝利胆作用，临床治疗肠梗阻、胰腺炎、肾炎、急性呼吸窘迫综合征等均具有显著效果。大黄又可称"广谱抗生素"，可有效抑制多种致病菌以及真菌、病毒，有明显的抗炎作用；也有研究发现大黄有一定的抗肿瘤作用，可抑制实验性黑色素瘤和乳腺癌等。大黄质地细腻，研细粉外用为治疗疮疡肿毒之良药。

（张 艳 秦 林）

番泻叶
《饮片新参》

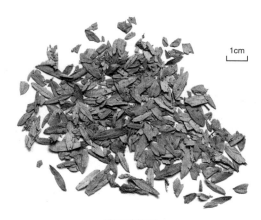

1cm

番泻叶饮片

基原

为豆科植物狭叶番泻或尖叶番泻的干燥小叶。通常于9月采收，晒干。生用。

植物特征

狭叶番泻为草本状小灌木。托叶卵状披针形，偶数羽状复叶，互生，小叶5～8对，无毛或几无毛；总状花序腋生或顶生，花瓣黄色；荚果长方形，种皮棕绿色，有细线状种柄，具疣状皱纹。尖叶番泻与狭叶番泻相似，但有小叶片4～6对，叶背面灰绿色；花较小；荚果椭圆形。主产于印度，我国广东、广西及云南亦有栽培。

药材性状

1. 一般性状 狭叶番泻叶的小叶片多完整平坦，卵状披针形至线状披针形，长2~6cm，宽0.4~1.5cm，主脉突出，叶端成棘尖，上面黄绿色，下面浅黄绿色，两面均有稀毛茸，下表面主脉突出，羽状网脉。叶片革质，气微弱而特异，味微苦而稍有黏性。尖叶番泻叶的小叶片呈广披针形或长卵形，长2~4cm，宽0.7~1.2cm；叶端尖或微凸，上面浅绿色，下面灰绿色，微有短毛，质较薄脆，微革质，气味同上。显微特征可见叶片上表皮细胞中含黏液质。

2. 饮片性状 形色同上。性状标准以叶片完整、叶形狭尖、色绿色者为佳。

法象释义

番泻叶甘、苦，寒；归大肠经。功效泻下通便，常用于热结便秘、腹水肿胀。

番泻是引进的印度、埃及的外来物种，番泻叶在中医药书籍中最早见于民国医家王一仁（1898—1971）的《饮片新参》。番泻叶虽为叶类，但因其味苦性寒，叶质如革，以及触之性滑、嚼之黏滑，以及表皮细胞富含黏液质的性状特点，使其具备了泻下通便的功效。

现代研究表明番泻叶有显著的泻下作用，小鼠和兔于药后2~4小时致泻，人口服后约6小时引起泻下。其致泻有效成分主要为番泻苷A和B，尤其是番泻苷A。研究发现，番泻叶泻下作用与番泻苷A、B含量、煎煮时间密切相关，煎煮15分钟番泻苷A和番泻苷B的含量最高，泻下活性较强。番泻叶浸液对多种胃肠道细菌，以及白色念珠和皮肤真菌有抑制作用对胃、十二指肠出血有止血作用。

按语

本品苦寒降泄，但与大黄、芒硝类相比较，终究属于叶质偏轻、沉降不足，故其泻下作用较为和缓。然同为叶类，与薄荷叶、桑叶等质轻而散之品相比较，番泻叶其质如革、苦寒较重，又偏于沉降，加之嚼之黏滑，"滑可去着"而具有通便之功。

（张　艳）

第四章 祛风湿药

祛风湿药是以祛除风湿、解除痹痛为主要作用的药物。

祛风湿药物辛味、苦味显著，芳香燥烈，或温或凉，入肝脾肾经，此乃本类药物的"性""象"特点。具有祛风除湿，舒筋活络，止痛作用。主治风寒湿邪侵及肌肉经络、筋骨关节，痹阻气血，出现肢节肿痛、屈伸不利、筋脉拘挛、麻木重着。

从药象而言，本类药物具有明显的视之可见的形态特征。其一，本类药物以藤本或攀缘植物居多，如威灵仙、海风藤、络石藤、伸筋草、雷公藤等，故善于祛风通络、舒筋活络；其二，有较多蛇类动物药材，如乌梢蛇、金钱蛇等，其善于曲行游窜之性，可祛风止痉、舒筋活络，用治关节肢体屈伸不利、筋脉拘挛、麻木重着。

川乌
《神农本草经》

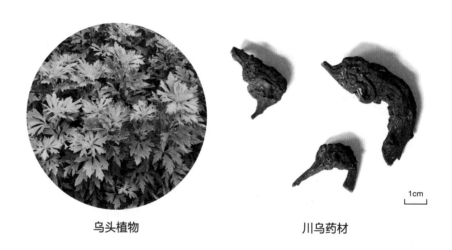

乌头植物　　　　　　　　　川乌药材

1cm

基原

为毛茛科多年生草本植物乌头的干燥母根。6月下旬至8月上旬采挖，除去子根、须根及泥沙，晒干。生用或制后用。

植物特征

多年生草本，高60~120cm。块根倒圆锥形，长2~4cm，直径1~1.6cm；栽培品侧根肥大，直径可达5cm，外皮黑褐色。茎直立，中部以上疏被反曲的短柔毛；叶互生，革质，叶片卵圆形，宽5~12cm，3裂几达基部，两侧裂片再2裂，中央裂片菱状楔形，先端再3浅裂，裂片边缘有粗齿或缺刻。总状圆锥花序，花序轴有贴伏的柔毛。蓇葖果长圆形，具横脉。生于山地草坡或灌木丛中，喜温暖潮湿气候，耐寒。主产于四川、云南、陕西，目前商品川乌头均为栽培品。

药材性状

1. 一般性状 川乌头（母根）为不规则圆锥形，稍弯曲，顶端常有残茎，中部多向一侧膨大，长2~7.5cm，直径1.2~2.5cm。表面棕褐色或灰棕色，皱缩，有小瘤状侧根及子根痕。质坚实，断面类白色或浅灰黄色，形成层环多角形。气微，味辛辣、麻舌。制川乌是将川乌用水浸泡至内无干心，取出，加水煮沸4~6小时（或蒸6~8小时）至取大个及实心者切开内无白心，口尝微有麻舌感时，取出，晾至六成干，切片，干燥。

2. 饮片性状 制川乌饮片为不规则形或长三角形的厚片。表面黑褐色或黄褐色，有灰棕色三角形的环纹。质轻脆，断面有光泽。性状标准以饱满、质坚实、断面色白、无空心者为佳。

法象释义

川乌辛、苦，热，有大毒；归心、肝、肾、脾经，功效祛风湿，温经止痛，常用于风寒湿痹，心腹冷痛，寒疝疼痛，跌打损伤，麻醉止痛。《神农本草经》："主中风恶风，洗洗出汗，除寒湿痹，咳逆上气，破积聚寒热。"

川乌《神农本草经》名"乌头"。《证类本草》引陶隐居云："今采用四月乌头与附子同根，春时茎初生。有脑形似乌鸟之头，故谓之乌头。"川乌表面棕褐色或灰棕色，炮制后表面黑褐色或黄褐色；质地重则下沉。故主要入肝肾经，兼入心脾经。川乌为不规则圆锥形，《说文》："锥，利也。"尖锐、针锥形，呈"风芒"之象；其味辛辣麻舌，辛能散，又春季始生，《本经逢原》谓："乌头得春生之气，故治风为响导。主中风、恶风、半身不遂、风寒湿痹。"又《本草乘雅半偈》言："乌，日魄也。兼天雄附侧之阳而首出之，命曰乌头。经云：阳气者，若天与日，是故阳因而上卫外也。故主中风恶风，汗出洗洗，致卫气散解者，力堪卫外而为固者也。寒湿合痹，致咳逆上气；积聚寒热，致内闭不通，外壅肌肉者，力主俾通而起亟之。先人云：人病有四，曰痹、风、痿、厥，乌力唯宣痹、风。阳行有四，曰升、降、出、入，乌力唯从升、出。但阳喜独行，而专操杀业。"本品大热，有大毒。《长沙药解》曰："乌头，温燥下行，其性疏利迅速，开通关腠，驱逐寒湿之力甚捷，凡历节、脚气、寒疝、冷积、心腹疼痛之类，并有良功。"

中药药性理论认为"辛能散"。然因质地归经不同，辛散作用也有差异。质轻者发散表邪，质重者入里而散郁结。本品辛辣麻舌，质重坚实，并有小瘤状侧根，呈"攻坚散结"之象。故《本经》言其"破积聚寒热。"《长沙药解》称之治疗"寒疝冷积"。因其有毒，古今临床多以外治为主，治疗各种癌症，有良好的散结止痛效果。现代研究也证实了川乌的抗肿瘤作用。

现代药理研究表明，本品具有明显的镇静、镇痛作用，局部麻醉作用，抗炎作用，对心血管系统有强心作用，对免疫功能有抑制作用等。本品止痛作用显著，除主治风湿痹痛外，亦可用治头痛、心腹冷痛、寒疝腹痛，以及外伤瘀痛等。内服一般炮制后用，生品内服宜慎，酒浸、酒煎服易致中毒，应慎用。内服药量1.5～3g，宜先煎、久煎。妊娠期妇女忌用；不宜与贝母类、半夏、白及、白蔹、天花粉、瓜蒌类同用。现代研究表明，川乌总生物碱含量差异较大，具有一定地域性。乌头碱、新乌头碱和次乌头碱等脂溶性生物碱是其镇痛、抗炎的主要成分，去甲乌药碱、去甲猪毛菜碱等水溶性生物碱则具有强心和抗心律失常作用。川乌炮制后有多种成分发生改变，制后新增成分53个，消失成分46个。

（张　艳）

蕲蛇
《雷公炮炙论》

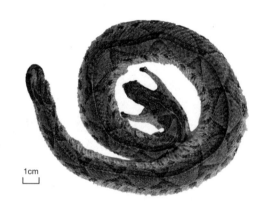

1cm

蕲蛇药材

基原

蝰科动物五步蛇的干燥体。多于夏、秋二季捕捉，剖开蛇腹，除去内脏，洗净，用竹片撑开腹部，盘成圆盘状，干燥后拆除竹片。去头、鳞，切段生用、酒炙，或黄酒润透，去鳞、骨用。

动物特征

体粗壮，长可达1.5m。吻端尖而翘向前上方，头呈三角形，与颈区分明显；头背黑色，头侧自吻棱经眼斜至口角以下为黄白色，头、腹及喉也为白色。背面深棕色或棕褐色，背脊有方形大斑，边缘浅褐色，中央略深；腹面白色，有交错排列的黑褐色斑块，略呈三纵行；尾较短，尾腹面白色，散以疏密不等的黑褐色点斑。背鳞除最外1～3行外，均具结节状强棱。生活于山区或丘陵林木茂盛的阴湿地方，或路边草丛中，主产于江西、浙江、福建等地。

药材性状

1. 一般性状 卷曲呈圆盘形，盘径17～34cm，全体具鳞片。头在中央稍向上，呈扁三角形，吻端向上突出，习称"翘鼻头"。背部两侧各有黑褐色与浅棕色组成的"∧"形大斑纹24个，其中"∧"形的顶端在背中线上相接，习称"方胜纹"。腹部撑开或不撑开，灰白色，鳞片较大，有多数类圆形黑斑，习称"连珠斑"；腹内壁黄白色，脊椎骨显露突起，两侧具有多数肋骨。尾部末端有一长三角形角质鳞片，习称"佛指甲"。气腥，味微咸。

2. 饮片性状 蕲蛇段为小段状，切断面黄白色，表面黑褐色或浅棕色，有鳞片痕，近腹部呈灰白色，内面腹壁黄白色，可见脊椎骨和肋骨。蕲蛇肉呈断片状，黄白色，无皮骨，略有酒气；酒蕲蛇形如蕲蛇段，表面色泽加深，略有酒气。性状标准以条大、头尾齐全，花斑纹明显，腹内洁白，条重100g以上者为佳。

法象释义

蕲蛇甘、咸，温。有毒。归肝经。功效祛风，通络，止痉。主要用于风湿顽痹，中风半身不遂。小儿惊风，破伤风。麻风，疥癣。

古称蕲蛇产于蕲州故名之，乃蕲春县四宝之一。又名"尖吻腹""棋盘蛇"，或名"五步蛇""五步倒"，是言其毒性猛烈，被咬后常数步间即会毒发身亡。蕲蛇其性敏捷、善于走窜，故缪希雍言其"蛇性走窜，亦善行而无处不到，故能引诸风药至病所，自脏腑而达皮毛也。凡疠风疥癣，喎僻拘急，偏痹不仁，因风所生之证，无不借其力以获瘥。"因而具有良好祛风通络之功，善于治疗中风麻木，瘫痪等。而蕲蛇背部的白色环纹、花斑纹等特殊结构，又与"虫类搜风"性能有关，可以祛风止痉，常用以治疗中风痉挛，抽搐等。《本草纲目》称其"能透骨搜风，截惊定搐，为风痹、惊搐、癫癣、恶疮要药，取其内走脏腑，外彻皮肤，无处不到也。"《本草蒙筌》赞曰："止风痛甚速，性窜而然；去风毒弥佳，力倍故尔。癫麻风、白癜风、髭眉脱落、鼻柱坏者急求，鹤膝风、鸡距风、筋爪拘挛、肌肉消蚀者速觅。诸药力莫及者，悉能引达成功。"另外，《本草备要》称："花蛇又食石南（食石南藤花、叶。石南辛苦，治风），故能内走脏腑，外彻皮肤，透骨搜风，截惊定搐。"

现代研究表明蕲蛇提取物醇溶性和水溶性部位有一定的抗炎及镇痛作用，并且水溶性部位较醇溶性部位的药效好，主要物质基础包含蛋白质和氨基酸类成分、磷脂类成分以及核苷类成分。

（张 艳）

金钱
白花蛇
《饮片新参》

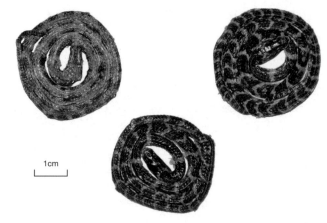

1cm

金钱白花蛇药材

基原

　　为眼镜蛇科动物银环蛇的幼蛇干燥体。夏、秋二季捕捉，剖开腹部，除去内脏，擦净血迹，用乙醇浸泡处理后，盘成圆形，用竹签固定，干燥。切段用。

动物特征

　　银环蛇成蛇全长1m左右，体较细长，尾末端尖细。头椭圆形，与颈略可区分，头部黑色或黑褐色；躯干及尾背面黑色或黑褐色，有白色横纹，腹面乳白色，或缀以黑褐色细斑。无颊鳞，背鳞平滑，脊鳞扩大呈六角形。生活于平原、丘陵地区水稻田或塘边等近水处，分布于长江以南各地。

药材性状

　　1. **一般性状**　圆盘状，盘径3～15cm，蛇体直径0.2～0.4cm。头盘在中间，尾细，常纳口内；背部黑色或灰黑色，有白色环纹，白环纹在背部宽1～2行鳞片，向腹面渐增宽，黑环纹宽3～5行鳞片，背正中明显突起一条脊棱，脊鳞扩大呈六角形，背鳞细密，有光泽。气微腥，味微咸。

　　2. **饮片性状**　为圆柱形段块，切断面黄白色。形色同上。性状标准以头尾齐全、色泽明亮、盘小者为佳。一般认为越小越好。

法象释义

　　金钱白花蛇味甘、咸，温，有毒。归经肝、脾经。功能主治祛风通络，定惊止痉。主治风湿痹痛，筋脉拘急，中风口眼歪斜，半身不遂，小儿惊风，破伤风，麻风，疥癣，梅毒，恶疮等。

金钱白花蛇因盘成圆形如钱大，故名。该蛇善于游走，走窜通络之功颇强，用于中风口眼歪斜，半身不遂，麻木；背部特殊的纹理——白色环纹、花斑纹，是擅祛风止痉作用的形态学基础，对风湿痹痛，筋脉拘急，小儿惊风，破伤风也常用。本品实乃有毒之银环蛇入药，"以毒攻毒"，尤擅治顽痹。

现代研究发现本品有良好抗炎作用，对二甲苯所致小鼠耳郭炎症及大、小鼠蛋清性足肿胀有明显抑制作用，对摘除肾上腺大鼠蛋清性足肿胀无抑制作用，其作用机理认为与垂体—肾上腺皮质系统有关。

按语

本品性味、归经、功效应用与蕲蛇相似而力较强，故药量也需稍轻。多研末服，每次0.5~1.0g。亦可浸酒服。阴虚血燥及血虚生风者慎用。

（张　艳）

路路通
《本草纲目拾遗》

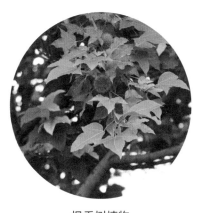
枫香树植物

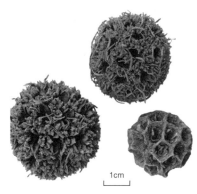
路路通饮片

1cm

基原

为金缕梅科植物枫香树的干燥成熟果序。冬季果实成熟后采收，除去杂质，洗净，干燥。

植物特征

枫香树为落叶乔木，高20~40m。树皮灰褐色，方块状剥落。叶互生，叶片心形，常3裂，长6~12cm，宽8~15cm，叶缘有细锯齿，齿尖有腺状突。花单性，雌雄同株。头状果序圆球形，直径2.5~4.5cm，表面有刺。种子多数，细小，扁平。花期3~4月，果期9~10月。生于山地常绿阔叶林中，分布于秦岭及淮河以南各地。

1．一般性状 本品为聚花果，由多数小蒴果集合而成，呈球形。基部有总果梗。表面灰棕色或棕褐色，有多数尖刺和喙状小钝刺，长0.5～1mm，常折断，小蒴果顶部开裂，呈蜂窝状小孔。体轻，质硬，不易破开。气微，味淡。

2．饮片性状 形色同"一般性状"。显微性状可见纤维壁多波状弯曲，孔沟明显，果皮石细胞和宿萼表皮细胞等多孔腔，具孔沟或孔沟分枝状。饮片性状以个大、色黄，无泥、无果柄者为佳。炒路路通微焦黄色，具香气。

法象释义

路路通味苦，性平；归肝、膀胱经。祛风活络，利水，通经。功效祛风除湿，疏肝活络，利水。主治风湿痹痛、肢体麻木、手足拘挛、脘腹疼痛、经闭乳癖、水肿胀满以及湿疹等。

路路通又名九孔子，披芒多孔、内外通透、质轻行散；显微性状也具"波状弯曲""孔沟明显"等特征，尽显"路路皆通"之象。《本草纲目拾遗》称："其性大能通十二经穴"，故尤以通经活络为其所长。善治气、血、湿郁滞诸症，更为妇科通经下乳所常用。本品还可疏理肝气，以治肝郁胁痛、气滞胃痛；"以其能搜逐伏水"之功（赵学敏言）又能疏利膀胱以利水消肿。此外，路路通亦常用治荨麻疹、风疹、皮癣、过敏性鼻炎等病症，皆以其"通"为能事。

《本草分经》称路路通"形似杨梅而较大，刺长尖锐，入火熏之幽香清烈，顾名思义宜为表散药中之向导也。"就路路通质轻多芒而气香的性状特点而论，其当具有表散之性和搜剔之功；其色灰棕色或棕褐，则可兼入气分血分而行气活血。《本草纲目拾遗》言其"舒经络拘挛，周身痹痛，手脚及腰痛"，《岭南采药录》又言其"治风湿流注疼痛及痈疽肿毒"。可见，路路通外可行散，内可搜剔，对于气血瘀阻、积聚肿毒、风痹麻木、疥癣瘙痒等，皆有良好的治疗效果。

现代研究证实，路路通具有保肝、抗炎、抑制关节肿胀等作用。其对大鼠蛋清性关节炎肿胀有抑制作用；提取物桦木酮酸具有明显的抗肝细胞毒活性，路路通甲醇提取物白桦脂酮酸对CCl_4及氨基半乳糖诱导的大鼠肝细胞毒性有明显的保护作用。其药理作用主要是通过增加血流量，抑制钙离子超载、血栓形成、降低血浆纤维蛋白原，增加细胞及血管通透性和抑制细胞变形性等方面起作用。现代研究认为：路路通对于扩张血管、改善微循环、抗栓与溶栓等，具有确切的药理作用，临床常用治心脑血管疾病、慢性肾小球肾炎、高脂血症，以及老年性腰腿痛、血管性痴呆等。

（彭 欣）

第五章

化湿药

化湿药是气味芳香，性偏温燥，具有化湿运脾作用的药物。又称为芳香化湿药。

气味芳香，质地较燥，为化湿药的一般药"象"。其辛香之气可行湿气、辟浊气、醒脾气，质地燥则燥湿。主治湿困脾胃证、湿浊中阻等证，脘腹痞满、呕吐泛酸、大便溏薄、食少体倦、口黏多涎、舌苔白腻等。此外，此类药物还有芳香解暑之功，可用治湿温、暑湿等证。化湿药主要含有芳香类成分，入煎剂时宜后下，不宜久煎。

广藿香
《名医别录》

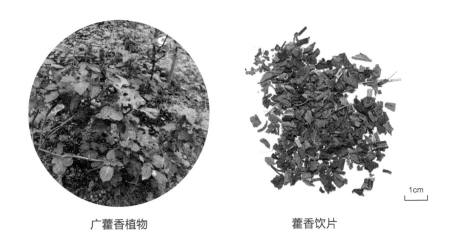

广藿香植物　　　　　　　　藿香饮片

1cm

基原

为唇形科植物广藿香的干燥地上部分。枝叶茂盛时采割，日晒夜闷，反复至干。切段生用。

植物特征

一年生草本。高30~60cm，茎四棱形，略带红色，稍被微柔毛及腺体。叶对生，叶片椭圆状卵形或卵形先端短尖，基部圆形或略带心形，边缘具不整齐的钝锯齿；上面无毛或近无毛，散生透明腺点，下面被短柔毛。顶生总状花序，苞片大，条形或披针形，被微柔毛；花冠唇形，紫色或白色。主产于福建、台湾、广东、海南与广西等地。

1. 一般性状 嫩茎略呈方柱形，多分枝，四角有棱脊，四面平坦或凹入呈宽沟状，表面暗绿色，有纵皱纹，稀有毛茸，节明显；老茎坚硬质脆，断面白色，髓部中空。叶片深绿色，两面均被茸毛。气芳香，味淡而微凉。性状标准以茎枝色绿，叶多、香气浓者为佳。

2. 饮片性状 为茎叶混合，呈不规则的段。形色同上。性状标准以茎枝粗壮、叶多、色青绿、香气浓者为佳。

广藿香味辛，微温；归脾、胃、肺经。功效芳香化湿，和中止呕，发表解暑。主要用于湿阻中焦，脘痞呕吐，暑湿表证，湿温初起，发热倦怠，胸闷不舒，寒湿闭暑，腹痛吐泻，鼻渊头痛。

本品得天之初春木气与地之金土二味，故入肝胆肺脾四经。夏秋季枝叶茂盛时采割，深得长夏敦厚土气，气味芳香也为脾所喜，故主入脾胃。气味俱升，阳也，故可助正气，驱邪恶。为化湿和中止呕要药。另因"辛能解表疏邪，入脾达肺，香可宣中快膈，醒胃清神，性属微温，能辟疫而止呕"（《本草便读》），临床常以藿香正气散用于流感及某些病毒性感染等的早期证属外感风寒内伤湿滞者。广藿香亦被选用成为预防传染性非典型肺炎中药处方组成药物之一。对于暑湿证和内伤水湿、外受寒冷之呕吐寒热，也每为常用之品。

广藿香辛香气味与所含挥发油密切相关。现代研究表明，广藿香对病原微生物作用的有效成分主要为挥发油，对真菌、细菌、病毒等均有抑制作用。有研究表明广藿香挥发油各类与含量呈地域性、形态学特点，其中的广藿香醇含量从北向南逐渐增加，广藿香酮含量则与上述相反。广藿香酮型（牌香类）主要形态学特征是茎中段以下呈绿色，仅茎顶端呈浅紫色，叶脉深陷，叶面卷曲而不平坦；广藿香醇型（琼香类）主要形态学特征是茎和叶均呈紫色，叶脉下陷较浅，叶面平展。

广藿香辛温气味芳香，是芳香化湿浊要药，多用于湿阻中焦诸证。《本草正义》云："但必以广产为佳"，并言其"清芬微温，善理中焦湿浊痰涎，为醒脾快胃，振动清阳妙品。"《图经本草》谓"脾胃吐逆为最要之药。"

本品与荆芥均为唇形科植物，以药材地上部分之茎叶入药，均具芳香之气。然本品为多年生植物，偏入脾胃，辛香而不燥烈，故化湿健脾尤胜，为和中止呕之要药；而荆芥为一年生植物，体轻而芳香浓烈，善行体表，故祛风解表偏强。

（张 艳）

苍术

《神农本草经》

基原

为菊科植物茅苍术或北苍术的干燥根茎。春、秋二季采挖，除去泥沙，晒干，撞去须根。

植物特征

茅苍术为多年生草本，茎高30~100m，多纵棱；根状茎横走，节状；革质叶互生，叶片卵状披针形至椭圆形，边缘刺状锯齿或重刺齿，上面深绿色，有光泽，下面淡绿色，叶脉隆起；头状花序生于茎枝先端，总苞圆柱形，总苞片5~8层，花多数，花冠筒状，白色或稍带红色。瘦果倒卵圆形。北苍术叶片与头状花序较宽。茅苍术主产于江苏、湖北、河南等地，以江苏茅山一带者质量最好；北苍术主产于内蒙古、山西、辽宁等地。

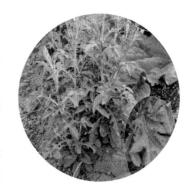

北苍术植物

药材性状

1. **一般性状** 茅苍术根茎呈不规则结节状或略呈连珠状圆柱形，有的弯曲，长3~10cm，直径1~2cm。表面黄棕色至灰棕色，有细纵沟、皱纹及少数残留须根，节处常有缢缩的浅横凹沟，节间有圆形茎痕。质坚实，易折断，断面稍不平，类白色或黄白色，散有多数橙黄色或棕红色油室（俗称"朱砂点"），久置可析出白色细针状结晶（习称"起霜"）。香气浓郁，味微甘而苦、辛。北苍术根茎多呈疙瘩块状，有的呈结节状圆柱形，常弯曲并具短分枝，长4~10cm，直径0.7~4cm。表面黑棕色，外皮脱落者常呈黄棕色。质轻疏松，断面带纤维性，散有小的黄棕色油室，放置后不析出结晶。香气较弱，味苦辛。

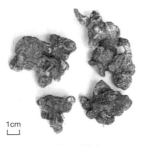

苍术药材

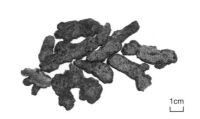

苍术饮片

2. 饮片性状 苍术片为不规则厚片,边缘不整齐。形色同上。周边灰棕色至黑棕色,凹凸不平,有皱纹、横曲纹及根痕。麸炒苍术表面黄色或深黄色,有麸焦香气。性状标准以个大、质坚实、断面朱砂点多、香气浓者为佳。

法象释义

苍术辛,苦,温。归脾、胃、肝经。功效燥湿健脾,祛风散寒,明目。用于湿阻中焦,脘腹胀满,泄泻,水肿,脚气痿躄,风湿痹痛,风寒感冒,以及夜盲,眼目昏涩。《本经》:"主风寒湿痹死肌,痉疸。作煎饵,久服轻身延年不饥。"

苍术又名"赤术",李时珍释名曰:其根"苍黑色,肉白有油膏。"其断面红黄色油脂点,习称"朱砂点",苍术、赤术之名,当得于此。就其药材之象而言,苍术黄棕色至灰棕色(北苍术为黑棕色)根皮,黄白色或灰黄白色内质以及橙黄色油点等,均以黄棕色为主调,故主入脾胃。其味辛苦性燥、辛香化浊,故以燥湿健脾、祛风散寒见长。苍术朱砂点是由皮层散在大型油室而形成,其芳香气味也与所含挥发油有关;加之其丰富的纤维束、导管群和较大的髓部,均为辛散达通之象。诸多性状特征是其辛香浓郁、燥湿解表作用的药材基础。《药品化义》云:"苍术,味辛主散,性温而燥,燥可去湿,专入脾胃,主治风寒湿痹,山岚瘴气,皮肤水肿,皆辛烈逐邪之功也。取其辛散气雄,用之散邪发汗,极其畅快。"苍术芳香辟秽,古今常用于防治流行性疾病,《本草正义》云:"苍术,气味雄厚,芳香辟秽,胜四时不正之气;故时疫之病多用之。最能驱除秽浊恶气,阴霾之域,久旷之屋,宜焚此物而后居人,亦此意也。"朱丹溪认为其辛香之性"又能总解诸郁",用治"痰、火、湿、食、气、血六郁"。

苍术有青黑之色,苍青色属木,可兼入肝经;且其叶缘多刺、革质光润,也使其药材秉受疏风、明目之象。《备急千金要方》以苍术用于夜盲症,可以单用,或者与羊肝、猪肝一同食用;《普济方》以之配伍熟地酒糊为丸,有补虚明目、健骨和血之功。《本草纲目》"苍术散:治风湿,常服壮筋骨、明目"等,均可为其明目证明。苍术棕色与朱砂点等性状特点,也当为并入肝脾气血之象。李时珍言其"治湿痰留饮,或挟瘀血成窠囊",《本草求真》也言其"强脾止水泻,飧泄,伤食暑泻,脾湿下血"。

现代研究认为,苍术有调节胃肠蠕动作用,对实验性胃溃疡有细胞保护作用,可预防胃黏膜破坏和黏膜溃疡。苍术挥发油具有明显的抗炎作用,对多种真菌都有不同程度的抑制作用,水提物具有抗念珠菌感染的活性,化合物有抗耐甲氧西林金黄色葡萄球菌的生物活性等。另外,茅苍术根茎虽呈不规则结节状,似合散结之象,然其质轻而疏松,临床用治肿瘤的报道不多。但是,药理学实验研究发现其有一定的抗肿瘤和增强免疫功能的作用,苍术及其提取物对肺癌细胞、消化系肿瘤细胞、异常增生的白细胞、黑色素瘤细胞、宫颈癌细胞等均有抑制作用,值得进一步研究。

按语

苍术与白术在古本草文献中皆作"术"，始见于《神农本草经》，列为上品，"主风寒湿痹死肌，痉疸，止汗，除热，消食，作煎饵。久服轻身延年不饥。"《本草崇原》言："《本经》未分苍白。而仲景《伤寒》方中皆用白术，《金匮》方中又用赤术，至《别录》则分为二，须知赤、白之分，始于仲祖，非弘景始分之也。"至《本草衍义》中正式出现苍术之名，曰："苍术其长如大小指，肥实，皮色褐，气味辛烈。"茅苍术为苍术中上品，《本草正》曰："惟茅山者，其质坚小，其味甘醇，补益功多大胜他术。"现代研究发现，茅苍术道地药材的形成具有逆境效应，茅山地区气候高温、旱季短、雨量充足，温度与降雨交互作用是影响苍术挥发油组分的气候主导因子，10月份的气象条件对其影响最大。

白术与苍术相比较，白术色白质硬，功善补气健脾。黄元御："白术守而不走，苍术走而不守，故白术善补，苍术善行。其消食纳谷、止呕住泄亦同白术，而泄水开郁，苍术独长。"李中梓亦云："苍术，宽中发汗，其功胜于白术；补中除湿，其力不及白术。大抵卑监之土，宜与白术以培之；敦阜之土，宜与苍术以平之。"李东垣则言："苍术别有雄壮上行之气，能除湿下安太阳，使邪气不传入脾也。"

（张　艳）

厚朴
《神农本草经》

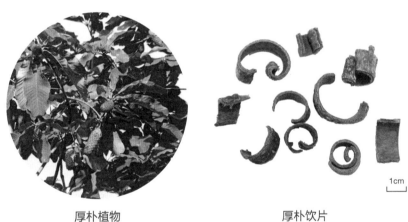

厚朴植物　　　　　　　　　　厚朴饮片

1cm

基原

为木兰科植物厚朴或凹叶厚朴的干燥干皮、根皮及枝皮。4~6月剥取，根皮及枝皮直接阴干；干皮置沸水中微煮后，堆置阴湿处，"发汗"至内表面变紫褐色或棕褐色时，蒸软，取出，卷成筒状，干燥。切丝，生用或姜汁制用。

落叶乔木。树皮紫褐色，小枝粗壮，淡黄色或灰黄色。叶近革质，叶片7~9集生枝顶，长圆状倒卵形，绿色，上面无毛，下面被灰色柔毛。花单生，芳香，盛开时向外反卷，内两轮白色，倒卵状匙形。聚合果长圆形，种子三角状倒卵形，外种皮红色。喜生于温凉湿润气候，主产于四川、湖北、浙江、贵州、湖南等地。四川、湖北所产称紫油厚朴，质量最佳；浙江所产称温朴，质量亦好。

药材性状

1. 一般性状　干皮呈卷筒或双卷筒状，习称"筒朴"；近根部干皮一端展开如喇叭口，习称"靴筒朴"。质坚硬油润，不易折断，断面外部灰棕色，颗粒性；内部紫褐色或色棕色，纤维性，富油性，有时可见多数发亮的厚朴酚细小结晶。气香，味苦、辛辣。根皮（鸡肠朴）、枝皮（枝朴）断面纤维性，嚼之残渣较多。

2. 饮片性状　为丝条状，宽3~5mm。切面显颗粒性，有油性，有的可见多数小亮星，质坚硬，外表面黄棕色，内表面紫棕色或深紫棕色；姜厚朴色加深，微带焦斑，稍有姜辣气。显微特征可见皮层内侧散有石细胞群及多数油细胞，韧皮壁厚，油细胞颇多。性状标准以皮厚肉细，油性大，断面紫红色、有亮星，香气浓厚、嚼之无渣、味辣而甜者为佳。通常以近根部的干皮为优。

法象释义

厚朴苦、辛，温。归脾、胃、肺、大肠经。功效燥湿消痰，下气除满。主要用于湿阻中焦，脘痞吐泻，食积气滞，腹胀便秘，痰饮喘咳。《神农本草经》："主中风伤寒，头痛，寒热，惊悸，气血痹，死肌，去三虫。"

本品苦辛性温，气味芳香，皮色棕黄，质厚油润。显微特征显示皮层内侧散有多数油细胞，为其化湿醒脾或行气化湿的性状基础。其质地厚重，具沉降之性，故功善下气降逆；性味辛温能散，微苦则泄，故可上行肺气，下达肠腑。李杲云："厚朴，苦能下气，故泄实满；温能益气，故能散湿满。"《本草经疏》则进一步解释："厚朴气味辛温，性复大热，其功长于泄结散满，温暖脾胃，一切饮食停积，气壅暴胀，与夫冷气、逆气、积年冷气入腹，肠鸣，虚吼，痰饮吐沫，胃冷呕逆，腹痛泄泻及脾胃壮实之人，偶感风寒，气实人误服参、耆致成喘胀，诚为要药。然而性专消导，散而不收，略无补益之功。"因此，《本草纲目》引张元素语："厚朴之用有三：平胃，一也；去腹胀，二也；孕妇忌之，三也。虽除腹胀，若虚弱人，宜斟酌用之，误服脱人元气。"

现代实验研究报道，厚朴煎剂对肺炎球菌、白喉杆菌、溶血性链球菌、枯草杆菌、痢疾志贺菌、金黄色葡萄球菌等，均有抑制作用。其主要活性成分厚朴酚具有抗氧化、抗微生物、抗肿瘤及双向调节胃肠运动和肝脏保护等多种药理作用。

（张　艳）

第六章

利水渗湿药

　　利水渗湿药是以通利水道、渗泄水湿为主要功效，治疗水湿内停病证的药物。

　　本类药物性味甘淡，主入三焦膀胱经。根据其功效特点不同，可分为三类：第一为利水消肿药，为多孔或茎空之品，如茯苓、猪苓为多孔真菌，泽泻多具孔茎。此类药物甘淡渗利，善于治疗水肿、小便不利、泄泻、痰饮等证，其功效特点与药象也密切相关。第二为利尿通淋药，触之尝之有滑利之象，如滑石、车前子、瞿麦、冬葵子；木通、通草等则为有玲珑透彻之形，故可利尿通淋，主治小便淋沥涩痛。第三为利胆退黄药，其色黄或黄绿，善入肝胆脾胃经，又有茎孔之形，如茵陈蒿、虎杖等，故能清利肝胆湿热而除黄疸。

茯苓
《神农本草经》

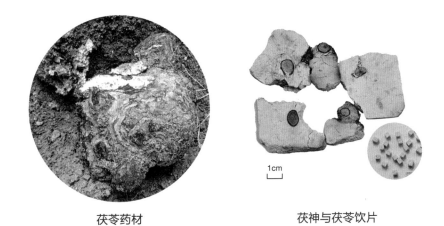

茯苓药材　　　　　　　　　　茯神与茯苓饮片

基原

　　为多孔菌科真菌茯苓的干燥菌核。多于7～9月采挖，除去泥沙后阴干。

茯苓野生在海拔600～1000m山区的干燥、向阳山坡，寄生在马尾松、黄山松、赤松、云南松、黑松等树种的根上。其外面有厚而多皱褶的皮壳，深褐色，菌核白色或淡粉红色，粉粒状。子实体生于菌核表面，菌管密。野生或栽培，主产于云南、安徽、湖北、河南、四川等地。

药材性状

1. 一般性状　茯苓呈类圆形、椭圆形、扁圆形或不规则团块。外皮薄而粗糙，棕褐色或黑褐色，有明显的皱缩纹理。体重，质坚实，断面颗粒性，有的具裂隙，近边缘淡红色，有细小蜂窝样孔洞；外层淡棕色，内部白色，少数淡红色，有的中间抱有松根，习称"茯神块"。气微，味淡，嚼之黏牙。茯苓个以体重，质坚实，外皮色棕褐、纹细、无裂隙，断面白色细腻，黏牙力强者为佳。

2. 饮片性状　茯苓块呈立方块状或方块状厚片，白色、淡红色或淡棕色，嚼之黏牙；茯苓片呈不规则厚片，白色、淡红色或淡棕色；茯神呈方块或厚片，附有切断的茯神木，质坚实，色白；茯苓皮外表面棕褐色至黑褐色，内表面白色或淡棕色，质较松软，略具弹性。

法象释义

茯苓甘、淡，平；归心、肺、脾、肾经。利水渗湿，健脾，宁心。主要用于水肿尿少、痰饮眩悸、脾虚食少、心神不宁等。《本经》："主胸胁逆气，忧患惊邪，恐悸，心下结痛，寒热烦满，咳逆，口焦舌干，利小便。久服安魂养神，不饥延年。"

《史记·龟策列传》称："下有伏灵，上有菟丝……伏灵者，千岁松根也，食之不死。"李时珍《本草纲目》"松"条下有云："茯苓，史记龟策传作伏灵，盖松之神灵之气伏结而成，故谓之伏灵、伏神也……俗作苓者，传写之讹尔。"古人服食松叶、松实以养生，传说松之津液结为松脂，炼服可以长生。茯苓为松之余气所结成，若松之膏腴，据《本草纲目》茯苓有松腴之别称。《本经》言茯苓"久服安魂养神，不饥延年"，当与其得"松之神灵之气"有关。

茯苓味淡，淡而渗，故能利水。《素问·至真要大论》曰："湿淫于内，以淡泄之。"《用药心法》云："茯苓，淡能利窍，甘以助阳，除湿之圣药也。味甘平补阳，益脾逐水，生津导气。"从现代中药鉴定学角度来看，茯苓味淡，且多具裂隙和有细小蜂窝样、多角形孔洞。其利水渗湿作用与其味淡渗利，以及多孔洞特性均有一定关系。

茯苓喜干燥、向阳山坡的生活习性，与脾喜燥恶湿之特点相符。并且，茯苓粉末如面粉，嚼之黏牙，古称"不死面"（明·刘国翰《记事珠》）。上述性状与其健脾补益、健脾止泻关系密切。故茯苓为古人服食所重，如《神农本草经》即有久服茯苓"不饥延年"的记载。《本草经集注》称茯苓"《仙经》服食，亦为至要，云其通神而致灵，和魂而练魄，明窍而益肌，厚肠而开心，调营而理胃，上品仙药也。善能断谷不肌。"《千金翼方》和《本草纲目》均载有服食茯苓之法。但茯苓毕竟为渗利之品，以祛邪为主，作为健脾之药常作为人参、白术等药的辅助品使用，如果单用久服，难免伤阴之虞。张元素在《医学启源》中指出茯苓"如小便利或数服之，则损人目，如汗多人服之，损元气，夭人寿。"朱震亨《本草衍义补遗》亦云："茯苓，得松之余气而成，属金，仲景利小便多用之，此暴新病之要药也。若阴虚者恐未为相宜。"现代研究证实，茯苓聚糖能增强免疫功能，其醇浸剂有利尿作用，而其水浸膏则能预防胃溃疡的发生。

茯苓之抱根者名茯神，犹抱物而眠；而所抱之根木色红似心，茯苓围周以护之，故茯神有宁心安神之效。如《本草经集注》云："其有抱根者，名茯神。茯神，味甘，平。主辟不祥，治风眩风虚、五劳七伤、口干，止惊悸、多恚怒、善忘，开心益智，安魂魄，养精神。"茯苓单取皮用，则无健脾宁心之功，而专于利水渗湿。

> **按语**
>
> 茯苓因其颜色不同，有白茯苓、赤茯苓之分。对其功效陶弘景有"白色者补，赤色者利"之说，现代中药鉴定学也发现，茯苓近边缘淡红色，其细小蜂窝样孔洞较内部白色部分为多，故而其利水作用偏强，此认识为中医传统理论提供一定的药材学基础。有研究证明，茯苓、茯神均有镇静催眠作用，茯神强于茯苓；另有研究发现，茯苓、茯神中茯苓酸及总萜类成分含量不同，茯神安神作用强于茯苓是否与此有关，是值得深入探讨的问题。

附药：
猪苓
《神农本草经》

为多孔菌科真菌猪苓的干燥菌核。

本品甘、淡，平。归肾、膀胱经。利水渗湿。主要用于水肿、小便不利、泄泻、淋浊、带下等。《神农本草经》言其"味甘，平。主痎疟，解毒，蛊疰不祥，利水道。久服轻身耐老。"

猪苓因其色黑如猪屎而得名，寄生于枫、桦、柞树等的树根上，与茯苓宿主不同，因此无健脾安神之功。其表皮色黑，故兼

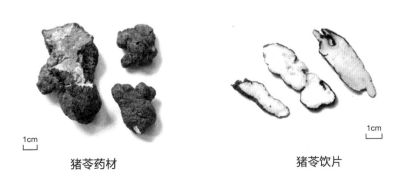

猪苓药材

猪苓饮片

入肾经。而与茯苓相似之处在于其味淡，均为多孔菌科真菌，体内具裂隙且有细小蜂窝样孔洞，故能渗利水湿。《本草纲目》云："猪苓淡渗，气升而又能降，故能开腠理，利小便，与茯苓同功，但入补药不如茯苓也。"猪苓适宜在疏松透气、含水丰富的沙壤土生长的生物学特性，也显示其有渗利水湿的功能。

（孙敬昌）

泽泻
《神农本草经》

为泽泻科植物泽泻的块茎。冬季茎叶开始枯萎时采挖，洗净，干燥，除去须根和粗皮。切片，生用或麸炒、盐水炒用。

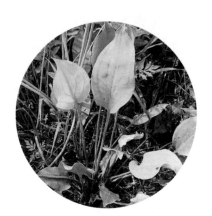

泽泻植物

植物特征

泽泻为多年生沼生植物。地下块茎球形，外皮褐色，密生多数须根。叶根生。花茎由叶丛中抽出，圆锥状复伞形花序。瘦果多数。花期6~8月，果期7~9月。生于沼泽边缘或栽培。分布于东北、华北、西南及河北、新疆、河南等地。

药材性状

1. **一般性状**　泽泻块茎类球形、椭圆形或卵圆形，表面黄白色或淡棕色，有不规则的横向环状浅沟纹及多数细小突起的须根痕，底部有的有瘤状芽痕。质坚实，断面黄白色，粉性，有多数细孔。气微，味微苦。

2. **饮片性状**　呈圆形或椭圆形厚片。外表皮淡黄色至黄棕色，可见细小突起的须根痕。切面黄白色至淡黄色，粉性，有多数细孔。气

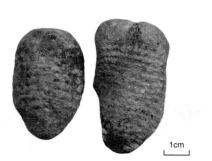

1cm

泽泻药材

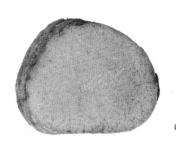

1cm

泽泻饮片

微，味微苦。性状标准以块大、黄白色、光滑、质充实、粉性足者为佳。显微镜下可见皮层通气组织，细胞间隙甚大，内侧有纹孔，中柱通气组织中散有淡黄色的油室。

法象释义

泽泻甘、淡，寒；归肾、膀胱经。利水渗湿，泄热，化浊降脂。主要用于水肿胀满、小便不利、泄泻尿少、痰饮眩晕、热淋涩痛、遗精、高脂血症等。《神农本草经》："主风寒湿痹，乳难，消水，养五脏，益气力，肥健，久服耳目聪明，不饥，延年轻身，面生光，能行水上。"

泽泻生于池泽，功能泻水，故名。李时珍曰："泽泻气平，味甘而淡。淡能渗泄，气味俱薄，所以利水而泄下。"本品近水而生，禀甘寒淡渗之性，下趋入肾而走膀胱，故以泄利下焦湿热见长。就其性状而言，泽泻块茎有纹孔，用以通气疏利，是利水道、渗湿浊的性状依据之一。现代药理研究证实，泽泻所含三萜类化合物是其利尿的物质基础。

如总论所述，具有环纹性状的药物多具有息风之功，常用于治疗眩晕。泽泻个子类球形，表面具有较明显的横向环状沟纹，且味淡而多孔，断面粉性足。故于利水化浊之中，又可祛痰止眩，尤以用治"痰眩"为其所长。《日华子本草》称其"主头眩，耳虚鸣"。李时珍曰："脾胃有湿热则头重而目昏耳鸣，泽泻渗去其湿，则热亦随去，而土气得令，清气上行，天气明爽，故泽泻有养五脏、益气力、治头旋、聪明耳目之功。"现代临床用治高血压病、高脂血症均有较好疗效。临床研究泽泻汤在治疗高血压中，有助于降低痰湿壅盛证型原发性高血压患者平均血压水平，提高夜间血压下降率，为泽泻治疗"痰眩"提供了临床证据。

按语

《本经》言泽泻"养五脏，益气力"，《名医别录》称其"补虚损五劳"，《日华子本草》也言其"治五劳七伤"。研究发现泽泻能增加大鼠血清胃泌素含量、提高十二指肠Na^+-K^+-ATP酶活性，以及大鼠离体十二指肠肠管的运动功能，认为泽泻具有"健脾"之效。但从古今临床应用来看，泽泻以利水渗湿泄热为主，并没有补虚功效，只所以谓其养五脏、补虚损，是因为泽泻祛邪以利于正气或脏腑功能的恢复，是不能作为补药使用的。《本经逢原》总结说："泽泻性专利窍，窍利则邪热自通，内无热郁则脏气安和，而形体肥健矣。所以素多湿热之人，久服耳目聪明，然亦不可过用。"

茯苓、猪苓、泽泻，三药均具有味淡、多孔性状，成为其淡渗利水之依据。然茯苓质粉如面，又得松灵之气，故能健脾止泻、养心安神；猪苓宿主别于茯苓，已全无补益心脾之功，专于利水；泽泻为近水生球茎，体实质充，得寒水之性，故长于清泻下焦湿热，且环生横向沟纹而善止痰眩。

（孙敬昌　彭　欣）

车前子

《神农本草经》

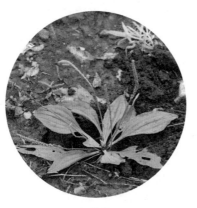

车前草

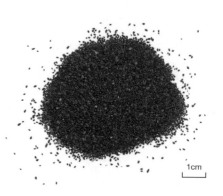

1cm

车前子

基原

　　为车前科植物车前或平车前的种子。夏、秋二季种子成熟时采收果穗，晒干，搓出种子，去掉杂质即得。生用或盐水炙用。

植物特征

　　多年生草本。基生叶，具长柄。花茎数个，具棱角。花淡绿色。蒴果卵状圆锥形，种子黑褐色。花期6～9月，果期10月。生于山野、路旁、花圃或菜园、河边湿地。分布于全国各地。

药材性状

　　1. 一般性状　车前种子略呈椭圆形或不规则长圆形，稍扁，表面淡棕色或棕色。于放大镜下可见微细纵纹，于稍平一面的中部有淡黄色凹点状种脐。质硬，切断面灰白色。种子放入水中，外皮有黏液释出。气微，嚼之带黏液性。性状标准以粒大、均匀饱满、色棕红者为佳。

　　2. 饮片形状　扁平椭圆形。表面棕褐色或黑紫色，有细皱纹，遇水有黏滑感。种脐灰白色，点状。质硬，手捏易脱皮，断面白色。无臭，味淡，嚼之带黏液性。盐车前子形如车前子，略有咸味。

法象释义

　　车前子甘，寒。归肝、肾、肺、小肠经。清热利尿通淋，渗湿止泻，明目，祛痰。主要用于热淋涩痛、水肿胀满、暑湿泄泻、目赤肿痛、目暗昏花、痰热咳嗽等。《神农本草经》："主气癃，止痛，利水道小便，除湿痹。久服轻身耐老。"

中药法象——用形象的眼光看中药

车前喜湿耐寒，禀寒润之性。车前子皮色棕褐或黑紫，种仁色白，为肝、肾、肺、小肠的归经之象。车前子尝之味淡，而禀渗利之性；嚼之多黏液，煎汁黏滑，又呈现滑利之质，故于渗湿利尿之中兼有通淋滑窍之能，为治热淋涩痛之要药。然因煎汁黏滑，易致黏锅，故中医历来强调车前子需包煎。

车前子外皮质黏浊，种仁色白，长于入肺经而清利祛痰、清肺止咳，尤善治痰热咳嗽。现代研究证实，车前子苷具有镇咳、祛痰作用。另外，本品种子虽小，但呈扁椭圆形或长圆形，一边有种脐，略似肾型；而其表面棕褐或黑紫，近肝、肾之色，其走肝入肾的药性特征当与此有关。因而具有清肝明目、利水消肿之功，成为治目赤肿痛、目暗昏花、水肿胀满等病症之常用药。车前子利水消肿功效，也已为现代药理研究所证实。

按语

车前子、葶苈子皆性寒质黏滑，有泻热祛痰、利水消肿之功。但车前子味甘淡而皮黑褐，既行膀胱而淡渗利水，又走肝肾与小肠，善利尿通淋、清肝明目；葶苈子味辛苦，泻热利水力强；而其表面棕色或红棕色，种子一端有类白色，所以不仅入肺与膀胱而主痰涎壅肺之喘咳痰多，小便不利；又入心以用治慢性肺源性心脏病、胸腹积水，心力衰竭之喘肿，有强心利尿作用。

（孙敬昌）

滑石
《神农本草经》

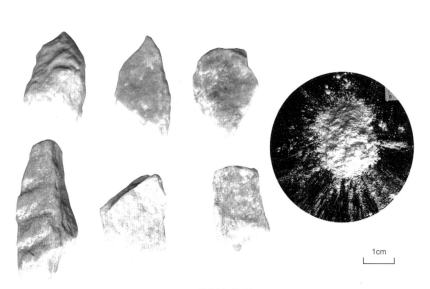

1cm

滑石药材与饮片

基原

为硅酸盐类矿物滑石族滑石，主含含水硅酸镁 $[Mg_3(Si_4O_{10})(OH)_2]$。采挖后，去净泥土、杂石，研粉或水飞用。

矿物特征

滑石全体呈白色、蛋青色、淡黄色而均匀，半透明至不透明，具珍珠样光泽，性柔，断面显层状。手摸之有光滑感，用指甲即可刮下粉末。气无，口尝之有微凉感。产于变质的超基性、丰含铁与镁的硅酸盐岩石和白云质石灰岩中。分布于辽宁、山西、陕西、山东、江苏、江西、浙江等省。

药材性状

1．一般性状　滑石呈白色、黄白色或淡灰色至淡蓝色。半透明或不透明。具蜡样光泽，有的呈珍珠光泽。质软细腻，手摸之有滑润感。无吸湿性，置水中不崩散。气微、味淡，具微凉感。

2．饮片性状　滑石粉为微细、无砂性的粉末，白色或类白色。手摸之具滑腻感。无臭，无味。性状标准滑石以整洁、色白、滑润、无杂石者为佳；滑石粉以粉细、色白、无杂质者佳。

法象释义

滑石甘、淡，寒。归膀胱、肺、胃经。利尿通淋，清热解暑，祛湿敛疮。主要用于热淋、石淋、尿热涩痛、暑热烦渴、湿温初起、湿热水泻、湿疮、湿疹、痱子等。《神农本草经》："主身热泄澼，女子乳难，癃闭，利小便，荡胃中积聚寒热，益精气。久服轻身，耐饥，长年。"

滑石因其质软性滑利而得名。寇宗奭曰："滑石今谓之画石，因其软滑可写画也。"李时珍说："滑石性滑利窍，其质又滑腻，故以名之。"滑石色白入肺，质地松软细腻，并有微凉感，其走表清热解暑与此有关，而善治暑热烦渴，小便不利。淡而无味，滑能利窍，微凉清热，则能利尿通淋。滑石粉外用既能清热，又能收湿，湿去热清，疮自可敛。

按语

滑石与石膏、芒硝均为色白性寒之矿物类药，均善于除肺胃之热。然滑石味淡滑利，善于利尿通淋，阳明烦热兼小便不利或热淋涩痛者多用；芒硝味咸而滑，又能软坚，善于解阳明腑实之热，故热结便秘、排便艰涩者多用；石膏辛甘发散，无滑窍之性，主解肺胃气分之热而除烦止渴。三药同中有异，与其性状和性能不无关系。滑石与车前子均为性寒滑利之品，为治湿热淋证要药。然二者一白一褐，归经一偏肺胃一偏肝肾，治疗差异也显而易见。

（孙敬昌）

中药法象——用形象的眼光看中药

木通
《神农本草经》

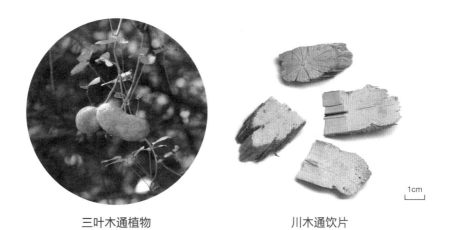

三叶木通植物　　　　　　　　川木通饮片

1cm

基原

为木通科植物木通、三叶木通或白木通的藤茎。秋季采收，截取茎部，除去细枝，阴干。切片，生用。

植物特征

木通为落叶木质缠绕藤本。幼枝灰绿色，有纵纹。花期4～5月，果熟期8月。生于山坡、山沟、溪旁等处的乔木与灌木林中。分布于陕西、山东、江苏、安徽、江西、河南、湖北、湖南、广东、四川、贵州等地。三叶木通、白木通与木通相似，分布于河北、山西、陕西、甘肃、山东、河南和长江流域各地。喜凉爽湿润环境，常生于半阴处的乔木或灌木林中。

药材性状

1. 一般性状　呈圆柱形，常稍扭曲。表面灰棕色至灰褐色，外皮粗糙而有许多不规则的裂纹或纵沟纹，具突起的皮孔。体轻，质坚实，不易折断，断面黄棕色，可见淡黄色颗粒状小点，木部黄白色，射线呈放射状排列，髓小或有时中空，黄白色或黄棕色。气微，味微苦而涩。

2. 饮片性状　呈圆形、椭圆形或不规则形片。外表皮灰棕色或灰褐色。切面射线呈放射状排列，髓小或有时中空。气微，味微苦而涩。

法象释义

木通苦，寒。归心、小肠、膀胱经。利尿通淋，清心除烦，通经下乳。主要用于淋证、水肿、心烦尿赤、口舌生疮、经闭乳少、湿热痹痛。《本经》称"通草"，列为中品："主去恶虫，除脾胃寒热，通利九窍血脉关节，令人不忘。"

木通古称通草，至唐·甄权《药性论》始称"木通"，皆因性状而得名。《本草经集注》云："茎有细孔，两头皆通。含一头吹之，则气出彼头者良。"李时珍曰："有细细孔，两头皆通，故名通草，即今所谓木通也。"木通药材切面有多数同心圆环，尝之味苦，故入心。喜凉爽湿润环境，常生于半阴处的乔木或灌木林中，可见其性寒。苦寒清热，入心，可清泻心火，除烦消疮。藤茎缠绕，茎有细孔，两头皆通，形质如经络，所以通经，其清心除烦、通经下乳之功与此相关。

木通利尿通淋也与其茎有细孔、两头皆通，能清心泻火、疏通下泄有关。小肠泌别清浊，在尿液的形成和排泄过程中发挥重要作用。心与小肠相表里，心有实火，可移热于小肠，引起尿少、尿赤、尿痛等。木通苦寒清泻又可以利膀胱，从而发挥利尿通淋作用。《本草蒙筌》称："通草，味甘、淡，气平。味薄，降也，阳也，阳中阴也……因孔节相贯，吹口气即通，故此得名。去皮咀片，泻小肠火郁不散，非他药可伦；利膀胱水闭不行，与琥珀相等。消痈疽作肿，疗脾疸嗜眠。解烦哕，开耳聋，出音声，通鼻塞。行经下乳，催产堕胎。"李时珍云："木通手厥阴心包络，手足太阳小肠、膀胱之药也。故上能通心清肺，治头痛，利九窍；下能泄湿热，利小便，通大肠，治遍身拘痛……盖其能泄丙丁之火，则肺不受邪，能通水道。水源既清，则津液自化，而诸经之湿与热，皆由小便泄去。"

（孙敬昌）

通草
《本草拾遗》

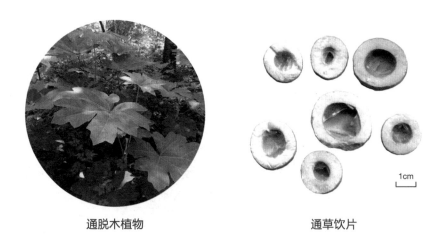

通脱木植物　　　　　　通草饮片

基原

为五加科植物通脱木的茎髓。秋季割取茎，截成段，趁鲜取出髓部，理直，晒干。切片，生用。

植物特征

常绿灌木或小乔木。茎髓大，白色，纸质；树皮深棕色，略有皱裂；新枝淡棕色或淡黄棕色，有明显叶痕和大型皮孔。喜温暖湿润向阳的环境，不甚耐寒，越冬温度5℃以上。分布于西南及湖广等地，主产于广西、四川。

药材性状

1．一般性状 茎髓圆柱形，表面白色或淡黄色，有浅纵沟纹。体轻，质松软，稍有弹性，易折断。断面平坦，显银白色光泽，中部有空心或半透明的薄膜，纵剖面呈梯状排列。气微，味淡。

2．饮片性状 为不规则的厚片或圆柱状小段。表面白色或淡黄色。体轻，质松软，稍有弹性，断面平坦，显银白色光泽，中部有直径0.3~1.5cm的空心或半透明的薄膜。性状标准以条粗壮、色洁白、有弹性、空心有隔膜者为佳。

法象释义

通草甘、淡，微寒。归肺、胃经。清热利尿，通气下乳。主要用于湿热淋证、水肿尿少、产后乳汁不下等。

通草古称"通脱木"，因功效和性状而得名。《珍珠囊补遗药性赋》说："通草，味甘平，性微寒无毒。降也，阳中之阴也。其用有二：阴窍涩而不利；水肿闭而不行。涩闭两俱立验，因有通草之名。"《本草蒙筌》称："通脱木，因瓠中藏脱木得之，名竟直述。"通草之功效，全从性状推知。色白体轻而上入肺，孔节相通而下行，故以通经下气见长。李时珍云："通草色白而气寒，味淡而体轻，故入太阴肺经，引热下降而利小便；入阳明胃经，通气上达而下乳汁。其气寒，降也；其味淡，升也。"

古代通草尚有解毒祛风退热之用，这也与其体轻质松软而降中有升有关。《本草图经》言通脱木"又名倚商，主蛊毒……近世医家多用利小便。南人或以蜜煎作果，食之甚美，兼解诸药毒。"汪机曰："明目退热，下乳催生。"（引自《本草纲目》）

按语

通草与木通，因二者均为性寒质滑、茎中有孔之品，故而具有相似功效。但因质地、颜色、气味等性状的差异，功效和主治又有明显不同。通草体轻色白味淡，所以偏入肺经，而能"出音声、通鼻塞"；木通体重色黄味苦，所以善入心经而清心除烦。

（孙敬昌）

瞿麦
《神农本草经》

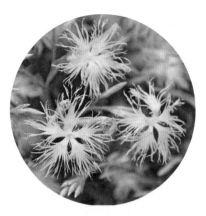

瞿麦植物

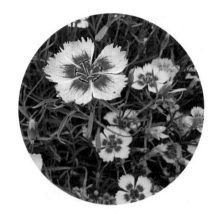

石竹植物

基原

为石竹科植物瞿麦或石竹的地上部分。夏、秋二季花果期采割，除去杂质，干燥。切段，生用。

植物特征

多年生草本。茎丛生，直立，节明显。叶对生。两性花，花萼淡紫红色，花瓣淡红色、白色或淡紫红色。蒴果长圆形，种子黑色。花期8～9月，果期8～11月。生于山坡、草地、路旁或林下。全国大部分地区有分布。

石竹：与瞿麦相似。花瓣通常紫红色。生于海拔1000m以下的山坡草丛中。

药材性状

1. 一般性状 瞿麦茎圆柱形，表面淡绿色或黄绿色，光滑无毛，节明显，略膨大，断面中空。花瓣棕紫色或棕黄色。蒴果长筒形，与宿萼等长。种子细小，多数。气微，味淡。

2. 饮片性状 呈不规则段。茎圆柱形，表面淡绿色或黄绿色，节明显，略膨大。切面中空。叶多破碎。触之性滑。气微，味淡。性状标准以色青绿，花未开放者为佳。

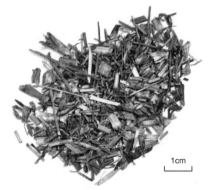

1cm

瞿麦饮片

法象释义

瞿麦苦，寒。归心、肝、小肠、膀胱经。利尿通淋，活血通经。主要用于热淋、血淋、石淋、小便不通、淋沥涩痛、瘀阻经闭、月经不调。《本经》："主关格诸癃结，小便不通，出刺，决痈肿，明目去翳，破胎堕子，下闭血。"

瞿麦生于山坡、草丛或林下，禀阴寒之气而生，故性寒。茎髓中空，贯通上下，触之性滑，嚼之味苦；其叶淡绿或粉绿，花色红或紫，所以既入小肠、膀胱，清热利尿通淋，又走血入心肝，通利血脉。为治小便不通、淋沥涩痛要药，尤善治热淋、血淋，也为妇科经闭以及二便出血所常用。现代研究发现，瞿麦水煎液有较强的体外抗泌尿生殖道沙眼衣原体感染的作用，提示瞿麦可通过抗衣原体的活性而达到治疗非淋菌性尿道炎的作用；临床用于盆腔炎的治疗也收较好效果。

（孙敬昌）

茵陈
《神农本草经》

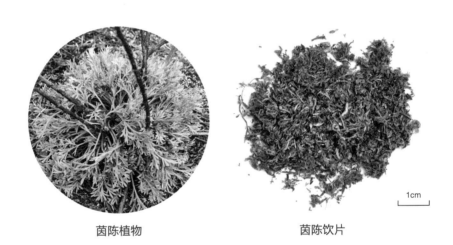

茵陈植物　　　　　　　　　茵陈饮片

基原

为菊科植物滨蒿或茵陈蒿的地上部分。春季幼苗高6～10cm时采收，或秋季花蕾长成时采割。春季采收的习称"绵茵陈"，秋季采割的称"茵陈蒿"。生用。

植物特征

滨蒿为一二年生或多年生草本，全株幼时被灰白色绢毛。茎表面紫色或黄绿色，有纵条纹，幼嫩枝被灰白色绢毛。叶密集，常被绢毛或上面较稀。花期8～9月，果期9～10月。生于山坡、旷野、路旁及半干旱或半湿润地区的山坡、林缘、路旁、草原、黄土高原和荒漠边缘地区。分布几遍全国。

茵陈蒿为半灌木状多年生草本。茎木质化程度较滨蒿为强，瘦果较滨蒿的稍大，其余均与滨蒿相似。生于低海拔地区河岸、海岸附近的湿润沙地、路旁及低山坡地区。分布于华东、中南及辽宁、河北、陕西、台湾、四川等地。喜温暖湿润气候，适应性强。

药材性状

1. 一般性状 绵茵陈灰白色或灰绿色，全体密被白色茸毛，绵软如绒。茎细小，除去表面白色茸毛后可见明显纵纹；质脆，易折断。气清香，味微苦。花茵陈茎呈圆柱形，表面淡紫色或紫色，有纵条文，被短柔毛；体轻，质脆，断面类白色。气芳香，味微苦。

2. 饮片性状 同一般性状。性状标准以质嫩、绵软、色灰白、香气浓者为佳。

法象释义

茵陈苦、辛，微寒。归脾、胃、肝、胆经。清热利湿，利胆退黄。主要用于黄疸尿少、湿温暑湿、湿疮瘙痒等。《神农本草经》："主风湿寒热邪气，热结黄疸。久服轻身益气耐老。"

本品嗅之气香，尝之味苦，具辛行苦泄之性。经冬不死，至春又生，而得寒凉之气。此物春初即生，尽得春季生发之气，故入肝、胆经；又因其质嫩绵软、芳香微苦而兼入脾胃，具有清利肝胆湿热而无伤脾胃之弊，所以本品为清利肝胆脾胃湿热，用治黄疸之要药。还可配伍附子等用治寒湿黄疸（茵陈四逆汤），配伍茯苓等用治水湿内盛之黄疸（茵陈五苓散）。临床以茵陈为主药的方剂广泛用于治疗各种黄疸性肝胆疾病，现代药理也证实茵陈有利胆保肝作用，机制在于其含有利胆保肝的化学成分如色原酮、6，7-二甲氧基香豆素、茵陈二炔、茵陈二炔酮和茵陈炔内酯以及锌、锰等微量元素。另外，本品辛凉疏散，又可走表散热祛湿，常用治湿温、暑湿及湿疮瘙痒。

按语

茵陈蒿与青蒿为同科近源植物，形状有许多相似之处，所以均归肝、胆经，性味辛凉，质轻疏散，具有清热解暑之功，均可用于暑湿、湿温、黄疸等。但茵陈蒿叶青背白，而青蒿叶表背两面色皆青，所以青蒿既能退阴火，又能散肌肤之热；青蒿全株具有较强挥发油气味，较茵陈蒿更为浓郁，所以极具走窜之性，也决定了其入阴退蒸之功。至于青蒿截疟，茵陈不具此功，是因青蒿含有青蒿素的缘故。

（孙敬昌）

虎杖
《名医别录》

基原

为蓼科植物虎杖的根茎和根。春秋二季采挖，除去须根，洗净，趁鲜切段或厚片，晒干，生用。

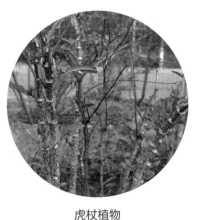
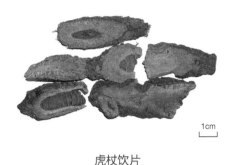

虎杖饮片

虎杖植物

植物特征

多年生灌木状草本。根茎横卧地下，木质，黄褐色，节明显。茎直立，中空，散生紫红色斑点。叶互生。花单性，雌雄异株。瘦果椭圆形，有3棱，黑褐色。生于山谷溪边，喜温和湿润气候，耐寒、耐涝。分布于华北、中南、西南及河北、陕西、甘肃等地。

药材性状

1．一般性状　根茎圆柱形，节部略膨大，表面棕褐色至灰棕色，有明显的纵皱纹、须根和点状须根痕。质坚硬，折断面棕黄色，纤维性，皮部与木部易分离，皮部较薄，木部占大部分，呈放射状，中央有髓或呈空洞状，纵剖面具横隔。气微，味微苦、涩。

2．饮片性状　多为圆柱形短段或不规则厚片，形色同一般性状。性状标准以粗壮、坚实、断面色黄者为佳。

法象释义

虎杖微苦，微寒。归肝、胆、肺经。利湿退黄、清热解毒、散瘀止痛、止咳化痰。主要用于湿热黄疸、淋浊带下、痈肿疮毒、水火烫伤、毒蛇咬伤、经闭、症瘕、风湿痹痛、跌打损伤、肺热咳嗽、热结便秘等。

虎杖乃以形命名，如《本草纲目》"杖言其茎，虎言其斑也"。也有以其味名之者，如《和汉三才图会》"折其茎，剥其皮啖之味酸，故名酸杖"。又因其味亦苦，故也称"苦杖"。虎杖生于溪边，喜暖而耐寒耐涝，故禀寒凉之气而又利湿；其性味微苦酸寒，故偏入肝胆经而能泻热。虎杖根茎表皮有明显的纵皱纹，纤维性木部呈放射状，中央呈髓洞状，均为善于通利疏泄之象；加之其质地坚硬，故禀性沉降。故此善于清利湿热，而主黄疸、淋浊、带下、风湿痹痛等湿热病证。

郭璞注《尔雅》虎杖云："似红草而粗大，有细刺，可以染赤。"本品汁红斑紫而善入血分，性味苦寒以解血分热毒，故可治痈肿疮毒、水火烫伤、毒蛇咬伤等。《肘后备急方》载："治毒攻手足肿，疼痛欲断方，用虎杖根锉，煮，适寒温以渍足，令踝上有尺许水止之。"

虎杖节部膨大，又可入血分而善疏通，因此可散瘀消癥，用于经闭、癥瘕、跌打损伤等。《本草经集注》载："虎杖根，主通利月水，破留血癥结……极主暴瘕，酒渍根服之也。"

虎杖与大黄同为蓼科植物，其性状有相似之处，且含有较多相同化学成分，故均有利湿退黄、清热解毒、散瘀止痛、泻下通便之功。但大黄苦、寒，根茎粗壮，直立生于地下，体重，通泄力猛；虎杖微苦、微寒，根茎横卧地下，故其通泄之力较大黄缓和。

（孙敬昌）

第七章 温里药

温里药是以温里祛寒，治疗里寒证为主要作用的药物，又称祛寒药。

本类药物味辛性温热而质重，此乃本类药物一般的"性""象"特点。质重则善沉降入里以消散阴寒。功效温里祛寒、温经止痛、补火回阳，主治里寒证。即《内经》"寒者热之"，《神农本草经》"疗寒以热药"之意。

本类药品因颜色等性状不同，温里作用也有差异。如干姜、高良姜等偏于黄色或黄褐色，主入脾胃经，长于温中散寒止痛；吴茱萸、小茴香等绿色或绿褐色者，主入肝经，长于暖肝散寒；肉桂、附子等偏于红褐色或黑褐色，偏入心肾经，能温经散寒、温肾助阳、回阳救逆等。

附子
《神农本草经》

基原

为毛茛科植物乌头的子根加工品。主产于四川、湖北、湖南等地。6月下旬到8月上旬采挖，除去母根、须根及泥沙，习称"泥附子"。加工炮制为盐附子、黑附片、白附片、淡附片、炮附片。

植物特征

多年生草本。块根倒圆锥形，外皮黑褐色，茎直立，叶互生。总状花序顶生，花期8~9月，果期9~10月。分布于辽宁南部、陕西、甘肃、山东、江苏、安徽、浙江、江西、河南、湖北、湖南、广东北部、广西、四川、贵州、云南。生于山地草坡或灌木丛中，喜温暖潮湿气候，耐寒，怕高温积水，在平坝和丘陵地区均可栽培。

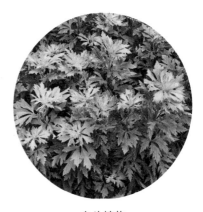

乌头植物

1. 一般性状 圆锥形，表面灰黑色，顶端有凹陷的芽痕，周围有瘤状突起的支根或支根痕，体重。横切面灰褐色，可见小空隙及多角形的形成层环纹，环纹内侧筋脉排列不整齐。气微，味咸而麻、刺舌。

2. 饮片性状 盐附子呈圆锥形，表面灰黑色，有盐霜，顶端宽大，中央有凹陷的茎痕；质重而坚硬，横切面有多角形环纹并有食盐结晶，味咸而麻，刺舌。黑附片为不规则纵切片，表面黑褐色，上宽下窄，油润光泽，略透明，并有纵向脉纹；质硬而脆，断面角质样，气微，味淡。白附片形状、气味与黑顺片相同，但无外皮，全体黄白色，半透明状。

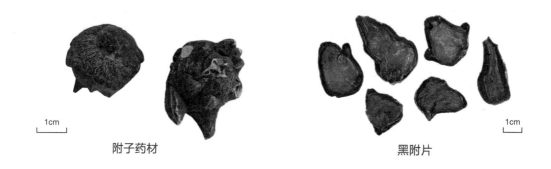

附子药材　　　　　　　　　　　　　　　黑附片

附子辛、甘，大热；有毒。归心、肾、脾经。回阳救逆，补火助阳，散寒止痛。主要用于亡阳虚脱、肢冷脉微、肾阳虚衰、阳痿宫冷、虚寒吐泻、脘腹冷痛、阴寒水肿、心阳不足、胸痹冷痛、阳虚外感、寒湿痹痛等。《神农本草经》："主风寒咳逆邪气，温中，金创，破癥坚积聚，血瘕，寒湿踒躄，拘挛膝痛，不能行步。"

附子喜生于气候温暖湿润，阳光充足之地。民间有"冬至一阳生时栽种""夏至阳尽之时采收"的种植习惯，足见其秉天地一岁全阳之气。《本草崇原》云："附子味辛性温，生于彰明赤水，是禀大热之气。"故久居湿冷者平素常食附子，以作驱寒之用。《琐碎录言》云："滑台风土极寒，民啖附子如啖芋栗。"此性从其耐寒怕高温的习性亦可得知。药理研究发现，对心源性休克等多种休克都有明显的防治作用；附子对大鼠物质和能量代谢具有一定促进作用，其机制可能是通过调控代谢相关基因的表达，影响糖、脂类和氨基酸代谢过程，这可能是附子性热的主要作用机制。

附子皮色灰黑，内面灰褐，故主入少阴心、肾，兼入脾经。尝之味辛麻舌，属于大辛大热之品。《本草正义》称其"为通十二经纯阳之药"。《珍珠囊补遗药性赋》言"黑附子，味辛性热有大毒。浮也，阳中之阳也。其性浮而不沉，其用走而不息。除六腑之沉寒，定三阳之厥逆。"《本草新编》称赞附子："无经不达，走而不守……去四肢厥逆，祛五脏阴寒，暖脚膝而健筋骨，温脾胃而通腰肾，真夺命之灵丹，回春之仙药也。"《本草崇原》也言："太阳阳热之气，不循行于通体之皮毛，则有风寒咳逆之邪气，附子益太阳之标阳，故能治也；少阳火热之气，不游行于肌关之骨节，则有寒湿踒躄拘挛，膝痛不能行步之证，附子助少阳之火热，故能治也。瘕坚积聚，阳气虚而寒气内凝也；血瘕，乃阴血聚而为瘕；金疮，乃刀斧伤而溃烂。附子具温热之气，以散阴寒，禀阳火之气，以长肌肉，故皆治之。"《医宗必读》言附子"主治繁众……邪客上焦，咳逆心痛；邪客中焦，腹痛积聚；邪客下焦，腰膝脚痛。附子热而善走，诸证自瘥也。"附子辛热走窜、无经不达之性，也常用以配伍他药治疗表里虚实诸多疾患。如虞抟《医学正传》曰："附子，以其禀雄壮之资，而有斩关夺将之势，能引人参辈并行于十二经，以追复其失散之元阳，又能引麻黄、防风、杏仁辈发表开腠理，以驱散其在表之风寒，引当归、芍药、川芎辈入血分行血养血，以滋养其亏损之真阴。"

附子之形多具支根和瘤状突起，正如陶弘景《本草经集注》所言："附子，以八月上旬采，八角者良。"陈藏器亦云："古方多用八角附子，市人所货，也八角为名。"本品质重而坚硬，辛热而行散，加以"八角""瘤突"之形，以象测用，知其可"攻坚散结"。正如《神农本草经》云附子"破瘕坚积聚血瘕"。此即为朱丹溪《本草衍义补遗》所云附子"以形象命名而为用"。现代临床有应用附子治疗恶性肿瘤；实验研究也表明，附子粗多糖和酸性多糖能明显抑制H_{22}荷瘤小鼠肿瘤的生长，对S_{180}荷瘤也有较显著的抑制作用，其作用机制主要是通过增强机体的细胞免疫、诱导肿瘤细胞凋亡并调节癌基因的表达。对此，还需进一步深入研究。

按语

附子与川乌头来源于同一植物，所以药性功效有共同之处，但前者为子根，后者为母根，功效主治又有不同特点。川乌头既要外萌茎叶以收日月之精华，又要供其子根以成长，故此质地轻疏，善走经络，而祛风散邪之力强；附子尽收其母之精髓，因而质地坚实沉着，偏于入里，而长于回收散失之元阳。《本草纲目》称："附子性重滞，温脾逐寒；川乌头性轻疏，温脾祛风。若是寒疾即用附子，风疾即用川乌头。"《药性切用》说："川乌头即附子之母，气味轻疏，善祛风寒湿痹，不能如附子有顷刻回阳之功，痹证气实者宜之。"邹澍《本经疏证》亦云："夫附子曰主风寒，咳逆邪气，乌头曰中风，恶风洗洗出汗，咳逆邪气。明明一偏于寒，一偏于风，一则沉著而回浮越之阳，一则轻疏而散已溃之阳，于此见附子沉，乌头浮矣……故附子曰破瘕坚积聚血瘕，乌头曰破积聚寒热，于此可见一兼入血，一则止及气分矣。"

乌头生物碱是附子和川乌的主要有效成分。研究发现，附子与川乌所含总生物碱的量存在差异。二者化学成分的相似性与量的差异性，在一定程度上解释了它们在传统应用上的区别。

（孙敬昌　李明蕾）

干姜

《神农本草经》

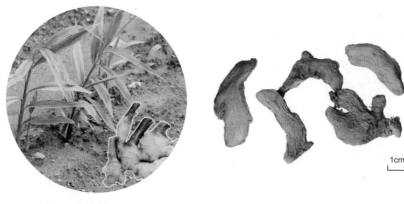

植物姜 　　　　　　　　　　干姜饮片

基原

　　为姜科植物姜的干燥根茎。冬季采挖，除去须根和泥沙，晒干或低温干燥。趁鲜切片晒干或低温干燥者称为"干姜片"，生用。

植物特征

　　多年生草本。根茎肥厚，断面黄白色，有浓厚的辛辣气味。花冠黄绿色，有紫色条纹和淡黄色斑点，两侧裂片卵形，黄绿色，具紫色边缘；雄蕊1，暗紫色，花期8月。喜温暖湿润气候，不耐寒，怕潮湿，怕阳光直射。我国东部、中南部、西南部各省广为栽培。

药材性状

　　1. 一般性状　呈扁平块状，具指状分枝。表面灰黄色或浅灰棕色，粗糙，具纵皱纹和明显的环节。质坚实，断面黄白色或灰白色，粉性或颗粒性，内皮层环纹明显，维管束及黄色油点散在。气香特异，味辛辣。

　　2. 饮片性状　呈不规则纵切片或斜切片。外皮灰黄色或浅黄棕色。切面灰黄色或灰白色，略显粉性，可见较多的纵向纤维，有的呈毛状。质坚实，断面纤维性。气香特异，味辛辣。性状标准以质坚实、断面色黄白、粉性足、气味浓者为佳。

法象释义

　　干姜辛，热。归脾、胃、肾、心、肺经。温中散寒，回阳通脉，温肺化饮。主要用于脘腹冷痛、呕吐泄泻、亡阳证肢冷脉微、寒饮咳喘等。《神农本草经》："主胸满咳逆上气，温中，止血，出汗，逐风湿痹，肠澼下利。"

干姜为生姜的干制品，较生姜含水量少，所以由温变热，辛辣更甚。《药品化义》云："干姜干久，体质收束，气则走泄，味则含蓄，比生姜辛热过之，所以止而不行，专散里寒。"干姜色黄白相兼，色黄主入脾、胃，善散脾胃之寒；色白入肺，气香温燥，能化肺中之寒饮。药材表面具纵皱纹和明显的环节，有伸缩蠕动之象；而切面可见较多的纵向纤维，并有维管束及黄色散在油点，这些性状特征结合其气香辛温性味，使其具有温阳通脉、温中止痛之功，并具通中有止之特点，与附子配伍，回阳救逆，取其"走而能守"之性，以兼制附子"走而不守"之弊。诚如徐大椿所言："凡味厚之药主守，气厚之药主散。干姜气味俱厚，故散而能守。夫散不全散、守不全守，则旋转于经络脏腑之间，驱寒除湿，和血通气，所必然矣。"

附药：生姜
《名医别录》

为姜科植物姜的新鲜根茎。味辛，微温。归肺、脾、胃经。解表散寒，温中止呕，化痰止咳，解鱼蟹毒。主要用于风寒感冒、脾胃寒证、呕吐、寒痰咳嗽等。

生姜味辛走肺，色黄入脾、胃。其味辛香，烹调菜蔬时加之，可使味美而不腻，有开胃进食之效，故为脾胃所喜，服之胃气和顺，而有良好的止呕之效；其汁入胃则暖，故知其性温，既辛且温，因此，生姜又有温中散寒之功，可治脾胃寒证。走肺主表，辛温散寒，而可用治风寒感冒。其化痰止咳，治寒痰咳嗽，也与其辛温归肺，善于发散阴寒水饮之邪有关。

按语

干姜、生姜来源相同，味辛入脾、胃，均能温中散寒，适于脾胃寒证。但生姜未经干燥处理，汁多微温，长于走表散寒，善于和胃止呕；干姜无汁，辛辣性热，善于走里而祛里寒。

（孙敬昌）

肉桂
《神农本草经》

基原

为樟科植物肉桂的树皮。多于秋季剥取，阴干。生用。

植物特征

常绿乔木。芳香，树皮灰褐色；叶被黄色短绒毛，叶片上面绿色，下面淡绿色。果实椭圆形，显紫色。花期6~8月，果期10~12月。生

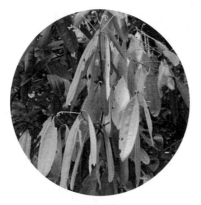

肉桂植物

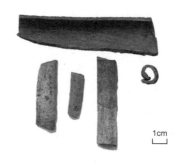

1cm

肉桂药材

于常绿阔叶林中，但多为栽培。适于热带与亚热带高温、无霜雪、多雾潮湿气候，抗寒性弱，冬季0℃以下易受冻害。为半阴性树种，畏烈日直射，幼树喜阴，成树后需要充足的阳光。主产于广西、广东。

药材性状

1. 一般性状 呈槽状或卷筒状。外表面灰棕色，稍粗糙，有不规则的细皱纹和横向突起的皮孔，有的可见灰白色的斑纹；内表面红棕色，有细纵纹，划之显油痕。质硬而脆，易折断，断面不平坦，外层棕色而较粗糙，内层红棕色而油润，两层间有1条黄棕色的线纹。香气浓烈，味甜、辣。

2. 饮片性状 色形同上。其横切面显微特征为皮层散有分泌细胞，中柱鞘部位外侧伴有纤维束，油细胞随处可见。性状标准以外表面细致，皮厚体重，不破碎，油性大，香气浓、甜味浓而微辛，嚼之渣少者为佳。

法象释义

肉桂味辛、甘，大热。归肾、脾、心、肝经。补火助阳，散寒止痛，温通经脉，引火归元。主要用于命门火衰、阳痿宫冷、腰膝冷痛、心腹冷痛、虚寒吐泻、寒疝腹痛、痛经经闭、寒湿痹痛、阴疽流注、肾虚作喘、虚阳上浮、眩晕目赤等。《神农本草经》："牡桂，味辛，温。主上气咳逆，结气喉痹，吐吸，利关节，补中益气。久服通神，轻身不老。""菌桂，味辛，温。主百病，养精神，和颜色，为诸药先聘通使。久服轻身不老，面生光华，媚好常如童子。"

肉桂生于南方火位，香浓郁而味辛辣，质厚重而油性足，故为气味俱厚、禀赋温热之纯阳佳品。本品入药以近根部之灰褐色树皮为优，故其主入肝肾，而有补火助阳、散寒止痛、引火归元之功；可用治命门火衰、阳痿宫冷、腰膝冷痛、心腹冷痛、虚寒吐泻、寒疝腹痛、痛经经闭、寒湿痹痛、阴疽流注等病症。《本草经疏》称其"治命门真火不足，阳虚寒动于中，及一切里虚阴寒，寒邪客里之为病"。并善治肾虚作喘、虚阳上浮、眩晕目赤等证。《本草从新》载肉桂"引无根之火降而归元，从治咳逆结气，目赤肿痛，格阳喉痹等证"。

本品内表面红棕色，辛香而热，可入心经血分而温通血脉。《医学衷中参西录》结合肉桂性状论述其功效说："肉桂，味辛而甘，气香而窜，性大热纯阳。为其为树身近下之皮，故性能下达，暖丹田、壮元阳、补相火。其色紫赤，又善补助君火，温通经脉，治周身血脉因寒而痹，故治关节腰肢疼痛及疮家白疽。"现代研究表明，肉桂水煎液对全身血管有扩张作用，其主要成分桂皮醛能扩张血管、降低血压、抗体内血栓形成，桂皮油具有持续扩张末梢血管的作用，这为肉桂温通血脉功效提供了药理学证据。其降压作用，也为肉桂引火归元，主治虚阳上浮、眩晕目赤提供了佐证。肉桂油和肉桂水提物对虚寒证大鼠物质代谢、能量代谢、内分泌、免疫系统的部分指标具有纠正作用，可以作为肉桂温阳散寒功效的依据。

按语

肉桂于《神农本草经》中即有收载，列为上品，名"牡桂""菌桂"，至唐《新修本草》始名"肉桂"。《本草纲目》云："桂即牡桂之厚而辛烈者，牡桂即桂之薄而味淡者。""此即肉桂也，厚而辛烈，去粗皮用，其去内外皮者即为桂心。"综上所述，桂、牡桂、菌桂为同一物，均为现在所用之肉桂，因皮之老嫩、薄厚，味之浓淡而引出不同名称。肉桂和桂枝来源于同一种植物，二者性状有相似之处，均具辛甘温热之性味，禀温散通行之性。但桂枝为嫩枝，枝性上扬，质地较轻，故偏于走表，散表寒而治风寒表证；肉桂为树皮，质重性降，故长于走里，温散里寒而治里寒证，并能引火下行。正如黄元御《玉楸药解》所云："肉桂本系树皮，亦主走表，但重厚内行，所走者表中之里，究其力量所至，直达脏腑，与桂枝专走经络者不同。"

（孙敬昌）

吴茱萸
《神农本草经》

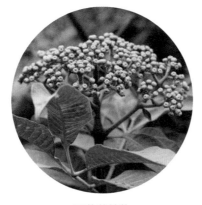

吴茱萸植物

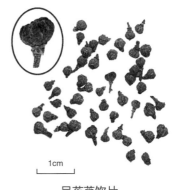

1cm

吴茱萸饮片

为芸香科植物吴茱萸、石虎或疏毛吴茱萸的干燥近成熟果实。8~11月果实尚未开裂时，剪下果枝，晒干或低温干燥，除去枝、叶、果梗等杂质。用甘草汤制过用。

植物特征

吴茱萸为常绿灌木或小乔木。树皮青灰褐色，幼枝紫褐色。羽状复叶对生，有明显的油点。果实扁球形，未成熟时绿色，成熟时裂开成5个果瓣，紫红色，表面有粗大油腺点。花期6~8月，果期9~10月。生长于低海拔向阳的疏林下或林缘旷地。分布于陕西、甘肃、安徽、浙江、福建、台湾、四川、贵州、云南以及湖广等地。石虎与上种相似，主要区别点为本种具有特殊的刺激性气味，叶油腺粗大，生于山坡草丛中。疏毛吴茱萸与石虎相似，叶油腺点小，生于村边路旁、山坡草丛中。喜温暖湿润气候，不耐寒冷、干燥。

药材性状

1．一般性状　呈球形或略呈五角状扁球形。表面暗黄绿色至褐色，粗糙，有多数点状突起或凹下的油点。质硬而脆，横切面可见子房5室，每室有淡黄色种子1粒。气芳香浓郁，味辛辣而苦。

2．饮片性状　同一般性状。用水浸泡果实，有黏液渗出。制吴茱萸形如吴茱萸，表面变色，气味稍淡。性状标准以果实饱满、色暗绿、香气浓郁者为佳。

法象释义

吴茱萸辛、苦，热，有小毒；归肝、脾、胃、肾经。散寒止痛，降逆止呕，助阳止泻。主要用于厥阴头痛、寒疝腹痛、寒湿脚气、经行腹痛、脘腹胀痛、呕吐吞酸、五更泄泻等。《神农本草经》："主温中下气，止痛，咳逆寒热，除湿血痹，逐风邪，开腠理。"

《本草图经》记载："吴茱萸……七月、八月结实，似椒子，嫩时微黄，至成熟则深紫，九月九日采，阴干。《风土记》曰：俗尚九月九日谓为上九，茱萸到此日气烈熟色赤，可折其房以插头，云辟恶气御冬。"其性苦辛燥热，长于散寒燥湿止痛，凡寒凝湿滞之诸种疼痛均可应用。故《别录》言其"去痰冷，腹内绞痛，诸冷实不消，中恶，心腹痛，逆气，利五脏"。《本草拾遗》则言："食茱萸杀鬼魅及恶虫毒，起阳，杀牙齿虫痛。"

吴茱萸入药为未成熟果实，褐中带黄绿色，以入肝经为主，兼入脾胃与肾经；其气辛香浓烈，味辣而苦燥，质饱满硬实，故可暖肝散寒而止痛，兼以降逆而止呕。张元素称吴茱萸："性热味辛，气味俱厚，半沉半浮，阴中之阳也。"（《医学启源》）又因其粗糙之质，禀燥性之征，能除脾胃寒湿，助阳止泻。故本品既善于治疗厥阴头痛、寒疝腹痛、寒湿脚气、经行腹痛等肝经寒证，又可治肝气犯胃之吞酸呕吐，以及五更泄泻。李杲曰："浊阴不降，厥气上逆，咽膈不通，食则令人口开目瞪，阴寒隔塞，气不得上下。此病不已，令人寒中，腹满膨胀下利。宜以吴茱萸之苦热泄其逆气，用之如神，诸药不可代也。"（引自《本草纲目》）李时珍指出："茱萸，辛热能散能温，苦热能燥能坚，故其所治之证，皆取其散寒温中、燥湿解郁之功而已。"然"此物下气最速，肠虚人服之愈甚"（《本草衍义》），虚人慎用。

现代药理研究表明，吴茱萸具有明显的抗实验性胃溃疡、缓解胃肠痉挛、保肝利胆等作用，吴茱萸煎剂对喂饲寒性中药大黄所引起的小鼠腹泻有明显治疗效果，吴茱萸挥发油的主要成分吴茱萸烯，有芳香健胃、抑制肠道内异常发酵作用，为其降逆止呕、助阳止泻功效提供了佐证；吴茱萸可使实验动物体温升高，并具有显著的镇痛作用。

（孙敬昌）

小茴香
《新修本草》

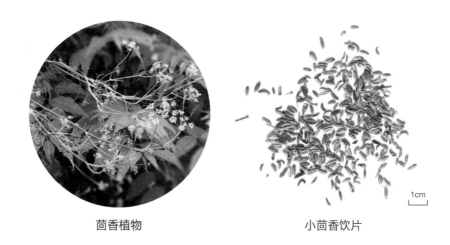

茴香植物　　　　　　　　　　小茴香饮片

基原

为伞形科植物茴香的成熟果实。全国各地均有栽培。秋季果实初熟时采割植株，晒干，打下果实，除去杂质。生用或盐水炙用。

植物特征

多年生草本。具浓烈香气。茎直立，灰绿色或苍白色，表面有细纵沟纹。复伞形花序顶生或侧生。双悬果长圆形，主棱5条，尖锐；每棱槽内有油管1，合生面有油管2。花期5～6月，果期7～9月。喜湿润凉爽气候，耐盐，适应性强。8～10月果实呈黄绿色，并有淡黑色纵线时，选晴天割取地上部分，脱粒，扬净；亦可采摘成熟果实，晒干。

药材性状

1．一般性状　双悬果细圆柱形，两端略尖，表面黄绿色至棕色，光滑无毛，分果长椭圆形，背面隆起，有5条纵直棱线，接合面平坦，中央色较深，有纵沟纹。横切面近五角形。气特异而芳香，味微甜而辛。

2. 饮片性状 呈长圆柱形，两端稍尖。表面黄绿色或淡黄色，光滑无毛，背面有5条微隆起的纵棱线，腹面稍平。显微镜下可见中果皮有6个油管，果棱间各1个，接合面2个，内含红棕色油脂。气特异芳香，具甜香气，味微甜。盐小茴香形如小茴香，表面微隆起，深黄色，味微咸。性状标准以粒大饱满、色黄绿、气香浓者为佳。

小茴香辛，温；归肝、肾、脾、胃经。散寒止痛，理气和胃。主要用于寒疝腹痛、睾丸偏坠胀痛、痛经、少腹冷痛、脘腹胀痛、食少吐泻等。

本品皮色黄绿，形若稻谷，善入肝脾经。以暖肝止痛，温胃散寒见长。显微镜下观察可见中果皮有6个油管，内含红棕色油脂，化学成分分析证明其脂肪油和挥发油含量丰富。《千金要方》言茴香："臭肉和水煮，下少许即无臭气，故曰茴香。"《本草纲目》称："小茴香……夏月祛蝇辟臭，食料宜之。"可见本品芳香之奇自古即受食家青睐，芳香悦脾开胃，故其入脾胃自不必说。色青入肝；盐炒味咸，故而入肾。李时珍谓："茴香得盐则引入肾经。"气特异芳香，芳香行散，辛味以此而得；"土爱暖而喜芳香"（《本草纲目》），此物最为脾胃所喜，非性温无以致此。尝之味甜，本具甘味。另外，果实表面被纵向沟纹，从头至尾，顺畅自然，故有疏理气机之功。因此，本品独具入肝暖肝、入肾温肾、入脾胃理气散寒止痛之功。

现代药理研究证明，小茴香所含挥发油具有抗炎镇痛作用。而小茴香能促进胃肠蠕动，从而加快胃肠内气体的排出，减轻肠胃的膨胀，这是其理气和胃功效的原理所在。

（孙敬昌）

丁香
《雷公炮炙论》

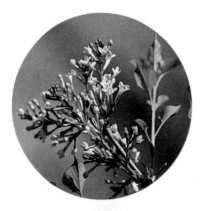

丁香植物

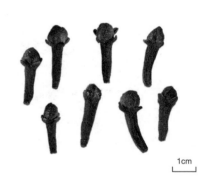

1cm

丁香饮片

为桃金娘科植物丁香的干燥花蕾。习称公丁香。通常于9月至次年3月，花蕾由绿色转红时采收，晒干。生用。

植物特征

常绿乔木。花芳香，花冠白色，稍带淡紫，浆果红棕色。喜热带海岛性气候，成龄树喜光，需充足阳光才能早开花，开花多；怕寒、怕涝，不抗风。原产马来群岛及非洲，我国广东、海南、广西、云南等地有栽培。

药材性状

1. 一般性状　本品略呈研棒状。花冠圆球形，棕褐色或褐黄色，花瓣内为雄蕊和花柱，搓碎后可见众多黄色细粒状花药。萼筒圆柱状，红棕色或棕褐色。质坚实，富油性。气芳香浓烈，味辛辣，有麻舌感。

2. 饮片性状　花蕾形似研棒状，长1~2cm，上端花蕾近球形，下端萼筒类圆柱形，红棕色或暗棕色，表面颗粒状突起，用指甲划时有油渗出，花瓣四片，覆瓦状抱合成球形。质坚而重，富油性。显微镜下可见中部横切面内侧为数列薄壁细胞组成的通气组织，有大型腔隙。入水则萼管垂直下沉。香气浓郁，味辛辣，有微麻舌感。性状标准以个大粗壮，鲜紫棕色，香气浓郁，能垂直沉于水，富有油性者佳。

法象释义

丁香辛，温。归脾、胃、肺、肾经。温中降逆，补肾助阳。适于脾胃虚寒、呃逆呕吐、食少吐泻、心腹冷痛、肾虚阳痿宫冷等。

丁香有丁子香之别名，因外形似钉，香气浓郁，故名。《齐民要术》云："鸡舌香，俗人以其似丁子，故为丁子香也。"鸡舌香实指母丁香，是丁香之果实。丁香生长在阳光充足的南方地区，花蕾由绿转红时采收，故其气香性温。《本草衍义》丁香条说："《日华子》云治口气，此正是御史所含之香，治胃寒及脾胃冷气不和。"

丁香气芳香浓烈，味辛辣，有麻舌感，富油性，挥发油含量达16%~19%，为常用的食品香料之一，有醒脾开胃、增强食欲的作用，所以归脾、胃二经。本品辛香发散，又能直沉于水，所以禀升降之性，上可达肺，下可及肾。萼筒中部横切面显微观察可见内侧数列薄壁细胞组成通气组织，有大型腔隙，为善通散之象。入脾、胃，辛温以散寒，沉降可降逆，故善于治疗脾胃虚寒、呃逆呕吐、食少吐泻、心腹冷痛等病症；又因其善下行入肾，温热可助肾阳，所以又可用于肾虚阳痿、宫冷不孕、腰膝冷痛之证。《本草经疏》云："丁香，其主温脾胃、止霍乱拥胀者，盖脾胃为仓廪之官，饮食生冷，伤于脾胃，留而不去，则为壅塞胀满，上涌下泄，则为挥霍撩乱，辛温暖脾胃而行滞气，则霍乱止而拥胀消矣。"

另外，丁香形状如钉，富油性，气香浓郁，而善行气散结，用之有消疮散痈之效，可用于治疮。《海药本草》载："主风疳䘌，骨槽劳臭……治奶头花。"《梅师方》以丁香末水调服，治妒乳、乳痈，《怪证奇方》以丁香末外敷治痈疽恶肉。此用丁香"散肿除风毒"（《珍珠囊补遗药性赋》）。《本草经疏》谓丁香能疗风毒诸肿，因其"辛温散结，而香气又能走窍除秽浊也。"

本品虽为花蕾，但富油性，质坚而重，能垂直沉于水，加之香气浓郁，因此与善于解表之菊花、辛夷花不同。加之药性温热，因而成为温中降逆，补肾助阳的温里之品。本植物的近成熟果实入药，名母丁香，其性味归经、功效主治等与丁香相似，但因母丁香气味较淡，功力亦较弱。

（孙敬昌）

高良姜
《名医别录》

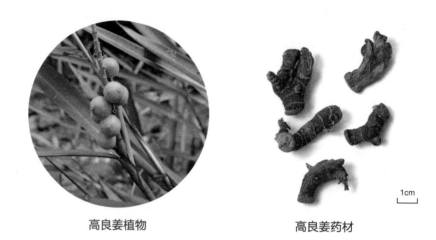

高良姜植物　　　　　　　　高良姜药材

1cm

基原

为姜科植物高良姜的根茎。夏末秋初采挖，除去须根和残留的鳞片，洗净，切段晒干。切片，生用。

植物特征

多年生草本。根茎圆柱形，横生，色棕红。茎丛生，直立。叶片线状披针形。总状花序顶生。蒴果熟时橙红色。种子棕色。花期4～9月，果期8～11月。生于荒坡灌木丛或疏林中。喜温暖湿润气候，分布于台湾、海南、广东、广西、云南等地。

药材性状

1．一般性状　呈圆柱形，多弯曲，有分枝。表面棕红色至暗褐色，有细密的纵皱纹和灰棕色的波状环节。质坚韧，不易折断，断面灰棕色或红棕色，纤维性。气香，味辛辣。

2．饮片性状　类圆形或不规则薄片。形色同一般性状。显微性状可见有丰富的维管束、环状束鞘纤维，散在多数分泌细胞，内含黄色或红棕色树脂状物。性状标准以分枝少、色红棕、香气浓、味辣者为佳。

法象释义

高良姜辛，热。归脾、胃经。温胃止呕，散寒止痛。主要用于脘腹冷痛、胃寒呕吐、嗳气吞酸等。

高良姜生于南方温热地带，得阳热之气，具辛辣之味，故以温中散寒见长。《名医别录》言其"大温。主治暴冷，胃中冷逆，霍乱腹痛。"高良姜嗅之辛香，又为脾胃所喜，《珍珠囊》云其"纯阳，温通脾胃。"故善入脾胃经，而有良好的温脾暖胃、散寒止痛作用。《药性论》载："治腹内久冷，胃气逆，呕吐。治风，破气。"显微观察其内皮及中柱薄壁组织中散有多数分泌细胞，内含黄色或红棕色树脂状物，为其辛香行散的物象基础。现代药理高良姜对消化系统有止呕、抗腹泻、抗溃疡、利胆、明显的胃肠解痉作用；高良姜醇提物对白色念珠菌、威克海姆原藻、晚疫病菌等均有明显的抗菌作用，还能抑制引起龋齿的链球菌活性，并有明显的镇痛抗炎作用。

高良姜色红棕，合心经与营血之象。古方也多以之治疗心痛胸痹，如《本草新编》言其"入心与膻中""止心中之痛""祛腹痛心疼"，《备急千金要方》高良姜汤"治卒心腹绞痛如剧，两胁支满，烦闷不可忍者"。加之高良姜柱状根茎多弯曲、波状环节等结构，均符合缓急解痉止痛的法象特点，实为"止心中之痛"妙品。现代药理证实，本品有明显的镇痛抗炎活性，主要镇痛有效成分为高良姜素。本品还能抗血栓形成，具有一定的抗凝作用，其机理可能与阻碍凝血活酶的形成等因素有关；抗缺氧研究也发现，其醚提物可通过减慢机体耗氧速度产生抗缺氧作用，而水提物是通过提高机体对低氧条件下的氧利用能力产生抗缺氧作用。上述研究证实了高良姜的温经止痛以及"止心中之痛"功效。然本品终因辛热而易动心火，所以自古多专用作"温脾胃之药"。《本草汇言》称其"若老人脾肾虚寒，泄泻自利，妇人心胃暴痛，因气怒、因寒痰者，此药辛热纯阳，除一切沉寒痼冷，功与桂、附同等。苟非客寒犯胃，胃冷呕逆，及伤生冷饮食，致成霍乱吐泻者，不可轻用。"《本草经疏》言："胃火作呕，伤暑霍乱，火热注泻，心虚作痛，法咸忌之。"《本草新编》也谓："倘内热之人误用之，必至变生不测，又不可不慎也。"

按语

高良姜和干姜同为姜科植物的根茎，性味辛、热，归脾、胃经，所以功效均能温中散寒。高良姜色深而棕红，味辣而香浓，因此散寒作用更强，长于散寒止痛，并可止心腹疼痛。然易动心火，故主要用于猝痛暴痛、或沉寒痼冷患者，或脾胃寒痛、霍乱痢疾腹痛患者，但须中病即止。干姜色浅而淡黄，长于温守中焦，脾胃寒证虚实皆可，并常配伍附子回阳救逆，治疗亡阳证。

（孙敬昌）

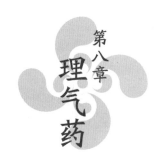

第八章 理气药

理气药是以疏理气机，治疗气滞或气逆证为主要作用的药物。又称行气药。

本类药性味多辛苦温而芳香。味辛能行散，苦能疏泄，芳香能走窜，性温能通行，故有疏理气机的作用。其中，苦辛味甚者有破气散结作用。

理气药因颜色不同，其归经有脾、肝、肺等差异。如偏于橘黄色或黄褐色的橘皮、木香等，主入脾胃经以理气健脾，用治脾胃气滞之脘腹胀痛、嗳气吞酸、恶心呕吐、腹泻便秘等；偏于青绿色或绿褐色的香附、青皮等，主入肝胆经以疏肝解郁，用治肝气郁滞之胁肋胀痛、抑郁不乐、疝气疼痛、乳房胀痛、月经不调等；偏于白色的薤白，主入肺经以理气宽胸散结，主治肺气壅滞之胸痹憋闷、胸痛气促、痰壅咳嗽等；色具黄白与黑褐于一身的乌药、沉香等，则可兼入肺、脾胃、肾经，以畅达胸腹、通行上下，而行气止痛。但本类药辛温香燥，易耗气伤阴，故气阴不足者慎用。

陈皮
《神农本草经》

基原

为芸香科植物橘及其栽培变种的干燥成熟果皮。采摘成熟果实，剥取果皮，晒干或低温干燥。以陈久者为佳，故称陈皮。切丝，生用。

植物特征

常绿小乔木或灌木。叶片有半透明油点。花瓣白色或带淡红色。柑果果皮薄而宽，容易剥离，汁胞柔软多汁。果期10~12月。喜高温多湿的亚热带气候，不耐寒。10~12月果实成熟时摘下果实，剥取果皮，阴干或晒干。

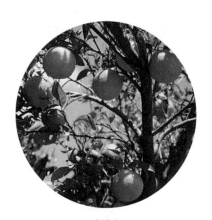

橘树

药材性状

1. 一般性状 陈皮常剥成数瓣，或呈不规则片状，外表面橙红色或红棕色，有细皱纹和凹下的点状油室；内表面浅黄白色，粗糙，附黄白色或黄棕色筋络状维管束。质稍硬而脆。气香，味辛、苦。广陈皮常3瓣相连，形状整齐，厚度均匀。点状油室较大，对光照视透明清晰。质较柔软。

2. 饮片性状 呈不规则条状或丝状。外表面橙红色或红棕色，有细皱纹和凹下的点状油室。内表面浅黄白色，粗糙，附黄白色或黄棕色筋络状维管束。气香，味辛、苦。性状标准以片大，香气浓者为佳。

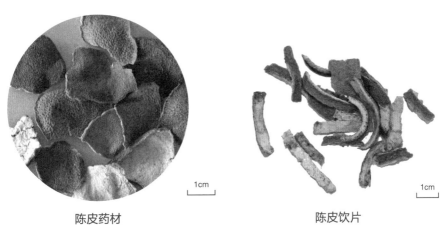

陈皮药材　　　　　　　　　　　　　　陈皮饮片

法象释义

陈皮辛、苦，温。归脾、肺经。理气健脾，燥湿化痰。主要用于脘腹胀满、食少吐泻、呕吐呃逆、湿痰寒痰、咳嗽痰多、胸痹等。《神农本草经》名"橘皮"，言其可"主胸中瘕热，逆气，利水谷，久服去臭，下气。"

橘生于南方高温地带，喜温不耐寒，且熟后色黄带红，一派暖色，故其性温。南方为火位，故得苦味；其味辛，与其散布油室、含有较多挥发油的性状特征有关。陈皮色黄入脾，气芳香而苦，其可辛香行气、苦温燥湿，以使脾气健运。故有理气健脾燥湿之功，而为治脾胃气滞所致的脘腹胀满、食少吐泻、呃逆之良药，尤宜于寒湿中阻所致者。其内表面色白，色白入肺，且有黄白色或黄棕色筋络，似肺之纹理，所以入肺而理肺气，性燥兼行，而能化肺中之痰饮，适于肺有湿痰、寒痰之咳嗽痰多。李时珍云："橘皮，苦能泄能燥，辛能散，温能和，其治百病，总是取其理气燥湿之功……脾乃元气之母，肺乃摄气之仓，故橘皮为二经气分之药，但随所配而补泻升降也。"

脾喜燥恶湿，但肺胃喜润，故橘皮以陈久者佳，新者辛温香燥之性较著，久则减。王好古曰："橘皮以色红日久者佳，故曰红皮、陈皮。"（引自《本草纲目》）李时珍说："橘皮宽膈降气，消痰饮，极有殊功。他药贵新，惟此贵陈。"现代化学和药理研究也证实了这一点。有研究发现，橘皮久置其主要有效成分黄酮类含量增加。

**附药：
青皮**

《本草图经》

为芸香科植物橘及其栽培变种的幼果或未成熟果实。5～6月间收集自落的幼果，晒干，称为"个青皮"，7～8月间采收未成熟的果实，在果皮上纵剖成四瓣至基部，晒干，习称"四花青皮"。生用或醋炙用。

青皮苦、辛，温。归肝、胆、胃经。疏肝破气，消积化滞。主要用于肝郁气滞、胸胁胀痛、疝气疼痛、乳癖乳痈、食积气滞、脘腹胀痛、症瘕等。青皮因色青而名，首归肝、胆经。李时珍云："陈皮浮而升，入脾、肺气分；青皮沉而降，入肝、胆气分。一体二用，物理自然也。"因其内面略显黄色，所以又入脾、胃经。关于青皮入脾胃，李东垣《珍珠囊补遗药性赋》中有论述："青皮快膈除膨胀，且利脾胃""青皮……下饮食入太阴之仓。"

本品色青气烈，苦、辛明显，气味俱厚，辛行苦泄，禀沉降之性，入肝、胆，故善疏肝行气，破滞削坚。尤多用于肝胆气滞、乳癖疝气等。因其入胃，亦有行胃气而消积滞之功，故又为食积气滞、脘腹胀痛所常用。本品中果皮内侧细胞径向延长，排列疏松，维管束纵横散布，也是其疏理肝胆脾胃之气的微观性状基础之一。

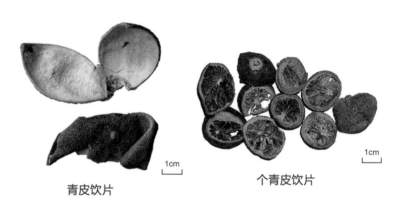

青皮饮片　　　　　　　个青皮饮片

按语

　　青皮、陈皮来源相同，但因成熟度及性状的差异，两者功效和主治有相似也有区别。青皮为幼果，质重色青气烈；陈皮已熟，质较轻，色黄气香。故此青皮主入肝、胆，功能疏肝破气，兼入脾胃，消积化滞；陈皮主入脾经，功能理气健脾，又能入肺，燥湿化痰。现代研究发现，陈皮和青皮中黄酮类成分含量有差异，从微观性状方面揭示了二者功效不同的原因。

　　陈皮与木香，均为色黄芳香入脾胃之品，有理气健脾作用。二者均有维管束或导管以通行香气，然陈皮黄白色偏多，其香气偏行中上焦，《神农本草经》："主胸中瘕热，逆气，利水谷，久服去臭，下气。"木香偏于黄褐色，其香气通行三焦上下，为三焦气分要药，《神农本草经》："主治邪气，辟毒疫温鬼，强志，主淋露。久服不梦寤魇寐。"

（孙敬昌）

枳实

《神农本草经》

基原

　　芸香科植物酸橙及其栽培变种或甜橙的干燥幼果。5～6月收集自落的果实，除去杂质，自中部横切为两半，晒干或低温干燥，较小者直接晒干或低温干燥。主产于四川、江西、福建等地。5～6月收集自落的果实，除去杂质，自中部横切为两半，晒干或低温干燥，较小者直接晒干或低温干燥。常绿小乔木。茎枝三棱形，光滑，有长刺，叶片革质，卵形或倒卵形。果圆形而稍扁。

植物特征

　　常绿小乔木。茎枝三棱形，光滑，有长刺；叶互生，革质，卵形或倒卵形，叶柄有狭长形的或倒心脏形的叶片状翅；花白色，芳香，单生或簇生于当年枝顶端或叶腋；果圆形而稍扁。喜温暖湿润气候，耐荫性强，生长适宜温度为20～25℃。阳光充足，土层深厚，疏松肥沃，富含腐殖质，排水良好的微酸性冲积土或酸性黄壤、红壤栽培为宜。主产于四川、江西、福建等地。

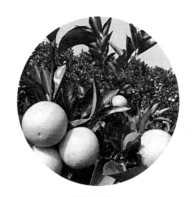

甜橙植物

药材性状

　　1. 一般性状　本品呈半球形或球形，直径0.5～2.5cm。外果皮黑绿色或棕褐色，具颗粒状突起和皱纹，有明显的花柱残迹或果梗痕。切面中果皮略隆起，厚0.3～1.2cm，黄白色或黄褐色，边缘有1～2列油室，瓤囊棕褐色。质坚硬，气清香，味苦，微酸。

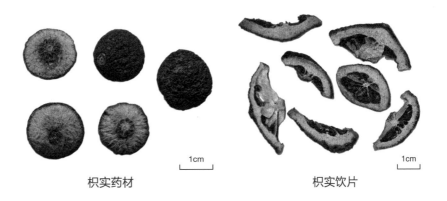

1cm

1cm

枳实药材　　　　　　　　　　枳实饮片

2. 饮片性状 生枳实呈不规则弧条形或圆形薄片，切面外果皮黑绿色至暗棕绿色，中果皮部分黄白色至黄棕色，近外缘有1~2列点状油室，条片内侧或圆片中央具棕褐色瓤囊，气清香，味苦、微酸。麸炒枳实形如枳实片，色较深，有的有焦斑，气焦香。性状标准以外果皮绿褐色，果肉色白，瓤小，质厚坚实，香气浓者为佳。

枳实味苦、辛、酸，性微寒；归脾、胃经。功能破气消积，化痰散痞。用治积滞内停，痞满胀痛，泻痢后重，大便不通，痰滞气阻，胸痹，结胸，脏器下垂等。《本经》："主大风在皮肤中，如麻豆苦痒，除寒热结，止利，长肌肉，利五脏，益气轻身。生川泽。"

《本草纲目》释名曰："枳乃木名，从只，谐声也，实乃其子，故曰枳实。"本品为酸橙的幼果入药，其外果皮边缘有1~2列油室，闻之有辛香浓烈，尝之味苦微酸。临床作用行气力强，故称其为"破气"，并有"破气消积，化痰散痞"之功。其幼果外皮呈绿褐色，果肉厚而色白，临床既善治痰湿壅滞于中上焦之胸脘痞满，又可治痰食积滞于中下焦之胃肠积滞、痞满胀痛，从而成为上行胸膈，下导肠胃之品。然其性烈之品，故"大损真元，非邪实者，不可误用"（《得配本草》）；"虚而久病，慎不可误服"（《医学入门》）。

现代研究亦表明，枳实富含芳香挥发油，主要含黄酮类成分如橙皮苷、柚皮苷等，对胃肠道有明显调节作用，可使胃底平滑肌的张力明显升高，有促进胃运动、加速胃排空的作用，枳实对呼吸系统也有一过性的兴奋作用，还具有抗溃疡作用、利胆作用等。诸多内容为本品临床功用提供了药材药理基础。

附药：
枳壳
《雷公炮炙论》

枳壳为酸橙或甜橙的近成熟果实，药材基原与枳实相同。但《本经》中未见收载，而始见于《雷公炮炙论》。自唐《开宝本草》后始记录枳实、枳壳之不同，多认为枳实性猛，枳壳性缓，如《本草衍义》曰："枳实、枳壳，一物也。小则其性酷而速，大则其性和而缓。故张仲景治伤寒仓卒之病，承气汤中用枳实，此其意也，皆取其疏通决泄、破结实之义"。

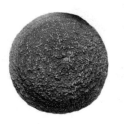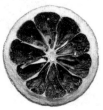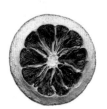

1cm

枳壳药材

枳实和枳壳均是取自酸橙或甜橙的果实，由于二药的采集时间不同，故而其气味与颜色有所差异，进而功效亦有变化。枳实是5～6月收集自落的幼果，外果皮偏绿色，气清香，味苦、微酸；枳壳是7月果实尚未成熟时采收，外果皮偏褐色，气微香，味微酸、略甜。《本草求原》云："但实采于七八月，得秋金旺气令甚峻，故治脾胃心腹脏里之病，凡气病而至血结及痰食停积有形者宜之。《本经》言止痢，长肌肉，利五脏，盖言里也。壳采于九、十月金气渐退，水气渐进，性浮而缓，故兼通肺胃胸膈皮毛之表气。《本经》言其主大风在皮肤中，如麻疹苦痒，除寒热结，凡风寒湿热阻气致喘嗽，痞呕水肿，病在无形之气宜之。"现代研究分析比较枳实、枳壳中辛弗林和挥发油的含量，发现枳实中辛弗林含量明显高于枳壳，而挥发油含量则是枳壳高于枳实，此差异是导致其功效差异的原因之一。亦有研究结果表明：柠檬烯和芳樟醇是枳实、枳壳挥发油中的主要成分，不同产地、不同生长周期及其炮制品中枳实、枳壳挥发油成分存在较大差异。随着生长周期的延长，芳樟醇、α-松油醇，香芹酚和香叶醇的含量呈现一定的规律性变化，其中芳樟醇和香芹酚的含量随着生产期的延长而降低，而α-松油醇和香叶醇的含量随着生产期的延长而升高。由此可见，芳香类成分的含量不同是导致枳实枳壳功效差异的原因之一。

（李明蕾　王瑞博）

木香
《神农本草经》

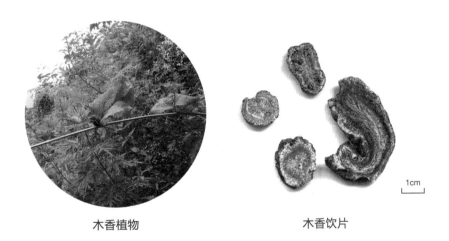

木香植物　　　　　　木香饮片

1cm

基原

为菊科植物木香的根。秋、冬二季采挖，除去泥沙及须根，切段，或再剖成瓣，干燥后撞去粗皮，生用或煨用。

多年生高大草本。主根圆柱形，表面黄褐色。茎直立。叶片疏生短刺，上面深绿色，下面淡绿带褐色。花暗紫色。原产于印度、缅甸、巴基斯坦，从广州进口，称为广木香；云南有大量引种，称云木香。栽培于海拔2500～4000m的高山地区，在凉爽的平原和丘陵地区也可生长。喜冷凉湿润气候，耐寒、耐旱，怕高温和强光，幼苗期怕直射光。

药材性状

1. 一般性状 略呈圆柱形或半圆柱形。表面黄棕色至灰褐色，有明显皱纹、纵沟及侧根痕。质坚实，不易折断，断面灰褐色至暗褐色，周边灰黄色或浅棕黄色，形成层环棕色，有放射状纹理及散在的褐色点状油室。气香特异，味微苦。

2. 饮片性状 为类圆形或不规则厚片。外表皮黄棕色至灰褐色，有纵皱纹。切面棕黄色至棕褐色，中部有明显菊花心状的放射纹理，形成层环棕色，褐色油点散在。显微镜下木质部导管单列径向排列。气香特异，味微苦。煨木香表面棕黄色，气微香。性状标准以条匀、质坚实、香气浓、油性足者为佳。

法象释义

木香辛、苦，温。归脾、胃、大肠、三焦、胆经。行气止痛，健脾消食。主要用于脾胃气滞、脘腹胀满、食积不消、不思饮食、泻痢后重、胸胁胀痛、黄疸、疝气疼痛等。《本经》："主邪气，辟毒疫温鬼，强志，主淋露。久服不梦寤魇寐。"

木香因其气香而得名。李时珍称："木香，草类也。本名蜜香，因其香气如蜜也，缘沉香中有蜜香，遂讹此为木香尔。"但本品气香特异，尝之味微苦，所以具有辛苦燥烈之性。喜冷凉湿润气候、耐寒、怕高温和强光的生活习性显示其性温的特点。

黄色是木香根的主色调，加之气香特异，所以可入脾、胃，而用于脾胃气滞、脘腹胀满、食积不消、不思饮食。本品药材近圆柱形，外表皮与切面均呈黄棕色至灰褐色，有显著纵沟和黄色稀疏油点及裂隙，木部有明显菊花心状的放射纹理和单列径向排列的导管。诸多性状可能是本品香气通行上下，"通行三焦、疏理气机、调中止痛"的药物特征之一。李时珍总结其功用云："木香乃三焦气分之药，能升降诸气。诸气膹郁皆属于肺，故上焦气滞用之者，乃金郁则泄之也；中气不运皆属于脾，故中焦气滞宜之者，脾胃喜芳香也；大肠气滞则后重、膀胱气不化则癃淋、肝气郁则为痛，故下焦气滞宜之者，乃塞者通之也。"《本草新编》也言其"能通神气，和胃气，行肝气，散滞气，破结气，止心疼，逐冷气。安霍乱吐泻，呕逆翻胃，除痃癖癥块、脐腹胀痛，安胎散毒，治痢必需，且辟疫气瘴疬。但此物虽所必需，亦止可少用之为佐使，使气行即止，则不可谓其能补气，而重用之也。大约用广木香由一分、二分，至一钱而止，断勿出于一钱之外，过多反无效功，佐之补而不补，佐之泻而亦不泻也。"

而《本经》所言"主治邪气，辟毒疫温鬼，强志，治淋露。久服不梦寤魇寐。"可能也与其辛香之气通于上下有关。《神农本草经百种录》释曰："味辛，主邪气，辟毒疫温鬼，气极芳烈，能除邪秽不祥也。强志，香气通于心，主淋露。心与小肠为表里，心气下交于小肠，则便得调矣。久服不梦寐、魇寐。心气通则神魂定。"

按语

木香与沉香皆气味芳香，入脾胃而善理胃肠气机，而有行气止痛之功。但因质地轻重不同，二者作用特点和部位也有差异。木香质地较轻，故能升能降，可疏理三焦气机；沉香质重，故善下行，而入肾纳气平喘，并能温胃降逆而止呕。

（孙敬昌）

沉香

《名医别录》

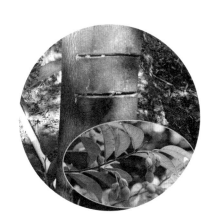

白木香植物

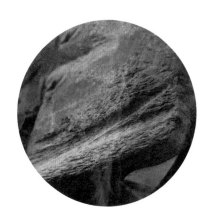

沉香药材

基原

瑞香科植物白木香含有树脂的木材。全年均可采收，割取含树脂的木材，除去不含树脂的部分，阴干。白木香主产于海南、广东、广西、台湾等地。

植物特征

常绿乔木，植株高达15m。树皮灰褐色；小枝叶柄及花序均被柔毛或夹白色柔毛。叶互生，革质，长卵形、倒卵形或椭圆形。伞形花序顶生和腋生；花黄绿色，被绒毛；花被钟形，种子黑棕色，卵形，红棕色。生于平地、丘陵的疏林或荒山中，有少量栽培。喜温暖湿润气候，耐短期霜冻，耐旱，对土壤的适应性较广，在富含腐殖质的深厚壤土中生长较快，但结香不多；在瘠薄土壤中生长缓慢，但易于结香。白木香主产于海南、广东、广西、台湾等地。

1．一般性状　呈不规则块片或长条，有加工的刀痕，一面木质坚硬，间有棕黑色微显光泽的树脂和黄白色不含树脂部分交互形成的斑纹；另一面系树脂渗出的固结面，有凹凸状裂纹及蜂窝状小洞。大多不沉于水，断面呈刺状，有特异香气，燃烧时有浓烟及强烈香气，并有黑色油状物渗出。

2．饮片性状　不规则的极薄片或小碎块，或为细粉。切面或断面有黑色与黄白色木质交错的纹理。有特殊香气。落水全沉者质最优，半沉半浮者质略次。性状标准均以色棕黑、油润、体重、香浓沉水者为佳。

法象释义

沉香味辛、苦，微温。归脾、胃、肾经。功能行气止痛，温中止呕，纳气平喘。用治腹胀闷疼痛，胃寒呕吐呃逆，肾虚气逆喘急。

沉香来源是含有树脂的木材，质重而芳香。《本草纲目》释名曰："木之心节置水则沉"，气味香，故名沉香，沉水香。现代研究发现，当沉香中树脂含量超出25%时均会沉水。沉香有特殊香气，燃烧时其香气更为强烈，并有黑色油状物渗出。沉香切面或断面呈黑色与黄白色交错的纹理，故而本品既善于入脾胃而理气降逆止呕，又兼能归肾肺而纳气平喘，如《本草经疏》云："沉香，气芬芳，…辛香入脾而燥湿，则水肿自消。凡邪恶气之中人，必从口鼻而入，口鼻为阳明之窍，阳明虚则恶气易入，得芬芳清阳之气，则恶气除而脾胃安矣。沉香治冷气、逆气，气郁、气结，殊为要药。"《本草从新》曰："诸木皆浮，而沉香独沉。故能下气而坠痰涎，能降亦能升，故能理诸气调中。"

沉香颜色棕黑，质地沉重。色黑入肾，性温散寒，故能温肾纳气，用治肾虚不能纳气之虚喘等证。《本草思辨录》云："肾中阳虚之人，水上泛而为痰涎，火上升而为喘逆。沉香质坚色黑而沉，故能举在上之水与火，悉摄而返之于肾"。现代研究表明，沉香醇提取物能促进离体豚鼠气管抗组胺作用，而发挥止喘作用。另外，本品还善治下焦病证，也与上述性状与性能有关。如《雷公炮制药性解》所云："沉香属阳而性沉，多功于下部，命肾之所由入也。然香剂多燥，未免伤血，必下焦虚寒者宜之。"《本草思辨录》亦云："其气香性温，则能温肾以理气，即小便气淋、大肠虚闭，亦得以通之，而要非以宣泄为通也。"

按语

沉香气香油润，功能行气止痛，与木香相似。然而沉香具有其色棕黑、体重沉水特点，使之具有明显的纳肾平喘和降逆止呕作用。正如《本草述》云："按诸香如木香之专调滞气，丁香之专疗寒气，檀香之升理上焦气，皆不得如沉香之功能，言其养诸气，保和卫气，降真气也。木香能疏导滞气，而沉之宜于气郁气结者，则有不同；木香能升能降滞气，而沉之能升降真气者，则有不同。"

（李明蕾　王瑞博）

香附

《名医别录》

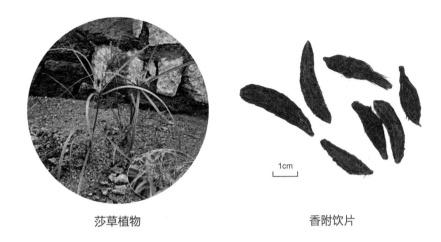

莎草植物　　　　　　　　香附饮片

基原

为莎草科植物莎草的干燥根茎。秋季采挖，燎去毛须，置沸水中略煮或蒸透后晒干。

植物特征

多年生草本，茎直立，三棱形；根状茎匍匐延长，部分膨大呈纺锤形，有时数个相连。叶丛生于茎基部，叶片线形，先端尖，全缘，具平行脉，主脉于背面隆起。花序复穗状，略扁平。主产于广东、河南、四川等地。

药材性状

1．**一般性状**　根茎呈纺锤形，长2～3.5cm，直径0.5～1cm。表面棕褐色或黑褐色，有纵皱纹，并有6～10个略隆起的环节。质硬，经蒸煮者断面黄棕色或红棕色，角质样；生晒者断面色白而显粉性，内皮层环纹明显，中柱色较深，点状维管束散在。气香，味微苦。

2．**饮片性状**　生香附为不规则厚片或颗粒状，形色同上，切面色白或黄棕色，质硬，内皮层环纹明显；气香，味微苦。醋香附形如香附片，表面黑褐色，微有醋香气，味微苦。四制香附形如香附片，表面深棕褐色，有清香气。性状标准一般以个大、质坚实、棕褐色、香气浓者为佳。

法象释义

香附味辛，微苦、微甘，性平；归肝、脾、三焦经。功能疏肝解郁，理气宽中，调经止痛。用治肝郁气滞，胸胁胀痛，疝气疼痛，乳房胀痛，脾胃气滞，脘腹痞闷，胀满疼痛，月经不调，经闭痛经。

《本草纲目》释名曰："其根相附连续而生，可以合香，故谓之香附子。"《本草正义》称本品"辛味甚烈，香气颇浓，皆以气用事，故专治气结为病"。现代商品学与鉴定学认为，本品"表皮棕褐色或黑褐色、切面色白或黄棕色"。上述性状与其善入肝、脾经，长于入气分，兼入血分之性能相吻合，为"气病之总司，妇科之主帅"的药材学基础，亦为历代医家通过不同炮制与配伍以增强其治气治血作用的依据之一。如《本草汇言》曰："香附，妙在制法，得其所宜，故古方有盐、醋、酒、便，四法之制，各因其所用也。如心腹攻痛，积聚痞块，坚实而不消者，宜用盐制，盐之味咸，咸能润下，咸能软坚也；若胎前产后，崩漏淋带，污浊而不清者，宜用醋制，醋之味酸而辛，酸可以敛新血，辛可以推陈物也；若跌仆损伤，或肿毒未溃，瘀血死血流滞而不散者，宜用酒制，酒之性温而善行，温能通血脉，行能逐留滞也。"《本草纲目》有也相关论述："生则上行胸膈，外达皮肤；熟则下走肝肾，外彻腰足。炒黑则止血，得童溲浸炒则入血分而补虚，盐水浸炒则入血分而润燥，青盐炒则补肾气，酒浸炒则行经络，酸浸炒则消积聚，姜汁炒则化痰饮。"

四制香附为《本草纲目》所记载之香附炮制品（香附分作四份，一份用盐水浸煮，一份用童便浸煮，一份用醋浸煮，均焙干；一份与山栀120g同炒，去山栀）。现代研究表明：四制香附挥发油提取物比生品香附挥发油提取物中成分种类增加20种；实验观察生香附、四制香附与石油醚部位各提取液及α-香附酮，对同缩宫素引起的大鼠离体子宫平滑肌收缩的抑制作用，发现四制香附及其石油醚部位的作用优于α-香附酮和生香附。

正是由于本品之多色而形成的气分之血药特点，历代医家也常通过不同配伍治疗气分与血分疾病。如《本草纲目》言香附"得参、术则补气，得归、地则补血，得木香则疏滞和中，得檀香则理气醒脾，得沉香则升降诸气，得芎䓖、苍术则总解诸郁，得栀子、黄连则能降火热，得茯神则交济心肾，得茴香、破故纸则引气归元，得厚朴、半夏则决壅消胀，得紫苏、葱白则解散郁气，得三棱、莪术则消磨积块，得艾叶则治血气、暖子宫。乃气病之总司，女科之主帅也"。

《本草正义》谓："凡辛温气药，飙举有余，最易耗散元气，引动肝肾之阳，且多燥烈，则又伤阴。惟此物虽含温和流动作用，而物质既坚，则虽善走而亦能守，不燥不散，皆其特异之性，故可频用而无流弊。"此性能可能与本品"根茎质硬、表面有环节，以及断面内皮层环纹明显"性状有关。现代药理也证实本品有镇静作用。

按语

本品与橘皮、青皮等理气药比较：橘皮呈橘黄色，主入脾胃，故能理气健脾；青皮为青绿色，偏于入肝经气分，专于疏肝之气，而无行血之能。而本品则为"表皮棕褐色或黑褐色、切面色白或黄棕色"之多色药物，善入肝、脾经，为气中之血药，除"疏肝解郁，理气宽中"之外，也可"调经止痛"而为妇科痛经、月经不调之常用药。

（李明蕾）

薤白

《神农本草经》

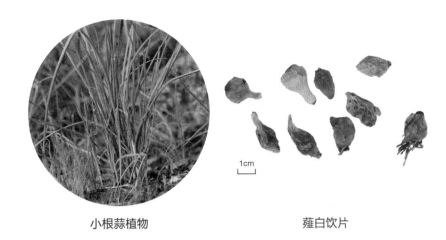

小根蒜植物　　　　　　　薤白饮片

基原

本品为百合科植物小根蒜或薤的干燥鳞茎。夏、秋二季采挖，洗净，除去须根，蒸透或置沸水中烫透，晒干。

植物特征

小根蒜为多年生草本，鳞茎近球形，直径0.7～1.5cm；叶互生，叶苍绿色，半圆柱状狭线形；花茎单一，伞形花序顶生；蒴果倒卵形，先端凹入。薤与小根蒜相似，鳞茎数枚聚生，狭卵状，鳞茎外皮白色或带红色，膜质，不破裂。叶基生。喜较温暖湿润气候，以疏松肥沃、富含腐殖质、排水良好的无病壤土栽培为宜。

1. 一般性状　小根蒜根茎呈不规则卵圆形，高0.5～1.5cm，直径0.5～1.8cm，表面黄白色或淡黄棕色，皱缩，半透明，有类白色膜质鳞片包被，底部有突起的鳞茎盘。质硬，角质样。有蒜臭，味微辣。薤根茎呈略扁的长卵形，表面淡黄棕色或棕褐色，具浅纵皱纹。质较软，断面可见鳞叶层，嚼之滑润而粘牙。

2. 饮片性状　同"一般性状"。小根蒜粉末黄白色，较老的鳞叶外表皮细胞，细胞壁稍连珠状增厚，鳞叶内表皮细胞呈类长方形。薤可见鳞叶外表皮细胞，细胞壁无明显增厚。性状标准以个大、饱满、质坚、黄白色、半透明者为佳。

法象释义

薤白辛、苦，温；归心、肺、胃、大肠经。功能通阳散结，行气导滞。用于胸痹心痛，脘腹痞满胀痛，泻痢后重。薤白始载于《神农本草经》，列于中品，"主金疮疮败，轻身不饥耐劳"。

薤白是鳞茎入药，闻之有浓郁的类似大蒜的气味，故而属辛味。薤白鳞茎近球形而数枚聚生，表面呈淡黄白色或黄棕色，与其能入心、肺以及胃、大肠经。薤白性滑利窍，性温散寒，主治寒凝痹阻诸病，黄宫绣《本草求真》言其"功用有类于韭，但韭则止入血行气及补肾阳，此则专通寒滞及兼滑窍之为异耳。"因其辛散、滑利、温通之性。

基于上述性状与性能，本品上能滑通心肺胸中之阳气，行散阴寒之凝集，用治阴寒凝结胸膈之胸痹心痛；下能滑行大肠之气滞，疗泻痢后重、泻而不爽；中能调脾胃之枢机，以除脘腹痰食寒湿，痞满胀痛。正如黄宫绣《本草求真》曰："薤味辛则散，散则能使在上寒滞立消；味苦则降，降则能使在下寒滞立下；气温则散，散则能使在中寒滞立除；体滑则通，通则能使久痼寒滞立解。是以下痢可除，瘀血可散，喘急可止，水肿可敷，胸痹刺痛可愈，胎产可治，汤火及中恶卒死可救，实通气、滑窍、助阳佳品也。"《长沙解药》也谓："肺病则逆，浊气不降，故胸膈痹塞；肠病则陷，清气不升，故肛门重坠。薤白，辛温通畅，善散壅滞，故痹者下达而变冲和，重者上达而化轻清。其诸主治：断泄痢，除带下，安胎妊，散疮疡，疗金疮，下骨鲠，止气痛，消咽肿，缘其条达凝郁故也。"

现代临床薤白可用于治疗冠心病、胸膜炎等。新的研究结果表明，薤白对腹部手术后腹腔粘连与肠粘连的预防疗效，实验选用家兔肠粘连模型，结果薤白组预防治疗腹腔粘连与肠粘连，均明显优于新斯的明组和生理盐水组；临床对腹部手术后肠粘连预防治疗研究，薤白组也优于对照组。有研究薤白浓缩颗粒对阻塞性肺疾病急性发作期并发肺动脉高压患者血液流变学的影响，经对116例患者组间平行治疗并观察平均肺动脉压、红细胞压积、纤维蛋白原等血液流变学指标，结果薤白浓缩颗粒组明显优于西药常规治疗组，具有显著统计学意义。上述研究为现代治疗呼吸系统、消化系统疾病以及冠心病等奠定了基础。

按语

薤白与枳实均可上行胸膈，下导大肠。然薤白辛开温通，质滑苦泄，通阳导滞。而枳实辛香浓烈，破气消痞。二药配伍，相得益彰。故而张仲景有枳实薤白瓜蒌汤、枳实薤白桂枝汤，用以治疗寒痰痹阻，胸阳不振所致胸痹心痛。

（李明蕾）

槟榔
《名医别录》

基原

为棕榈科植物槟榔的干燥成熟种子。春末至秋初采收成熟果实，水煮并干燥后，取出种子，晒干。浸透切片或捣碎用。

植物特征

原植物为高大乔木。羽状复叶，丛生于茎顶，长2m，光滑；坚果卵圆形或长椭圆形，熟时橙红色或深红色，中果皮厚，纤维质，内含大形种子1枚。喜高温湿润气候，耐肥，不耐寒，最适宜生长温度为25～28℃，以土层深厚，有机质丰富的砂质壤土栽培为宜。主产于海南岛、福建、云南、广西、台湾等地。

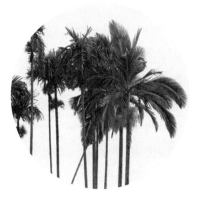

槟榔植物

药材性状

1. 一般性状 呈圆锥形或扁圆球形，高1.5～3cm，基部直径1.5～3cm。表面淡黄棕色或淡红棕色，具稍凹下的网状沟纹。底部中央有圆形凹陷的珠孔，其旁有一明显瘢痕状种脐。质坚硬，断面可见棕色种皮和白色胚乳相间的大理石样花纹。气微，味涩，微苦。

2. 饮片性状 呈类圆形薄片，切面可见棕色种皮与白色胚乳相间的大理石样花纹。周边淡黄棕色或红棕色。质坚脆易碎。炒槟榔形如槟榔片。表面黄色。焦槟榔形如槟榔片。表面焦黄色。盐槟榔形如槟榔片。表面黄色，微有咸味。性状标准以个大、体重、坚实、完整、断面色鲜艳者为佳。

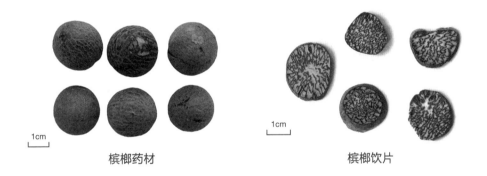

1cm

槟榔药材

1cm

槟榔饮片

法象释义

槟榔味苦、辛，性温；归经胃、大肠经。具有杀虫、消积、行气、利水、截疟功效，用治虫积、食滞，脘腹胀痛，泻痢后重，脚气，水肿等证。

槟榔为干燥成熟种子入药，体重质坚，味辛苦涩。苦以破滞，辛以散邪，故其行气力强，偏于降泄气滞。贺岳《本草要略》言其质重沉降之性，"其性沉如铁石，东垣所谓降也，阴也，是矣。故能坠诸药下行，逐水攻脚气。诸药性所谓治里急后重如神，取其坠也，非取其破气也。……盖由其性沉重，坠气下行，则郁滞之气散而至高之元下矣。一云能杀寸白虫，非杀虫也，以其性下坠，能逐虫下行也"。现代药理研究其杀虫作用，对于绦虫病有较好治疗效果，可对绦虫头节有神经麻痹作用，对其组织细胞也有明显损伤作用；槟榔堪称广谱杀虫之中药，还可用治蛔虫、蛲虫、钩虫、姜片虫、鞭虫等多种肠道寄生虫病。现代《中药学》教材常将其列为"驱虫药"。

饮片切面可见棕色种皮与白色胚乳相间的大理石样花纹，底部中央有圆形凹陷的珠孔；显微镜下可见常有细胞间隙，内层薄壁细胞散有少数维管束，其色黄白色等，诸多特征可视作槟榔善入胃肠、行气行水的药物性状基础。《本草汇言》如此描述槟榔的行气作用："此药宣行通达，使气可散，血可行，食可消，痰可流，水可化，积可解矣。如《日华子》谓槟榔能散膜膈无形之气，能下肠胃有形之物，二句尽其用矣。"现代药理研究亦表明，槟榔碱可使胃肠平滑肌张力升高，增加肠蠕动，消化液分泌旺盛，食欲增加。这与槟榔行气消积的功效应用相符合。实验研究发现，槟榔有显著的促功能性消化不良大鼠胃平滑肌收缩作用，主要以增强收缩振幅为主，对胃运动频率无明显影响。

（李明蕾　王瑞博）

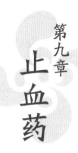

第九章
止血药

　　止血药是以制止体内外出血为主要作用的药物。主要适用于咳血、咯血、衄血、吐血、便血、尿血、崩漏、紫癜，以及外伤出血等出血病证。

　　本类药味多苦、涩，主归肝经血分，此乃本类药物一般的药"象"，有止血作用。其中，苦涩较强者主收敛止血。前人也有"止血药多炒炭用"之说，取其炒炭后苦涩药性增强，故可加强止血之效。本类药因药性寒、温不同又有凉血止血药和温经止血药之分。另有化瘀止血一类药物，既有一定的黏涩性味，又或为红色攀援性植物（茜草）而兼走窜活血之能，或为有瘤状突起之根茎（三七）而具散结消瘀之功等。因此，化瘀止血类药物具有"止血不留瘀，活血不动血"的独特优势。

小蓟
《名医别录》

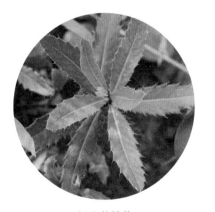

刺儿菜植物

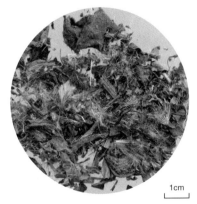

1cm

小蓟饮片

基原

　　小蓟为菊科植物刺儿菜的干燥地上部分。夏、秋二季花开时采割，除去杂质，晒干。

植物特征

　　多年生草本。茎直立，高30～80cm。叶倒披针形，全缘或具缺刻状齿，边缘具细刺。头状花序单生茎端或排成伞房花序，雌雄异株；总苞卵圆形，总苞片先端针刺状；花紫色。瘦果倒圆形；冠毛白色。花果期5～9月。除西藏、云南、广东、广西外，几遍全国各地。分布平原、丘陵和山地。生于山坡、河旁或荒地、田间。

1. 一般性状　本品茎呈圆柱形；表面灰绿色或紫红色，具纵棱及白色柔毛；质脆，易折断，断面中空。叶互生，无柄或有短柄；叶片皱缩或破碎，完整者展平后呈长椭圆形或长圆状披针形；全缘或微齿裂至羽状深裂，齿尖具针刺；上表面绿褐色，下表面灰绿色，两面均具白色柔毛。头状花序单个或数个顶生；总苞钟状，苞片5～8层，黄绿色；花紫红色。气微，味微苦、微酸涩。

2. 饮片性状　为不规则的段状茎及皱缩破碎叶片，形色同药材。性状标准以色绿、叶多者为佳。

小蓟味甘、苦，性凉，归心、肝经。具有凉血止血、散瘀解毒消痈、利尿功效。适用于各种血热出血，尤善于治疗血淋、尿血，以及热毒痈肿初起肿痛。

小蓟生性喜温暖气候，生于荒地、田间、林缘及溪旁等地。《本草便读》载其"生平泽低洼处"，秉阴凉之气而性寒，故善于清热凉血。小蓟全草入药，叶绿褐色或灰绿色，茎灰绿或带紫红色，善入心肝经血分。《医学衷中参西录》曾记载："鲜小蓟根，味微辛，气微腥，性凉而润。为其气腥与血同臭，且又性凉濡润，故善入血分，最清血分之热，凡咯血、吐血、衄血、二便下血之因热者，服者莫不立愈"。加之小蓟茎通中空而利水，故尤善治下焦结热、尿血成淋等证。《圣惠方》载："治热淋，俱用小蓟一味，生捣汁服。"

小蓟花叶披芒多刺，故又有"枪刀菜""刺角菜""千针草""锯锯草"等诸多称谓。其如枪如针之象，使之于凉血止血中兼有疏通破泄之力，可"止血不留瘀，祛瘀不动血"，自古以来都是治疗血症的重要药物。《本草拾遗》言其"破宿血，止新血。暴下血、血痢、金创出血、呕血。"故又可用治热毒疮疡初起肿痛等证，如《本草纲目拾遗》言小蓟可"解一切疗疮痈疽肿毒"。现代还用于传染性肝炎、膀胱癌等，药理研究认为小蓟有确切的抑癌作用。

中药法象学基本理论认为，本草芒刺者为秉风之象，善治风病。小蓟全草披芒带刺，亦可祛风。《日华子》言其"治热毒风"，《本草纲目拾遗》谓之"清火，疏风，豁痰"。尽管小蓟祛风作用因苦酸收敛而减弱，但其在治疗风病中还是发挥了一定的作用。如《妇人良方》用以治疗"妇人阴痒不止"，《中华本草》记载治疗"麻风性鼻衄"等。现代还用以治疗与肝风血热相关的高血压，临床与药理研究均显示有良好的疗效。本品表面灰绿色并带有白色柔毛，性凉而润，故可兼入肺经而善治肺病。《医学衷中参西录》言小蓟"善治肺病结核，无论何期用之皆宜，即单用亦可奏效。"此外，《备急千金要方》载其"治鼻窒塞，气息不通"，《中华本草》也载现代临床用治哮喘等。

小蓟药味微苦，兼有微酸涩味；其叶片皱缩、花序紧聚，上述性状特点显示其具有一定的收敛之象，结合其善入心肝血分，具有寒凉之气，故为凉血止血要药。现代研究发现，小蓟含有原儿茶酸、绿原酸、咖啡酸等有机酸成分，结合"酸味是有机酸、无机酸和酸性盐产生的氢离子引起的味感"的现代药物化学理论认识，也提示小蓟有一定的微酸特点。小蓟的多种止血成分，也主要是绿原酸和咖啡酸、黄酮类成分蒙花苷和芦丁，以及小蓟乙酸乙酯等。

附药：
大蓟
《名医别录》

为菊科植物蓟的干燥地上部分。夏秋二季花开时采割。气微，味淡。

大蓟味甘、微苦，性凉，归心、肝经。善入血分而凉血止血，主治血热妄行之诸出血证，尤多用于吐血、咯血及崩漏下血；又能凉血解毒，散瘀消肿，无论内外痈肿都可运用，单味内服或外敷均可，以鲜品为佳。《本草乘雅半偈》中记载大蓟生南地，而南方火位，入通于心，心藏血，故大蓟入血分，具有凉血止血之效。

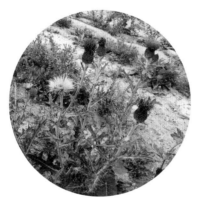

蓟植物

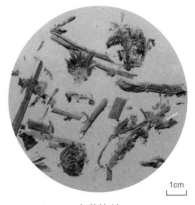

1cm

大蓟饮片

按语

大、小二蓟，同载于《名医别录》，性味功效应用相似，均有甘苦之味、凉之性，均有凉血止血、散瘀解毒消痈的功效，均可治疗血热妄行之诸出血证和内外痈肿。至《证类本草》《救荒本草》《本草纲目》才逐渐将其区别开来。

《本草便读》记载："大小蓟两种花叶皆相似，叶皆有刺，大蓟生山谷高阜处，小蓟生平泽低洼处。"二者相比，大蓟植株高大，叶缘针刺粗大，故散瘀消痈之破散之力更强；又据《本草便读》记载："大蓟则略带辛味"，故其辛散行瘀、解毒消痈之效强于小蓟。而小蓟生于平泽，常与水相伴，故又有利水之效，兼能利尿通淋，尤以治血尿、血淋为佳。《新修本草》并言："大、小蓟皆能破血，但大蓟兼疗痈肿，而小蓟专主血，不能消肿也。"

（朱 姝）

地榆

《神农本草经》

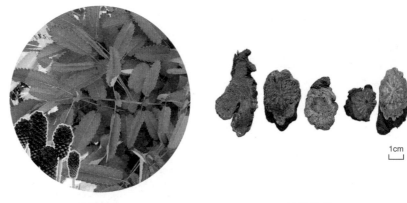

地榆植物   地榆饮片

基原

为蔷薇科植物地榆或长叶地榆的干燥根，后者习称"绵地榆"。春季将发芽时或秋季植株枯萎后采挖，除去须根，洗净，干燥，或趁鲜切片，干燥。

植物特征

多年生草本，高30~120cm。根粗壮，多呈纺锤形。基生叶为羽状复叶，卵形，边缘有圆锯齿；茎生叶较少，狭长小叶片。花小而密集，多数圆锥形直立的穗状花序，生于茎顶，红色至紫红色。瘦果褐色。花果期7~10月。生草原、草甸、山坡草地、灌丛中、疏林下，分布于东北、华北、西北、华东、西南及河南、湖北、湖南、广西等地。

药材性状

1. **一般性状** 地榆呈不规则纺锤形或圆柱形，稍弯曲，长5~25cm，直径0.5~2cm。表面灰褐色至暗棕色，粗糙，有纵纹。质硬，断面较平坦，粉红色或淡黄色，木部略呈放射状排列。气微，味微苦涩。绵地榆为长圆柱形，稍弯曲，着生于短粗的根茎上；表面红棕色或棕紫色，有细纵纹。质坚韧，断面黄棕色或红棕色，皮部有多数黄白色或黄棕色绵状纤维。气微，味微苦涩。

2. **饮片性状** 呈不规则的类圆形片或斜切片，形色同一般性状。饮片标准以条粗、质坚、断面粉红色者为佳。

法象释义

地榆味苦、酸、涩，性微寒；归肝、大肠经。凉血止血，解毒敛疮。主治血热出血证，以及烫伤、湿疹、疮疡痈肿。《本经》："主妇人乳痉痛，七伤，带下病，止痛，除恶肉，止汗，疗金疮。"

地榆苦寒酸涩，表面灰褐色至暗棕色，断面粉红色或淡黄色。色红入血分，善于凉血，为凉血、收敛、止血的代表药物。张元素言地榆"气微寒，味微苦，气味俱薄，其体沉而降，阴中阳也，专主下焦血"，认为其质重性降，走下焦；又《本草纲目》记载："地榆除下焦热，治大小便血证。"因此，地榆体重实、质坚韧，性善下行，故善于治疗下焦的各种血热出血。地榆味苦性寒，能泻火解毒，味酸涩，能敛疮，为治水火烫伤之要药，故有言"家有地榆皮，不怕烫破皮"。

现代研究发现，本品含有大量鞣质，能使创面的微血管收缩而起到局部止血作用。鞣质亦能使创伤后渗出物中蛋白质凝固，形成痂膜，减少分泌和防止感染，可外用于创伤、灼伤。鞣质还能凝固微生物体内的原生质，故有抑菌作用。

（朱　姝）

槐角
《神农本草经》

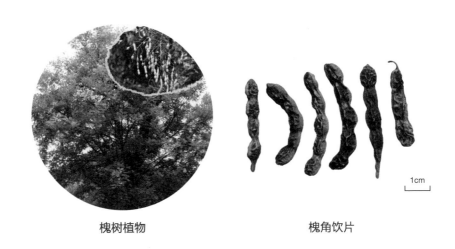

槐树植物　　　　　　　　　　槐角饮片

1cm

基原

　　为豆科植物槐的干燥成熟果实。冬季采收，除去杂质，干燥。

植物特征

　　槐为落叶乔木，高8~20m。树皮灰棕色，具不规则纵裂。奇数羽状复叶，小叶片卵状长圆形，全缘。圆锥花序顶生，花冠蝶形，乳白色。荚果肉质，串珠状，黄绿色，种子间极细缩。花期7~8月，果期10~11月。原产中国，现南北各省区广泛栽培，华北和黄土高原地区尤为多见。

药材性状

　　1. 一般性状　本品呈串珠状，有时弯曲，表面黄绿色或黄褐色，皱缩而粗糙，背缝线一侧呈黄色。质柔润，断面黄绿色，有黏性。种子1～6粒，肾形，长约8mm，表面光滑，棕黑色，一侧有灰白色圆形种脐；质坚硬，子叶2，黄绿色。果肉气微，味苦，种子嚼之有豆腥气。

2. 饮片性状　形色同一般性状。槐角蜜炙后为"蜜槐角"，表面稍隆起呈黄棕色至黑褐色，有光泽，略有黏性；具蜜香气，味微甜、苦。饮片性状以饱满、色黄绿、质柔润者为佳。

法象释义

槐角味苦，性微寒，归肝、大肠经。具有清热泻火、凉血止血功效。常用于治疗肠热便血，痔肿出血，肝热头痛，眩晕目赤。《神农本草经》："主五内邪气热，止涎唾，补绝伤，五痔，火疮，妇人乳瘕，子脏急痛。"

本品《神农本草经》名"槐实"，至宋《宝庆本草折衷》称为"槐英"，是言其荚果如角状而名，故也有"槐角"之名。槐角表面皱缩而粗糙，为收敛固缩之象，故善收敛止血，如《滇南本草》云："止血散疸。治五痔肠风下血，赤白热泻痢疾。"其色黄绿而质黏润，归肝与大肠经，故主要用于痔血、便血，尤多用于痔疮肿痛出血证。其质润兼以润肠软便，故以热结便秘下血者尤宜。其色黄绿，故又能入肝经而"疏导风热"（《本草衍义》），《本经逢原》也言之"妇人乳瘕，子脏急痛，皆肝家血热之患，用以清热滋燥，诸证自安。"

槐角味苦性微寒，其形如弯角而微有光泽，又是其兼有一定的明目祛风作用的性状特点，故可清肝泻火，善于治疗肝火上炎所导致的目赤、头胀头痛及眩晕等症。故《本草拾遗》言其"杀虫去风，明目除热泪，头脑心胸间热风烦闷，风眩欲倒，心头吐涎如醉，漾漾如船车上者"。另外，槐角质柔黏润之性，可"润肝养血"（《本草求原》），《名医别录》称之"久服明目"，《本草图经》也言"嫩房角作汤以当茗，主头风，明目，补脑"。但《名医别录》言其有"堕胎"之虞，或与其阴润多液、苦寒下行性状有关；《本草新编》指出"不可久服，久服则大肠过寒，转添泄利之苦矣"。

按语

地榆、槐角均能凉血止血，用治血热妄行之出血诸证，因其性下行，故以治下部出血证为宜。然地榆凉血之中兼能收涩，凡下部之血热出血，诸如便血、痔血、崩漏、血痢等皆宜；槐角无酸涩之味且质柔润，止血兼可润肠，故以治便血、痔血为佳。

（朱　姝　秦　林）

三七

《本草纲目》

基原

为五加科植物三七的干燥根和根茎。秋季花开前采挖，洗净，分开主根、支根及根茎，干燥。支根习称"筋条"，根茎习称"剪

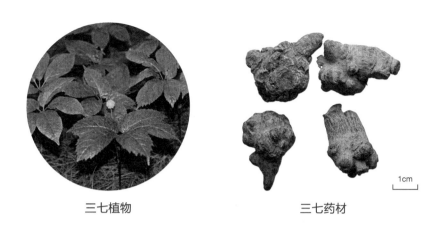

三七植物　　　　　　　　　　三七药材

口"。明代三七道地产区在广西田州，故名田七；后经云南大量引种，故名云南三七、滇三七。

植物特征

多年生草本，高30～60cm。主根肉质，倒圆锥形或圆柱形。茎直立，单生，不分枝。掌状复叶轮生茎顶，具长柄，小叶通常3～7片，膜质，椭圆倒卵形或长圆披针形，边缘具细密锯齿。夏季开淡黄绿色花，伞形花序单生于茎顶叶丛中，花瓣5。果扁球形，熟时红色；种子扁球形。生于山坡丛林下，现多为栽培。栽培于海拔800～1000m的山脚斜坡、土丘缓坡或人工荫棚下，分布于江西、湖北、广东、广西、四川、云南等地。

药材性状

1. 一般性状 三七主根呈类圆锥形或圆柱形，顶端有茎痕，周围有瘤状突起，形似猴头，习称"猴头三七"；长1～6cm，直径1～4cm。表面灰褐色或灰黄色，有断续的纵皱纹、支根痕和少数皮孔。体重，质坚实，断面灰绿色、黄绿色或灰白色，木部微呈放射状排列，皮部有细小棕色树脂道斑点。筋条呈圆柱形或圆锥形，长2～6cm。剪口呈不规则的皱缩块状或条状，表面有数个明显的茎痕及环纹，断面中心灰绿色或白色，边缘深绿色或灰色。

2. 饮片性状 同一般性状。显微性状可见有梯纹导管、网纹导管及螺纹导管等。饮片标准以体重、质坚、表面光滑、断面色灰绿或黄绿者为佳。三七粉为灰黄色的粉末，气微，味苦回甜。

法象释义

三七，味甘、微苦，性温，归肝、胃经。具有化瘀止血、活血定痛和补虚的功效。主要用于各类出血证，以及跌打损伤、瘀血肿痛，此外，具有补虚强壮的作用，民间常用于治疗虚损劳伤。

三七生于山坡，李时珍谓其止血之功"如漆黏物"，故名"山漆"。其表面有断续的纵皱纹，断面灰绿色，其归肝胃、入血分显而易见；其味微苦，根表面有明显的瘤状突起，呈现"收敛与行散兼见"之象，故以止血兼化瘀为其特长，为化瘀止血药之代表药，对人体内外各种出血，无论有无瘀滞，均可应用，尤以有瘀滞者为宜。《本草求真》曰："三七，世人仅知功能止血住痛，殊不知痛因瘀则痛作，血因敷散则血止。三七气味苦温，能于血分化其血瘀。故凡金刀刀剪所伤，及跌扑杖疮血出不止，嚼烂涂之，或为末掺，其血即止。且以吐血、衄血、下血、血痢、崩漏、经水不止、产后恶露不下，俱宜自嚼，或为末，米饮送下即愈。"《医学衷中参西录》："三七，善化瘀血，又善止血妄行，为吐衄要药。"而其味甘性温，具有补益之能，有"化瘀生新""止血不留瘀，化瘀不伤正"的特点。《本草新编》曰："三七根，止血之神药也，无论上中下之血，凡有外越者，一味独用亦效，加入补血补气药之中则更神。盖止药得补而无沸腾之患，补药得止而有安静之休也。"现代研究证实：三七素是三七止血的主要成分，能缩短凝血时间，显著增加血小板数量。其机制与药物在肝脏内的代谢有关，主要是通过机体代谢诱导血小板释放凝血物质（血小板因子Ⅲ、钙离子等）而产生止血作用；而三七中以 Rg_1 为代表的三醇型皂苷，又可抑制血小板聚集、抑制白细胞黏附等通路，减少血栓素 A_2 的生成从而抑制血栓形成而具有抗凝作用。具有镇痛、抗炎、抗衰老等作用；能够促进多功能造血干细胞的增殖，具有一定的造血作用和提高体液免疫等功能。

三七优质者谓之铁皮铜骨，其质坚味苦以及主根之瘤状突起，为"攻坚散结"之象；且因其质黏，故又善于生肌敛疮。以"散中有敛，敛中兼散"为其特长，故为伤科、外科之要药，凡跌打损伤，筋骨折伤，瘀血肿痛，疮疡肿痛等，以及伤口或疮口久溃而难收者，本品皆为常用药物。如李时珍在《本草纲目》曰："凡杖扑伤损，瘀血淋漓者，随即嚼烂，罨之即止。青肿者即消散，若受杖时，先服一、二钱，则血不冲心，杖后尤宜服之，产后服亦良。"并谓之"金创要药，云有奇功"。《医学衷中参西录》也曾记载三七："兼治二便下血，女子血崩，痢疾下血鲜红久不愈，肠中腐烂，浸成溃疡，所下之痢色紫腥臭，杂以脂膜，此乃肠烂欲穿。为其善化瘀血，故又善治女子癥瘕，月事不通，化瘀血而不伤新血，应为理血妙品。外用善治金疮，以其末敷伤口，立能血止疼愈。若跌打损伤，内连脏腑经络作疼痛者，外敷、内服奏效尤捷，疮疡初起肿疼者，敷之可消。"现代临床与药理也均有三七抗肿瘤研究，主要有肝癌、子宫颈癌、胰腺癌、乳腺癌、胆管癌、胃癌、鼻咽癌等。药理研究还证实，三七总皂苷（PNS）和三七多糖具有多靶点抗肿瘤作用，可通过直接杀伤肿瘤细胞、抑制肿瘤细胞生长或转移、诱导肿瘤细胞分化和凋亡、逆转肿瘤多药耐药、增强和刺激机体免疫功能等多种方式发挥抗肿瘤作用，同时对正常组织细胞毒性低，且 PNS 本身具有钙离子慢通道阻滞活性，可抑制多药耐药基因表达，从而抑制药物泵达到逆转耐药作用。本品还能明显治疗大鼠胃黏膜的萎缩性病变，并能逆转腺上皮的不典型增生和肠上皮化生，具有预防肿瘤的作用。

本品表面有明显的环纹，并善入肝经，而有一定的"息风"之象，临床也有用于头晕目眩、晕厥等肝风内动病证的研究。尤其是现代临床有诸多报道：如用于急性中风、脑出血肝阳上亢、脑梗死等脑血管疾病，还有高血压、高脂血症、冠心病、心律失常等心肝血管疾病，以及类风湿关节炎等。现代药理研究证实，三七有抑制和兴奋中枢神经的双向调节作用，表现为既能镇静安神、改善睡眠，又能促进脑部血液循环，活动脑部组织，扩张脑血管，增强大脑记忆及抗脑部疲劳的作用。降低血压。还可减慢心率，对各种药物诱发的心律失常也有一定的保护作用，能够降低心肌耗氧量。三七总皂苷能对抗L-谷氨酸介导的神经毒性，改善神经细胞缺氧状态，保护皮层神经细胞，从而降低细胞损害。三七总皂苷不仅能阻断细胞外Ca^{2+}内流，而且能抑制内源性Ca^{2+}释放，还可用于脑梗死的治疗。总之，三七止血而化瘀，化瘀不伤正；散结而收敛，抗癌不伤体；息风而兴奋，兴奋不伤神。为调节血液、调节神经之佳品。

按语

三七与人参同属于伞形目五加科人参属多年生草本植物，形似而效类。三七的生长环境与人参也非常类似，人参一般都生长在阴凉的环境，三七在栽种生长的过程当中，三分喜阳，七分喜阴，所以称为三七。人参作为一味补虚良品，三七也被认为具有补虚的功效。《本草纲目》曰："颇似人参之味"，《药性蒙求》曰："味甘苦同人参，故人并称曰参三七，去疲损，止吐衄，补而不竣……"《本草纲目拾遗》中记载："人参补气第一，三七补血第一，味同而功亦等，故人并称曰人参三七。为药品中之最珍贵者。"

人参性微温，黄白色偏多，多作为扶正固表的"气分药"；三七性温，灰绿色偏多，且黏性强，多作为散瘀止血和消肿定痛的"血分药"。三七和人参所含的皂苷类成分很多都是相同的。因此，二者有许多药理活性也有相似之处。

（朱　姝）

茜草
《神农本草经》

基原

为茜草科植物茜草的干燥根和根茎。春、秋二季采挖，除去泥沙，干燥。

植物特征

多年生攀援草本。根状茎红色。小枝4棱，有多数倒生皮刺。叶4片轮生，纸质，卵形至卵状披针形，基部心形，两面粗糙，脉上有微小皮刺。聚伞花序腋生或顶生；花小，白色或黄色，5数，花冠辐状。果球形，熟时橘黄色。花期8～9月，果期10～11月。分布于全国大部分地区。常生于疏林、林缘、灌丛或草地上。

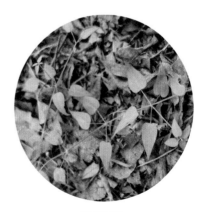

茜草植物

1．**一般性状**　根茎结节状，丛生粗细不等的根。根圆柱形，略弯曲，长10～25cm，直径0.2～1cm；表面红棕色或暗棕色，具细纵皱纹和少数细根痕；皮部脱落处呈黄红色。质脆，易折断，断面平坦皮部狭，紫红色，木部宽广，浅黄红色，导管孔多数。气微，味微苦，久嚼刺舌。

2．**饮片性状**　呈不规则的厚片或段，形色同一般性状。饮片标准以条粗、表面红棕色、断面红黄色、无茎者为佳。

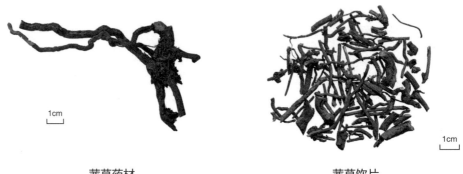

茜草药材　　　　　　　　　　　　茜草饮片

法象释义

茜草味苦，性寒，归肝经。具有凉血化瘀止血、通经的功效。适用于血热妄行或血瘀脉络之出血证，以及血瘀经闭、跌打损伤，风湿痹痛。《神农本草经》："主寒湿风痹，黄疸，补中。"

茜草色红棕或暗棕，善入血分，别名地血、血见愁。《说文解字》谓其乃"人血所化"，《本草新编》称"茜草之色与血色相同，入之血中，与血相合而同行，遂能引之归经。"茜草梗茎密布倒生皮刺，善于附物攀援，且味苦微酸性寒，表面有细纵皱纹，故具诸多收敛之象，而有凉血止血之能。《本草纲目》言本品"蔓延数尺"，善于攀爬行窜，故又具止中兼行之性，为化瘀止血之代表药。《医林纂要·药性》称茜草"止妄行之血而祛瘀通经。"《药鉴》也言其"血滞者能行之，血死者能活之"。故茜草善于治疗血分病症，为止血要药，对于血热夹瘀的各种出血证尤为适宜；还可用治经闭、跌打损伤等血瘀经络闭阻之证，尤为妇科调经要药。现代研究证实：茜草提取物有明显的促进血液凝固作用，表现为复钙时间、凝血酶原时间及白陶土部分凝血活酶时间缩短。

《本草便读》谓本品"性燥"，故在其通经络、行瘀滞之外，还兼祛风湿、排痈脓作用。《神农本草经》言茜草"主寒湿风痹"，《本草纲目》用治"骨节风痛"及《本草汇言》"治脚气并骨节风痛因血热者"，均为其除风祛湿之效。《药鉴》还言茜草对于"痘家红紫干枯者，用之于活血药中甚妙。外症疮疖痈肿者，用之于排脓药中立效。"现代研究证实，茜草水提取液对金黄色葡萄球菌、肺炎双球菌、流感杆菌和部分皮肤真菌有一定抑制作用；茜草的粗提取物具有升高白细胞作用。

按语

　　茜草与红藤比较，均为红棕色，具走窜之性，可入血分，用治经闭、跌打损伤、风湿痹痛等。茜草微酸，表面具细纵皱纹，止血力强，长于治疗出血证；红藤断面呈放射状花纹，有发散之象，活血力胜，主要用治血瘀证。

（朱　姝）

仙鹤草
《本草图经》

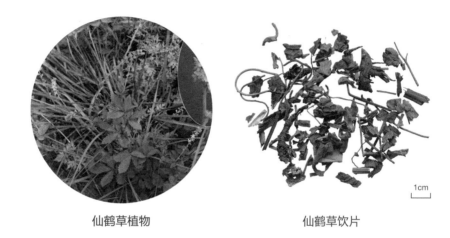

仙鹤草植物　　　　　　　　　　仙鹤草饮片

基原

　　为蔷薇科植物龙芽草的干燥地上部分。夏、秋二季茎叶茂盛时采割，除去杂质，干燥。

植物特征

　　多年生草本。茎高30~120cm，密生长柔毛。叶为奇数羽状复叶，通常有小叶3~4对，椭圆状卵形或倒卵形，边缘有锯齿。总状花序生于茎顶，花黄色，花瓣5。瘦果倒卵圆锥形，顶端有数层钩刺。花果期5~12月。我国南北各省区均产，常生于溪边、路旁、草地、灌丛、林缘及疏林下。

药材性状

　　1. 一般性状　本品全体被白色柔毛。茎下部圆柱形，直径4~6mm，红棕色，上部方柱形，四面略凹陷，绿褐色，有纵沟和棱线，有节；体轻，质硬，易折断，断面中空。单数羽状复叶互生，暗绿色，皱缩卷曲；质脆，易碎；叶片有大小2种，相间生于叶轴上，顶端小叶较大，完整小叶片展平后呈卵形或长椭圆形，先端尖，基部楔形，边缘有锯齿，托叶2，抱茎，斜卵形。总状花序细长，花萼下部呈筒状，萼筒上部有钩刺，先端5裂，花瓣黄色。气微，味微苦。

2．饮片性状　为不规则的段，茎多数方柱形，有纵沟和棱线，有节。切面中空。叶多破碎，暗绿色，边缘有锯齿；托叶抱茎。有时可见黄色花或带钩刺的果实。气微，味微苦。饮片标准以质嫩、叶多者为佳。

仙鹤草味苦、涩，性平，归心、肝经。具有收敛止血、止痢、截疟、解毒、补虚功效。主治诸多出血证，如咯血、吐血、崩漏下血、血痢，以及疟疾、脱力劳伤，以及疮疖痈肿、阴痒带下等。

本品原名"龙牙草"，始见于《本草图经》，后《救荒本草》将其改称为"龙芽草"，皆取其形似；清代郑奋杨《伪药条辨》称为"仙鹤草"，以其花穗长形而得名。仙鹤草茎呈红棕色，故入血分，其叶片皱缩卷曲，味苦、涩，有收敛之象，其茎下部圆柱形，上部方柱形，四面略凹陷，有纵沟、棱线，有节，呈内收状的结构特点，故具收敛止血之功，广泛用于全身各部的出血之证。因其药性平和，大凡出血病证，无论寒热虚实，皆可应用。本品根芽状"龙牙"，及其叶缘如锯齿、果实带钩刺等"风象"，于止血中又可行散，并能杀虫止痒。《生草药性备要》言其"理跌打伤，止血，散疮毒"，《百草镜》称之"下气活血，理百病，散痞满，跌扑吐血，崩痢，肠风下血"，《本草求原》用其"贴烂疮，最去腐、消肿，洗风湿烂脚"。本品还有补虚作用，故又有"脱力草"之称，民间以之与大枣共煎，可治贫血衰弱、精力萎顿之证。

现代研究证实：仙鹤草醇浸膏能收缩周围血管，有明显的促凝血作用；仙鹤草素能加强心肌收缩，使心率减慢；仙鹤草中的主要成分鹤草酚对猪肉绦虫、囊尾蚴幼虫、莫氏绦虫和短壳绦虫均有确切的抑杀作用，对疟原虫和阴道滴虫有抑制和杀灭作用；尚有抗菌消炎、抗肿瘤、镇痛等作用。

（朱　姝）

艾叶
《名医别录》

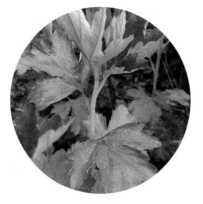

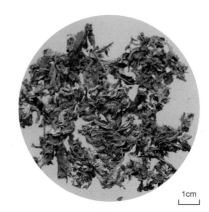

1cm

艾植物　　　　　　　　　　艾叶饮片

基原

为菊科植物艾的干燥叶。夏季花未开时采摘，除去杂质，晒干。

植物特征

多年生草本或略成半灌木状，植株有浓烈香气。茎单生或少数，高80~150cm，有明显纵棱，茎、枝均被灰色柔毛。叶厚纸质，被毛，兼有腺点；茎下部叶羽状深裂，中部叶羽状深裂至半裂，上部叶浅裂或不分裂，无柄。头状花序椭圆形，多排成穗状花序；瘦果长卵圆形。花果期7~10月。分布广，除极干旱与高寒地区外，几遍及全国。生于荒地、路旁河边及山坡等地。

药材性状

1. 一般性状 本品多皱缩、破碎，有短柄。完整叶片展平后呈卵状椭圆形，羽状深裂，裂片椭圆状披针形，边缘有不规则的粗锯齿；上表面灰绿色或深黄绿色，有稀疏的柔毛和腺点；下表面密生灰白色绒毛。质柔软。气清香，味苦。

2. 饮片性状 呈不规则的皱缩破碎叶片，有短柄，形色同一般性状。饮片标准以叶厚、色青，背面灰白色、绒毛多、质柔软、香气浓郁者为佳。

法象释义

艾叶味辛、苦，性温，有小毒。归肝、脾、肾经。具有温经止血，散寒调经，安胎的功效。适用于虚寒性出血病证，以及月经不调、痛经、胎动不安等。

艾叶多皱缩，有收敛之象，故有止血之功，《本草从新》载其"止诸血"。为温经止血之要药，适用于虚寒性出血病证，尤宜于崩漏。然本品气味辛香，茎叶被毛，具风行辛散之性，故于止血中兼以行散。《本草再新》言其"调经开郁，理气行血。治产后惊风，小儿脐疮。"

艾叶于阴历五月初五端午时节采收，为春夏交替之际，秉天地之精华，故气香味辛，极具温通之性，《本草纲目》中记载："温中、逐冷、除湿。"可温经脉，逐寒湿，止冷痛，尤善调经，为治妇科下焦虚寒或寒客胞宫之要药。《博物志》载"阳燧取火"："削冰令圆，举以向日，以艾于后承其影，则得火。"艾为纯阳之草，其气芳烈，可以其温燥透达之性为艾灸，使热力直透肌肤，熏灸穴位，温煦气血，透达经络，治"药之不及，针之不到之症。"

现代研究证实：艾叶提取物能明显缩短出血和凝血时间，艾叶油对多种过敏性哮喘有对抗作用，具有明显的平喘、镇咳、祛痰作用，其平喘作用与异丙肾上腺素相近。体外实验证明，艾叶油对肺炎球菌，甲、乙溶血型链球菌、奈瑟氏球菌有抑制作用，艾叶水浸剂或煎剂对炭疽杆菌、α-溶血性链球菌、β-溶血性链球菌、白喉杆菌、肺炎双球菌、金黄色葡萄球菌及多种致病真菌均有不同程度的抑制作用；另外，对腺病毒、鼻病毒、疱疹病毒、流感病毒、腮腺炎病毒等亦有抑制作用。对子宫平滑肌有兴奋作用。

（朱 姝）

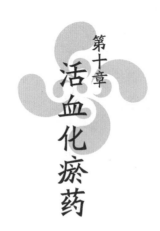

第十章 活血化瘀药

活血化瘀药是以通畅血行，消除瘀血为主要作用的药物。又称活血祛瘀药，或简称活血药或化瘀药。

本类药物多辛苦性温，其色多为红色，主归心、肝经，入血分。此类药物药"象"显著，常因其红色深浅的差异，而作用又有所不同。活血行气止痛药多为黄褐色或红黄褐色，为血中气药，如川芎、延胡索、郁金、姜黄、乳香、没药等；活血调经药多为红色或深红色，专入血分，如丹参、红花、桃仁等；活血疗伤和破血消症药多数为红色或深红色，专入血分，而且或为水蛭、土鳖虫、虻虫等虫类毒药，或为琥珀、血竭等矿石类药，其活血力最强。

本类药物易耗血动血，对妇女月经过多及其他出血证无瘀血现象者忌用；妊娠期妇女慎用或忌用。

第一节　活血止痛药

川芎
《神农本草经》

基原

伞形科多年生草本植物川芎的干燥根茎。夏季茎上节盘显著突出，并略带紫色时采挖，除去泥沙，晒后烘干，再去须根。用时切片或酒炒。

植物特征

多年生草本。根状茎呈不规则的结节状拳形，结节顶端有茎基团块，外皮黄褐色，有香气。茎常数个丛生，直立；叶互生，二至三回羽状复叶，叶柄基部扩大抱茎；花瓣椭圆形，双悬果卵圆形。喜温暖气候、雨量充沛、日照充足的环境，稍能耐旱，怕荫蔽和水涝。主产于四川，系人工栽培。

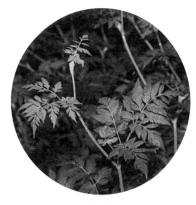

川芎植物

药材性状

1. 一般性状 本品为不规则结节状拳形团块，直径2~7cm。表面灰褐色或褐色，粗糙皱缩，有多数平行隆起的轮节，顶端有凹陷的类圆形茎痕，下侧及轮节上有多数小瘤状根痕。质坚实，不易折断，断面黄白色或灰黄色，散有黄棕色的油室，形成层环呈波状。气浓香，味苦、辛，稍有麻舌感，微回甜。

2. 饮片性状 川芎片为不规则厚片。厚2~4mm，直径1.5~4.5cm。外表皮灰褐色或褐色，有皱缩纹，切面黄白色或灰黄色，具有明显波状环纹或多角形纹理，散有黄棕色油点。周边黄褐色或棕褐色，粗糙不整齐，有须根痕、茎痕和环节。酒川芎色略深，偶见焦斑，略有酒气。性状标准以根茎个大、外皮黄褐、质坚实、断面黄白色、油性大、香气浓郁者佳。

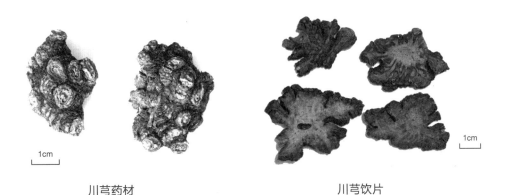

川芎药材　　　　　　　　　　　川芎饮片

法象释义

川芎味辛，性温；归肝、胆、心包经。功能活血行气，祛风止痛。用治胸痹心痛，胸胁刺痛，跌扑肿痛，月经不调，经闭痛经，头痛，风湿痹痛。《本经》："主中风入脑，头痛，寒痹，筋挛缓急，金疮，妇人血闭无子。"

川芎入药始载于《本经》，原名"芎藭"，列于上品。川芎饮片外皮黄褐色、断面黄白色，多色特征使其活血兼能行气，为"血中之气药"。如《本草汇言》曰："芎藭，上行头目，下调经水，中开郁结，血中气药。尝为当归所使，非第治血有功，而治气亦神验也。……味辛性阳，气善走窜而无阴凝黏滞之态，虽入血分，又能去一切风、调一切气。"

本品不仅辛香浓郁，而且饮片具有明显波状环纹或多角形纹理，古人常谓其如

"头""脑"之形。如《本草纲目》释名曰："或云人头穹窿穷高，天之象也。此药上行，专治头脑诸疾，故有芎䓖之名。"又云："古人因其根节状如马衔，谓之马衔芎䓖。后世因其状如雀脑，谓之雀脑芎。"前人所观察到川芎状如雀脑的性状特点，提示了川芎与大脑密切关联，可视作川芎善于祛风的药物性状基础。川芎自古即为治头风的要药，如《神农本草经》较早地记载川芎"主中风入脑，头痛"。李东垣则言"头痛必用川芎"。《医学衷中参西录》云："芎䓖气香窜，性温，温窜相并，其力上升下降，外达内透，无所不至。其特长在能引人身清轻之气上至于脑，治脑为风袭头疼、脑为浮热上冲头疼、脑部充血头疼。其温窜之力，又能通气活血，治周身拘挛，女子月闭无子。"

现代研究认为，川芎具有强心、降血压、改善微循环缺血和血液流变性等药理作用，临床常用治高血压等心脑血管病变。实验研究表明，川芎嗪作为川芎的重要有效成分，可有效的透过血-脑屏障，改善脑血液循环并使脑血容量增加，抗血栓形成，抗血小板聚集。以^{3}H标记川芎嗪作为示踪剂，观察到川芎嗪可较多透过血-脑屏障，并在大脑达到其高峰，可较持久而稳定地存留于大脑内，浓度为血液中相应时相浓度的1.99倍，表明大脑是川芎嗪重要的靶器官之一，符合"川芎归于肝经，与督脉会于巅"的中医理论；采用光、电镜放射自显影方法，观察^{3}H-川芎嗪在小鼠体内的定位分布，结果发现^{3}H-川芎嗪的敏感靶器官是肝脏，并可经胆汁排泄途径进入消化管道，被小肠上皮重吸收；^{3}H-川芎嗪亦能透过血-脑屏障进入大脑，最终经肾脏从尿液中排出体外。这可能也为中医学所认识的川芎为"血中气药"，以及味辛走窜之"上行头目，下行血海"等，提供一定的现代依据。

按语

川芎与香附比较，同为气血两用之药。但川芎药性峻猛，"上升下降，外达内透，无所不至"（《医学衷中参西录》）。"芎䓖有纹如雀脑，质虽坚实，而性最疏通，味薄气雄，功用专在气分，上升头顶，旁达肌肤，一往直前，走而不守。"（《本草正义》）。川芎辛散耗气，温燥伤阴，因此阴虚内热、气虚津伤者应多慎用。如《药品化义》所言："凡禁用者，如心虚血少，惊悸怔忡，肺经气弱，有汗骨蒸，恐此辛温香散故也。如火气升上，吐衄，咳嗽，热据痰喘，中满肿胀，恐此引气上腾故也。"而香附其性味相对平和，易随炮制而变化应用。《本草纲目》有相关论述："生则上行胸膈，外达皮肤；熟则下走肝肾，外彻腰足。炒黑则止血，得童溲浸炒则入血分而补虚，盐水浸炒则入血分而润燥，青盐炒则补肾气，酒浸炒则行经络，酸浸炒则消积聚，姜汁炒则化痰饮。"

（李明蕾）

延胡索

《本草拾遗》

基原

为罂粟科植物延胡索的干燥块茎。夏初茎叶枯萎时采挖，除去须根，洗净，置于沸水中煮至无白心时取出，晒干。

植物特征

多年生草本，茎高9~20cm。叶片二回三出全裂，末回裂片披针形；总状花序，花瓣紫红色，子房上位，蒴果线形；块茎球形。生于低海拔旷野草地、丘陵林缘。喜温暖湿润气候，耐寒、怕旱、怕涝、怕强光强。分布于陕西、江苏、安徽、浙江、河南、湖北等地。

延胡索植物

药材性状

1. 一般性状 呈不规则的扁球形，直径0.5~1.5cm。表面黄色或黄褐色，有不规则网状皱纹。顶端有略凹陷的茎痕，底部常有疙瘩状突起。质硬而脆，断面黄色，角质样，有蜡样光泽。气微，味苦。

2. 饮片性状 呈不规则的圆形厚片，外表皮黄色或黄褐色，有不规则细皱纹。切面黄色，角质样，具蜡样光泽，气微，味苦。醋延胡索形如延胡索片，表面和切面黄褐色，本质较硬，微具醋香气；酒延胡索片深黄色或黄褐色，略有酒气。性状标准以个大、饱满、质坚实、断面色黄发亮者为佳。

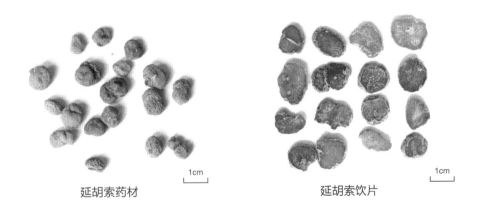

延胡索药材　　　　　　　　　　　　延胡索饮片

法象释义

延胡索味辛、苦，性温；归心、肝、脾经。功能活血，行气，止痛。用于胸胁、脘腹疼痛，胸痹心痛，经闭痛经，产后瘀阻，跌扑肿痛。

延胡索生品表面黄色或黄褐色，醋炙、酒炙其色均呈黄棕褐色；其味辛苦。既入心肝血分，又善行肝脾之气，为气滞血瘀，胸胁、脘腹疼痛之要药。缪希雍《本草经疏》中描述其药性特点："延胡索，温则能和畅，和畅则气行；辛则能润而走散，走散则血活。血活气行，故能主破血及产后诸病因血所为者。"延胡索古时多采用酒制法，酒可温通经脉，增强其活血作用。《本草正义》："延胡虽为破滞行血之品，然性情尚属和缓，不甚猛烈，古人必以酒为导引助其运行"。本品醋炙止痛作用增强。现代药理研究发现，延胡索乙素是生物碱，具有明显的保护肝脏作用，且在醋酸溶液中的析出度可大大增加。这为醋炙延胡索以增强入肝经、止痛作用，提供了药学物质基础与和药理学支持。也有研究发现，延胡索乙素对实验性心肌缺血有明显保护作用，进一步证实延胡索善入心肝经，为印证活血化瘀药的归经提供了一些客观的物质依据。

（李明蕾　王瑞博）

乳香
《名医别录》

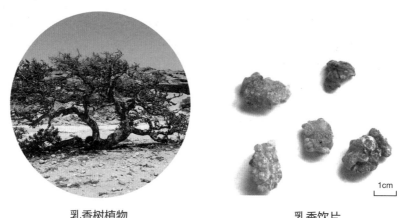

乳香树植物　　　　　　　　　　乳香饮片

基原

　　为橄榄科植物乳香树及其同属植物树皮渗出的树脂。春夏季均可采收。将树干的皮部由下向上顺序切伤，使树脂渗出数天后凝成固体，即可采取。入药多炒用。

植物特征

　　矮小灌木，高4~5m。树干粗壮，树皮光滑，淡棕黄色，纸状，粗枝的树皮鳞片状，逐渐剥落。奇数羽状复叶互生，长卵形；总状花序稀疏，花小，花萼杯状，花瓣淡黄色，卵形；核果小，倒卵形，有三棱，果皮肉质肥厚。生长于索马里及红海的山地及石灰岩山地。

药材性状

　　1. 一般性状　药材呈长卵形滴乳状、类圆形颗粒或黏合成大小不等的不规则块状物。表面黄白色，半透明，被有黄白色粉末，久存则颜色加深。质脆，遇热软化。破碎面有玻璃样或蜡样光泽。嚼之开始碎成小块，迅即软化成胶块样。黏附牙齿，唾液成乳白色，并微有香辣感。醋乳香形如乳香。表面深黄色，显油亮，略有醋气。炒乳香：形如乳香。表面油黄色，微带焦斑，具油亮光泽。

2. 饮片性状 乳香为不规则乳头状小颗粒或小团块状，表面深黄色，半透明，稍有光泽，附有白色粉尘，质坚脆，有黏性，气香，味苦辛。炒乳香表面油黄色，略透明，质坚脆，有特异香气。醋乳香表面深黄色，显油亮，略有醋气。煮乳香呈圆球状，表面深黄色，质脆，有特异香气。性状标准以形圆、质脆、色淡黄、搓之粉末粘手、气芳香者为佳。

法象释义

乳香味辛、苦，性温；归心、肝、脾经。功能活血定痛，消肿生肌。用于胸痹心痛，胃脘疼痛，痛经经闭，风湿痹痛，跌打损伤，痈肿疮疡。《名医别录》云："疗风水毒肿，去恶气。疗气癥疹痒毒"。

《本草纲目》释名曰："乳香，佛书谓之天泽香，言其润泽也。"乳香树皮部油树脂溢出，垂滴如乳头，气味芳香，故名。乳香为树脂入药，油润质坚，闻之气味芳香，归属辛味，辛散温通；饮片表面深黄色，被有白色粉末，久存则颜色加深，多色特征可视作是药物气血两用的药材基础。《本草从新》记载乳香："入心，通行十二经"，既入血分，兼入气分，能行血中气滞，宣通脏腑气血，用治血瘀气滞诸痛证。《本草求真》曰："乳香香窜入心，既能使血宣通而筋自伸，复能入肾温补，使气与血互相通活"；《本草纲目》曰："乳香香窜，能入心经，活血定痛，故为痈疽疮疡、心腹痛要药。《素问》云：诸痛痒疮疡，皆属心火是矣。产科诸方多用之，亦取其活血专功尔。"

乳香药材黏合成大小不等的不规则块状物，嚼之开始碎成小块，迅即软化成胶块样，黏附牙齿，搓之粉末黏手，如此黏性与其"收敛生肌"的功效亦一些关联。乳香既能行气通滞，又能活血消痈，祛腐生肌，故多为外伤科要药。如《本草汇言》云："乳香，活血去风，舒筋止痛之药也。陈氏发明云，香烈走窜，故入疡科，方用极多。又跌扑斗打，折伤筋骨，又产后气血攻刺，心腹疼痛，恒用此，咸取其香辛走散，散血排脓，通气化滞，为专攻也。"

现代研究发现，乳香提取物可对抗大鼠乙酸胃溃疡的发生，加快细胞增殖，促进溃疡愈合，可能是乳香"生肌"的作用机理之一。通过乳香提取液对大鼠闭合性骨折模型的实验研究，表明乳香能刺激机体成骨细胞的产生作用和增殖，加速骨折愈合，对骨折修复有较好的疗效。

附药：没药

《开宝本草》

没药为橄榄科植物地丁树或哈地丁树的干燥树脂。分为天然没药和胶质没药。主产于非洲索马里，埃塞俄比亚以及印度等地。天然没药呈不规则颗粒性团块，表面黄棕色或红棕色，近半透明部分呈棕黑色，质坚脆，有特异香气，味苦而微辛；胶质没药呈不规则块状和颗粒，表面棕黄色至棕褐色，不透明，质坚实或疏松，有特异香气，味苦而有粘性。天然没药以黄棕色、破碎面微透明、显油润、香气浓、味苦、无杂质者为佳。胶质没药以深棕色、破碎面油润、香气浓、味苦、无杂质者为佳。醋没药表面黑褐色或棕黑色，有光泽，略有醋香气；炒没药表面带黑色焦斑，具油亮光泽。

没药含没药树脂、树胶，没药酸、甲酸、乙酸及氧化酶；挥发油含丁香酚、间甲基酚、蒎烯、柠檬烯、桂皮醛等。性味辛、苦，平；归心、肝、脾经。功效散瘀定痛，消肿生肌。主要用于胸痹心痛，胃脘疼痛，痛经经闭，产后瘀阻，风湿痹痛，跌打损伤，痈肿疮疡。《医学入门》云："此药推陈致新，故能破宿血，消肿止痛，为疮家奇药也。"

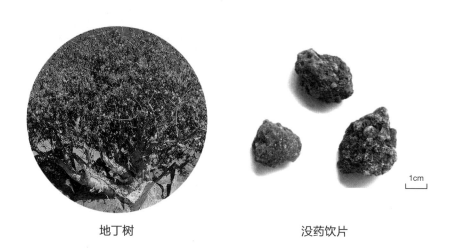

地丁树   没药饮片

  乳香、没药均具有质油润、香气浓、色淡黄（或色黄棕）特点。为"血中之气药"。乳香、没药均为树脂入药，尝之"粘附牙齿"、触之"粉末粘手"，以及天然"粘结成团块"的性状，更有利于"收敛生肌"，故二药常相须为用，均为外伤科要药可研末外用，治疮疡破溃，久不收口。乳香与没药二者活血行气功效相似，亦为相须配伍的常用药对。《本草求真》曰："乳香气味辛温，既能行气活血，又有没药之苦，以破其瘀，则推陈致新，自有补益之妙。是以古方乳香必同没药兼施，谓其可止疼痛，义由此也。"

  不同之处，乳香外观颜色偏于淡黄，故而行气力强，没药表面偏于棕褐或黑褐色，故而入血活血力胜。如《医学衷中参西录》曰："乳香气香窜，味淡，故善透窍以理气。没药气则淡薄，味则辛而微酸，故善化瘀以理血。其性皆微温，二药并用为宣通脏腑流通经络之要药。"张锡纯进一步强调，"乳香、没药不但流通经络之气血，诸凡脏腑中，有气血凝滞，二药皆能流通之。医者但知其善入经络，用之以消疮疡，或外敷疮疡，而不知用之以调脏腑之气血，斯岂知乳香、没药者哉。"

（李明蕾）

第二节　活血调经药

丹参
《神农本草经》

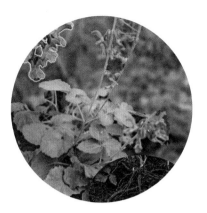

紫花丹参植物

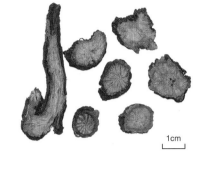

1cm

丹参饮片

基原

唇形科植物丹参的干燥根及根茎。春、秋二季采挖，洗净，晒干，生用或酒炙用。

植物特征

多年生草本，全株密被柔毛。根呈圆柱形，砖红色。茎方形，多分枝。叶对生，奇数羽状复叶，小叶呈卵形，边缘有锯齿。轮伞花序集成顶生或腋生的总状花序，花紫色，苞片披针形，花萼钟形；花冠紫蓝色，外被腺毛，小坚果4枚，黑色。生于海拔120～1300m的山坡、林下草地或沟边，喜温和湿润气候，耐寒，适应性强。全国大部分地区均有，主产于江苏、安徽、河北、四川等地。

药材性状

1．**一般性状**　野生品根茎粗短，根数条，圆柱形，表面棕红色、粗糙，具纵皱纹。老根外皮疏松，多显紫棕色，常呈鳞片状剥落。质硬而脆，断面疏松，有裂隙或略平整而致密，皮部棕红色，木部灰黄或紫褐色，导管束黄白色，呈放射状排列。气微，味微苦涩。栽培品根茎粗大肥实，表面红棕色，外皮紧贴不易剥落，质坚实，断面较平整。

2．**饮片性状**　野生品呈类圆形或椭圆形的厚片，厚2～3mm，直径0.2～1cm，形色同一般性状。栽培品直径约至1.5cm，切面灰棕色，角质样，致密，体重。酒丹参形如丹参片，表面红褐色，略具酒香气。性状标准以紫红、条粗、质坚实、无断碎条者为佳。一般认为野生品质优。

丹参味苦，性微寒；归心、心包、肝经。功能活血祛瘀，通经止痛，清心除烦，凉血消痈。用于胸痹心痛，脘腹胁痛，癥瘕积聚，心烦不眠，月经不调，疮疡肿痛。《神农本草经》："主心腹邪气，肠鸣幽幽如走水，寒热积聚，破癥除瘕，止烦满，益气。"

丹参根形似人参，皮丹而肉紫，故有丹参、紫丹参、血参根诸名。丹参饮片性状以外皮色紫红者佳，有"血中纯品"之称。其色红入血，故而长于活血调血，用治血瘀诸证。徐大椿《神农本草经百种录》云："此以色为治也，赤走心，心主血，故丹参能走心以治血分之病，又辛散而润泽，故能通利而涤邪也。"李时珍《本草纲目》曰："丹参色赤，味苦，气平而降，阴中阳也，入手少阴、厥阴之经，心与包络血分药也。"李中梓《雷公炮制药性解》亦云："按丹参色赤属火，味苦而寒，故入手少阴以疗诸般血证。"

丹参根茎多具纵向皱纹与放射状导管，其象属行散通利，故善于通经而行血分瘀滞。《本草汇言》曰："丹参，善治血分，去滞生新，调经顺脉之药也。主男妇吐衄、淋溺、崩漏之证，或冲任不和而胎动欠安，或产后失调而血室乖戾，或瘀血壅滞而百节攻痛，或经闭不通而小腹作痛，或肝脾郁结而寒热无时，或癥瘕积聚而胀闷痞塞，或疝气攻冲而止作无常，或脚膝痹痿而痛重难履，或心腹留气而肠鸣幽幽，或血脉外障而两目痛赤，故《明理论》以丹参一物，而有四物之功。补血生血，功过归、地，调血敛血，力堪芍药，逐瘀生新，性倍芎劳，妇人诸病，不论胎前产后，皆可常用。"《妇人明理论》所谓"一味丹参散，功同四物汤"之说，诚为血病通用之品。

古今均以丹参为治疗心血管疾病的良药。现代药理研究表明，丹参具有扩张冠状动脉，增加冠状动脉血流，防止心肌缺血和心肌梗死等作用。丹参主要有效成分有脂溶性和水溶性两大类，脂溶性成分中以丹参酮ⅡA含量相对较高，因而以丹参酮为有效成分的参考指标。采用高效液相色谱法对不同产地丹参饮片进行丹参酮ⅡA含量测定，发现皮部颜色棕褐色或棕黄色，木部颜色灰白色或白色的丹参饮片，丹参酮ⅡA含量一定较低。另有研究发现，丹参饮片中丹酚酸B含量与其直径、质地呈正相关，与颜色的色系也有一定关联，相关研究均表明丹参饮片外皮颜色越红，其有效成分含量越高，活血药效也就越好。

（李明蕾）

红花
《新修本草》

基原

为菊科植物红花的干燥花。夏季花色由黄变红时采摘，阴干或晒干。全国各地多有栽培，主产于河南、湖北、四川、云南、浙江等地。

植物特征

一年生草本。茎直立，高30~100cm，上部有分枝。叶互生，抱茎，长椭圆形或卵状披针形。头状花序顶生，直径3~4cm；总苞近球

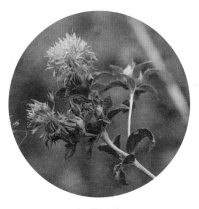
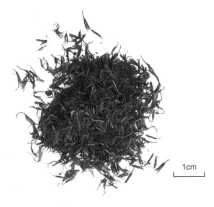

1cm

红花植物　　　　　　　　　　　　　　红花饮片

形，总苞片多刺。花两性，全为管状花，有香气，渐变为橘红色，成熟时变成深红。喜温暖干燥气候，耐寒、耐旱、耐盐碱、耐脊薄。全国各地多有栽培，主产于河南、湖北、四川、云南、浙江等地。

药材性状

1．一般性状　为不带子房的管状花，长约1～2cm。表面红黄色或红色。花冠筒细长，先端5裂，裂片呈狭条形；雄蕊花药聚合成筒状，黄白色；柱头长圆柱形，顶端微分叉。质柔软。气微香，味微苦。

2．饮片性状　同一般性状。醋红花焦红色，略有醋气。红花炭形呈红褐色。性状标准以花瓣长、色黄红鲜艳、质地柔软者为佳。

法象释义

红花味辛，性温，归心、肝经。功能活血通经，散瘀止痛。用于经闭痛经，癥瘕痞块，胸痹心痛，瘀滞腹痛，跌扑损伤等。

本品异名红蓝花，谓可染红之草，古时可做染料之用。《本草图经》记载："其花红色，叶颇似蓝，故有蓝名。"汉代张骞得自西域，种以为染，后用于医药。张仲景《金匮要略》"妇人杂病篇"中载有"红蓝花酒"。红花饮片性状以色红鲜艳者为佳，其外观特征符合中医学"色红入血""归于心经"的观点。红花喜欢生长于温暖干燥的环境，故其性温燥；闻之有特异香气，故味属辛香，"味辛，温，无毒"（《开宝本草》）。缪希雍《本草经疏》曰："红蓝花，乃行血之要药。其主产后血晕口噤者，缘恶血不下，逆上冲心，故神昏而晕及口噤。入心入肝，使恶血下行，则晕与口噤自止。腹内绞痛，由于恶血不尽，胎死腹中，非行血活血则不下；瘀行则血活，故能止绞痛，下死胎也。"

现代药理研究表明，红花的主要成分是红花黄色素，红花黄色素能扩张冠状动脉、改善心肌缺血；能扩张血管、降低血压；能对抗心律失常；能抑制血小板聚集，增强纤维蛋白溶解，降低全血黏度；对中枢神经系统有镇痛、镇静和抗惊厥作用。

按语

　　红花与川芎等活血化瘀药比较，红花色黄红鲜艳，成熟时变成深红，入血化瘀活血之功更胜一筹，为妇科经前产后血分瘀滞之要药。而川芎红色略逊，偏黄褐色，活血兼能行气，善于祛风止痛，气血瘀滞疼痛者尤为适宜。

（李明蕾）

桃仁

《神农本草经》

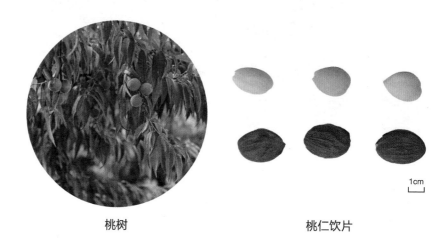

桃树　　　　　　　　　　　桃仁饮片

基原

　　为蔷薇科植物桃或山桃的干燥成熟种子。6~7月果实成熟时采摘，除去果肉及核壳，取出种，晒干，生用或炒用。

植物特征

　　落叶小乔木，高3~8m。叶互生，叶片椭圆状披针形至倒卵状披针形，边缘有锯齿。花单生，先叶开放，萼片基部合生成短萼筒，花瓣倒卵形，粉红色。核果近球形，果肉白色或黄色，种子1枚，扁卵状心形。生于海拔800~1200m的山坡、山谷沟底或荒野疏林及灌丛内。喜阳光和温暖的气候，怕涝，在肥沃高燥的砂质壤土中生长最好。分布于河北、山西、陕西、甘肃、山东、河南、四川、云南等。

药材性状

　　1. 一般性状　呈扁长卵形，表面黄棕色至红棕色，密布颗粒状突起。一端尖，中部膨大，另端钝圆稍偏斜，边缘较薄。尖端一侧有短线形种脐，圆端有颜色略深不甚明显的合点，自合点处散出多数纵向维管束。种皮薄，类白色，富油性。气微，味微苦。山桃仁呈类卵圆形，较小而肥厚。

中药法象——用形象的眼光看中药

2. 饮片性状 同一般性状。炒桃仁表面微黄色，略有焦斑。性状标准均以粒大、饱满、个完整、外皮色红棕内仁色白者为佳。

法象释义

桃仁味苦、甘，性平，小毒。归心、肝、大肠经。功能活血祛瘀，止咳平喘，润肠通便。用治瘀血诸证，肺痈，肠痈，肠燥便秘，咳嗽气喘。《本经》："主瘀血，血闭，瘕，邪气，杀小虫。"

桃仁入药始载于《神农本草经》，作"桃核人"，列为果部下品。本品外皮色红棕，符合活血化瘀药多为红色，归于肝经血分的药物性状特点。本品乃种仁入药，其内仁色白，白色属金，富油性，味微苦。故兼入肺与大肠经，可视作桃仁可以止咳平喘，润肠通便，治疗咳喘、肺痈以及肠燥便秘之药物学基础。如贾所学《药品化义》曰："桃仁，味苦能泻血热，体润能滋肠燥。若连皮研碎多用，走肝经，主破蓄血，逐月水，及遍身疼痛，四肢木痹，左半身不遂，左足痛甚者，以其舒经活血行血，有去瘀生新之功，若去皮捣烂少用，入大肠，治血枯便闭，血燥便难，以其濡润凉血和血，有开结通滞之力。"

按语

桃仁和苦杏仁在外观、性能方面，均有相似之处。二药皆为果仁，质润而降，均可通利大便。李东垣比较二药不同（引自《汤液本草》）："杏仁下喘，用治气也。桃仁疗狂，用治血也。桃、杏仁俱治大便秘，当以气血分之。"

归纳二药性状特点，可见桃仁的外皮呈红棕色者为佳，符合活血化瘀药色红入血的外观特征；而苦杏仁口尝味道更苦，苦能降泄，故其长于降泄肺气、止咳平喘。

（李明蕾）

牛膝

《神农本草经》

基原

为苋科多年生草本植物牛膝的干燥根。主产于河南。冬季茎叶枯萎时采挖，除去须根和泥沙，捆成小把，晒至干皱后，将顶端切齐，晒干。生用或酒炙用。

植物特征

多年生草本。根细长。茎四棱形，节略膨大，有对生的分枝。叶对生，有柄，叶片椭圆形或椭圆状

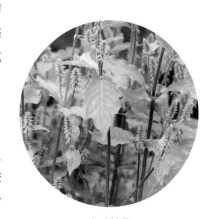

牛膝植物

披针形，全缘，两面被柔毛。穗状花序腋生或顶生，子房长椭圆形胞果长圆形，果皮薄，包于干宿萼内。为深根系植物，喜温暖干燥气候，不耐严寒，以土层深厚的砂质壤土栽培为宜。主产于河南。

药材性状

　　1. 一般性状　呈细长圆柱形。表面灰黄色或淡棕色，有细纵皱纹、横长皮孔样的突起。质硬脆，易折断，受潮变柔韧，断面平坦，淡棕色，略呈角质样而油润，中央维管束木质部较大，黄白色，外周散有多数黄白色点状维管束，断续排列成数轮。气微，味微甜涩。

　　2. 饮片性状　呈圆柱形的段，外表皮灰黄色或淡棕色，有微细的纵皱纹及横长皮孔。质硬脆，易折断，受潮变软。切面平坦，淡棕色或棕色，略呈角质样而油润，中心维管束木部较大，黄白色，共外围散有多数黄白色点状维管束，断续排列成2～4轮。气微，味微甜而稍苦涩。酒牛膝表面棕色，偶见焦斑，微有酒气。盐牛膝表面多焦斑，味咸。性状标准以条长、皮细肉肥，色黄者为佳。

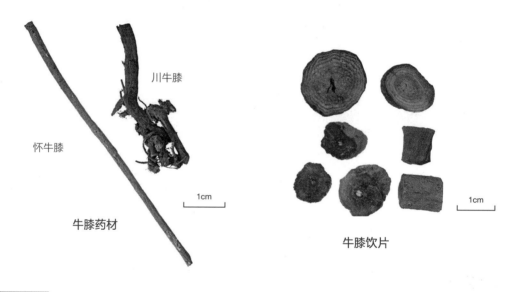

川牛膝

怀牛膝

1cm

牛膝药材

1cm

牛膝饮片

法象释义

　　牛膝味苦、甘、酸，性平；归肝、肾经。逐瘀通经，补肝肾，强筋骨，利尿通淋，引血下行。用于经闭痛经，腰膝酸痛，筋骨无力，淋证，水肿，头痛眩晕，吐血衄血。《本经》："主寒湿痿痹，四肢拘挛，膝痛不可屈伸，逐血气，伤热火烂，堕胎"。

　　《本草经集注》释名曰："其茎有节，似牛膝，故以为名。"可见牛膝之名，得之其外形特点，亦体现了牛膝功用方面的突出特点。牛膝属根茎类入药，质地偏重，味苦降泄；牛膝植株节大如牛之膝骨，故而沉降下行，善治下肢疾患，临床常用作药行下肢的引经药。《本草正义》亦形象概括："牛膝之根，一茎直达，入土最深。性又柔润多脂，故惟滑利下行，是其专职。又味苦性降，清热降火以外，已无余义。古今主治利腰膝通经络，破瘀活血，消积导滞，清利二便，皆在此范围之内。"

张锡纯《医学衷中参西录》曰："善引气血下注，是以用药欲其下行者，恒以之为引经。故善治肾虚腰疼腿疼，或膝疼不能屈伸，或腿痿不能任地，兼治女子月闭血枯，催生下胎。又善治淋疼，通利小便，此皆其力善下行之效也"。不仅如此，利用其性善下行之特点，临床也常用于口疮齿痛等火热上攻之疾患，如张锡纯言："然《别录》又谓其除脑中痛，时珍又谓其治口疮齿痛者何也？盖此等证，其因其气血随火热上升所致，重用牛膝引其气血下行。并能引其浮越之火下行，是以能愈也"。有现代研究牛膝"引药下行"作用对双氯芬酸钠抗炎作用的影响，发现二药合用后的抗炎作用强于单用双氯芬酸钠组，提示牛膝对双氯芬酸钠有引导作用，能够提高其在下肢炎症组织的靶向分布。

牛膝根茎质地油润，甘酸性平，为其活血之中兼有补益肝肾作用提供药材基础。如《本草经疏》谓牛膝："味厚气薄，走而能补，性善下行，故入肝肾。"故也善治肾虚腰疼腿疼，骨膝无力等。牛膝外表皮灰黄色或淡棕色，与诸多活血调经药比较，其活血之力偏弱，然其行善下行之能，则为之所长。

（李明蕾）

鸡血藤
《本草纲目拾遗》

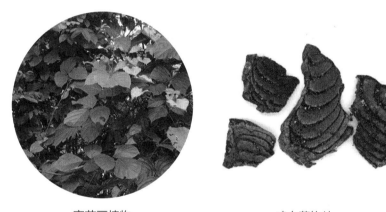

密花豆植物　　　　　　　　　　鸡血藤饮片

基原

为豆科植物密花豆的干燥藤茎。主产于广西、云南等地。野生。秋、冬二季采收茎藤，除去枝叶及杂质，润透，切片，晒干。生用或熬膏用。

植物特征

木质大藤本，长达数十米。老茎扁圆柱形，稍扭转，砍断后有红色汁液流出，横断面呈数个偏心环。三出复叶互生，有长柄，侧生小叶叶基不对称，小托叶针状。大型圆锥花序顶生叶腋，单生或2~3朵簇生于花序轴的节上成穗状；花萼肉质筒状，被白毛；蝶形花冠白色，肉质；荚果扁平，被绒毛，仅顶部有1粒种子。生于山谷林间、溪边及灌丛中。分布于福建、广东、广西、云南。

药材性状

1. 一般性状 茎呈扁圆柱形，切面可见木部淡红色，皮部有树脂状分泌物呈红褐色或黑棕色，与木部相间排列呈偏心性半圆形的环。小形的髓偏向一侧。

2. 饮片性状 为椭圆形、长矩圆形或不规则的斜切片。栓皮灰棕色，栓皮脱落处显红棕色。质坚硬。切面木部红棕色或棕色，导管孔多数；韧皮部有树脂状分泌物呈红棕色至黑棕色，与木部相间排列呈数个同心性椭圆形环或偏心性半圆形环；髓部偏向一侧。气微，味涩。性状标准以条匀、树脂状分泌物多者为佳。

法象释义

鸡血藤味苦、甘，性温；归肝、肾经。功能活血补血，调经止痛，舒筋活络。用治月经不调，风湿痹痛，肢体麻木，血虚萎黄。

鸡血藤入药较晚，首载于《纲目拾遗》，言："鸡血藤，近日云南省亦产。其藤长亘蔓地上或山崖，一茎长数十里。土人得之，以刀割断，则汁出如血。每得一茎，可得汁数升，干者极似山羊血。取药少许，投入滚汤中，有一线如鸡血走散者真。"因其藤汁殷红，似鸡血，故名之，有治疗风湿痹痛的作用，又名血风藤。鸡血藤饮片从栓皮至木质部均呈现深浅程度不同的红色，并有红棕色至黑棕色树脂状分泌物。色红入血，故而具有活血补血的功效，用治血瘀血虚诸证。《饮片新参》载鸡血藤："去瘀血，生新血，流利经脉。治暑痧，风血痹症"。现代通过血小板聚焦试验，证实鸡血藤醇提物对体外抗血小板聚集与离体主动脉环舒张起到了积极的作用。鸡血藤近年来用于治疗各种原因引起的白细胞、红细胞等全血常规减少和再生障碍性贫血等疾病，有研究证实，鸡血藤总黄酮具有促进血虚模型动物造血功能恢复的作用。

鸡血藤乃藤茎入药，有较好的疏通经络的作用，多用治风湿痹痛，手足麻木等症。如《本草纲目》曰："凡藤蔓之属，象人之筋，所以多治筋病"，藤类缠绕蔓延，犹如网络，纵横交错，无所不至，其形如络脉，故中医学多用藤类药物治疗经络不通，肢体麻木疼痛诸证。有学者分析苗医治疗痹证的93首验方，其中藤类药中鸡血藤使用频率最高。鸡血藤一药多效，既能活血，又能补血，且能舒筋通络，因而常用治血瘀血虚所致肢体疼痛、麻木等病证。《现代实用中药》记载鸡血藤："为强壮性之补血药，适用于贫血性神经麻痹症，如肢体及腰膝酸痛，麻木不仁等。又用于妇女月经不调，月经闭止等，有活血镇痛之效。"

按语

鸡血藤和红藤从药名、外观上有些相似之处，故而常被人们混淆。红藤为木通科植物大血藤的干燥藤茎，又习称"大血藤"。茎呈圆柱形略弯曲，长约30～60cm，直径1～3cm，表面粗糙而呈棕色或灰棕色，外皮常呈鳞片状剥落而现暗棕红色。饮片质坚韧，断面皮部红棕色，较疏松，有数处向内嵌入木部；木部黄白色，有多数红棕色放射状细纹。红藤性平味苦，有清热解毒，活血，祛风止痛的功效，用治肠痈腹痛，热毒疮疡，经闭痛经，跌仆肿痛等证。

比较二药饮片特征不难发现，红藤饮片的皮部呈红棕色，木部呈黄白色。而鸡血藤饮片从栓皮至木部均呈现深浅不同的红棕色，且切面韧皮部有黑棕色或红棕色的树脂状分泌物。鸡血藤饮片比红藤呈现更明显红色特征，颜色更深，分布更全，因而鸡血藤活血的作用强于红藤。

（李明蕾）

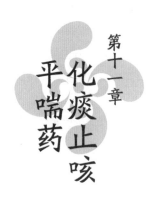

第十一章 化痰止咳平喘药

化痰止咳平喘药包括化痰药和止咳平喘药两部分。化痰药是以祛痰或消痰，治疗"痰证"为主要作用的药物；止咳平喘药是以制止或减轻咳嗽和喘息为主要作用的药物。因化痰药每兼止咳、平喘作用，而止咳平喘药又每兼化痰作用，且病证上痰、咳、喘三者相互兼杂，故将化痰药与止咳平喘药合并一章介绍。

化痰药多为辛苦之味，颜色多为白色或黄白色，入肺胃经，质地较燥。能燥湿化痰，主治痰湿证。化痰药还因药性有温、凉之别而分为温化寒痰药与清化热痰药二类。而某些温燥之性强烈的刺激性化痰药，对于痰中带血等有出血倾向者，宜慎用。

止咳平喘药其味多苦，颜色多为白色，主入肺经，质地偏于油润。具有润肺、降肺之功，主治咳喘病证。因其苦降，麻疹初起有表邪之咳嗽，不宜单投止咳药，以免影响麻疹之透发，或恋邪而致久喘不已。

半夏
《神农本草经》

基原

为天南星科植物半夏的块茎。主产于四川、湖北、江苏、安徽等地。夏、秋二季采挖，晒干，为生半夏，一般用姜汁、明矾制过入药。

植物特征

多年生草本。叶出自块茎顶端，一年生为单叶，卵状心形；2~3年后叶为3小叶的复叶。肉穗花序顶生，佛焰苞绿色；雌雄同株。浆果卵状椭圆形，绿色。花期5~7月，果期8~9月。块茎近球形。野生于山坡、溪边阴湿的草丛中或林下。

药材性状

1. 一般性状 生半夏块茎呈类圆球形，表面白色或浅黄色，顶端中心有凹陷的茎痕，周围密布棕色凹点状的根痕。下端钝圆，较光滑，质坚实。气微，味辛辣，麻舌而刺喉。置水中有涎滑感，反复清洗后滑感消尽，其辛辣麻舌感也减轻。清半夏为椭圆形、类圆形，周边淡黄白色或黄棕色；姜半夏形如清半夏，角质样；法半夏形如生半夏，内外均呈黄色或淡黄色，粉性，质较松。

2. 饮片性状　生半夏为类圆形薄片，直径1～1.5cm。外表面类白色至淡黄色，有的可见小凹点状的棕色根痕。切面类白色，粉性，洁白细腻，或角质状。无臭，味辛辣、麻舌而刺喉。清半夏切面淡灰色至灰白色，可见灰白色点状或短线状维管束迹，有的残留栓皮下显淡紫红色斑纹，断面略呈角质样，气微，味微涩、微有麻舌感；姜半夏表面棕色或棕褐色，断面淡黄棕色，常具角质样光泽，气微香，味淡、微有麻舌感，嚼之略粘牙；法半夏多呈淡黄白色、黄色或棕黄色，气微，味淡略甘，微有麻舌感。饮片性状以色白、质坚实、粉性足者为佳。

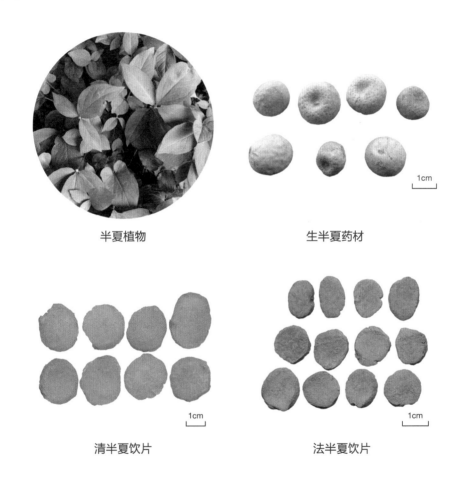

半夏植物　　　　　　　　　　生半夏药材

清半夏饮片　　　　　　　　　法半夏饮片

法象释义

　　半夏辛，温，有毒，归脾、胃、肺经。具有燥湿化痰、降逆止呕、消痞散结之功。主要用于湿痰寒痰，咳喘痰多，痰饮眩悸，风痰眩晕，痰厥头痛，呕吐反胃，胸脘痞闷，梅核气；外治痈肿痰核。《神农本草经》："主伤寒寒热，心下坚，下气，喉咽肿痛，头眩胸胀，咳逆，肠鸣，止汗。"

《吕氏春秋·仲夏》云："日长至……半夏生。"李时珍释其名曰：《礼记·月令》：五月半夏生。盖当夏之半也，故名。"半夏五月生苗，盛于长夏，而素禀土德，故倪朱谟云："此药生当夏半，本脾胃中州之剂。"脾主一身之湿，故半夏亦主一身之痰。本品色兼黄白，归脾胃而兼入肺经。半夏粉性足、味辛辣，尽显燥湿之象，置水中有滑涩之感，又具辛滑之性。燥可运脾祛湿，滑能流行津液，故可行津液而制痰凝。即《本草纲目》言："半夏能主痰饮及腹胀者，为其体滑而味辛性温也……所谓辛走气能化痰。"张山雷《本草正义》称半夏功能之长"全在于开宣滑降四字"。故半夏为脾肺痰证之主药。半夏辛辣麻舌有小毒，远非一般行气药之辛味可比。其辛散之性除化痰之外，还能消痞散结；加之其块茎质重坚实，可沉降入里，以块治块，故常用治痰凝结肿等证，如梅核气、痰核痈肿。现代临床可用治肿瘤、动脉粥样硬化等。

半夏集质重沉降和味辛行散于一身，其块茎深生于土中，因而善入脾胃，故可调节脾胃升降，而降逆止呕。常可用治呕吐反胃，尤其长于治疗痰湿胃逆呕吐，甚至痰饮呕逆眩悸，痰厥头痛等。《药性论》："消痰涎，开胃健脾，止呕吐，去胸中痰满，下肺气，主咳结。"成无己曰："辛者散也，半夏之辛以散逆气，以除烦呕，辛入肺而散气，辛以散结气，辛以发声音"。

半夏生于夏至之后，采于夏秋旺季。历经夏秋阳消阴长、自阳入阴的过程，故可交通阴阳而治失眠。《本草纲目》言其治"目不得瞑"。《黄帝内经》十三方之半夏秫米汤，即用治"邪气之客人也，或令人目不瞑不卧出者。"《肘后备急方》以半夏配秫米、茯苓，"治大病愈后，虚烦不得眠。"吴鞠通以薏苡仁替代秫米，认为"半夏逐痰饮而和胃，薏苡仁秉燥金之气而成，故能补阳明燥金之不及而渗其饮，饮退胃和，寐可立至。"现代药理证实半夏具有良好的镇静作用，生半夏、法半夏水提物对小鼠的直接睡眠作用较弱，但却能显著增加戊巴比妥钠阈下剂量的动物入睡率；半夏醇提物和苦参水提物联合使用能显著延长戊巴比妥睡眠小鼠的睡眠时间。

（孙敬昌）

川贝母
《滇南本草》

基原

为百合科多年生草本植物川贝母、暗紫贝母、甘肃贝母或棱砂贝母的鳞茎。前三者按不同性状品质习称"松母"和"青贝"；后者称，"炉贝"。主产于四川、云南、甘肃等地。其特点是色洁白，粉性足，质细软。

植物特征

暗紫贝母生于海拔3200~4500m的草地上，卷叶贝母生于林中灌丛下、草地、河滩、山谷等湿地或岩缝中，棱砂贝母生于海拔3800~4700m的流沙滩上的岩石缝隙中，甘肃贝母生于海拔2800~4400m的灌丛中或草地上。

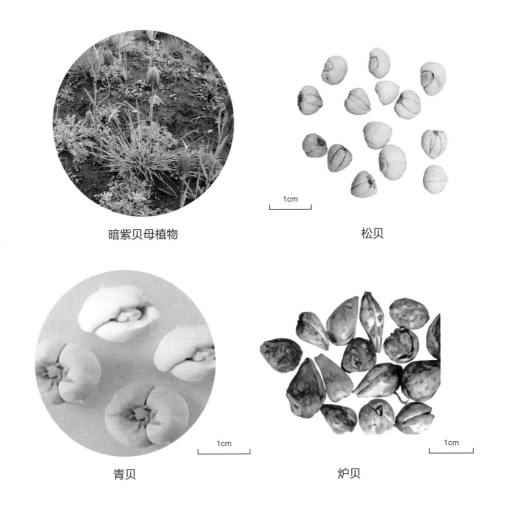

暗紫贝母植物　　　　　　　松贝

青贝　　　　　　　　　炉贝

　　暗紫贝母高15~25cm。鳞茎球形或圆锥形，由2枚鳞片组成，直径6~8mm。茎直立，单一，无毛。叶条形或条状披针形，先端急尖，不卷曲。花单生于茎顶，深黄色，有黄褐色小方格。花期6月，果期8月。卷叶贝母的鳞茎卵圆形，由2枚鳞片组成，直径1~1.5cm。花紫色至黄绿色，通常有小方格，少数仅有斑点或条纹。花期5~7月，果期8~10月。棱砂贝母高17~35cm。鳞茎长卵圆形，由2~3枚鳞片组成，直径1~2cm。叶互生，较紧密地生于植株中部或上部。单花顶生，宽钟状，略俯垂，浅黄色，具红褐色斑点或小方格。花期6~7月，果期8~9月。甘肃贝母高20~40cm。鳞茎圆锥形，由2枚鳞片组成，直径6~13mm。叶片条形。单花顶生，稀为2朵，浅黄色，有黑紫色斑点。花期6~7月，果期8月。

药材性状

　　1. 一般性状　松贝呈类圆锥形或近球形，高0.3~0.8cm，直径0.3~0.9cm。表面类白色。外层鳞叶2瓣，大小悬殊，大瓣紧抱小瓣，未抱部分呈新月形，习称"怀中抱月"；顶部闭合，内有类圆柱形、顶端稍尖的心芽和小鳞叶1~2枚；先端钝圆或稍尖，底部平，微凹入，中心有1灰褐色的鳞茎盘，偶有残厚须根。质根而脆，断面白色，富粉性。气微，味微苦。

青贝：呈类扁球形，高0.4～1.4cm，直径0.4～1.6cm。外层鳞叶2瓣，大小相近，相对抱合，顶部开裂，内有心芽和小鳞叶2～3枚及细圆柱形的残茎。

炉贝：呈长圆锥形，高0.7～2.5cm，直径0.5～2.5cm。表面类白色或浅棕黄色，有的具棕色斑点，习称"虎皮斑"。外层鳞叶2瓣，大小相近，顶部开裂略尖，开口称"马牙嘴"，基部稍尖或较钝。

2．饮片性状　川贝母为类圆锥形，或近球形，表面类白色或淡黄色，有的具棕色斑点，外层两鳞片较厚，呈心脏形，相对抱裹，内有心芽和小鳞叶数枚；内表面纯白，质坚脆，富粉性；气微，味微苦。性状标准以质坚实、色白、粉性足、质细软，个完整不碎者为佳。

法象释义

川贝母苦、甘，微寒。归肺、心经。清热润肺，化痰止咳，散结消肿。主治肺虚久咳，燥热咳嗽，阴虚劳嗽，肺痈，瘰疬，痈肿，乳痈。《神农本草经》："主伤寒烦热，淋沥邪气，疝瘕，喉痹，乳难，金疮，风痉。"

川贝母命名缘由，《本草经集注》言其"形似聚贝子"。川贝母好生于湿地，湿属阴而润，禀赋地表之阴气，故性寒凉而质润。其色白而入肺，故可清热润肺；而其粉性足、质细软，又可化痰且不燥肺、不伤胃。故善治热痰、燥痰以及阴虚劳嗽。正如《长沙药解》云："贝母苦寒之性，泄热凉金，降浊消痰，其力非小，然轻清而不败胃气，甚可嘉焉。"《药品化义》谓："贝母，味苦能下气，微辛能散郁，气味俱清，故用入心肺，主治郁痰、虚痰、热痰及痰中带血，虚劳咳嗽，胸胁逆气，烦渴热甚，此导热下行，痰气自利也。"现代研究证实，川贝母中的贝母生物碱是其止咳的主要药效成分。

川贝母形若"怀中抱月"，内有心芽，且有棕色斑点等性状特征，与其兼入心经有关；而其球形块茎，质地坚实，边缘呈凹凸不平的结节状，显为"攻坚散结"之象，加之味苦微辛性寒兼入心等性能，均与其散结消痈作用有一定关系。如《神农本草经》言："味辛，平。主伤寒烦热，淋沥邪气，疝瘕，喉痹，乳难，金创，风痉。"《长沙药解》也以贝母："疗喉痹，治乳痈，消瘰瘤，去努肉，点翳障，敷疮痈，止吐衄，驱痰涎，润心肺，解燥渴，清烦热，下乳汁，除咳嗽，利水道。"由此可知，本品不仅用于呼吸系统、心肺疾病等，也多用治疝瘕、瘰疬、瘿瘤、喉痹、乳痈等肿瘤结节性疾病，现代临床还用于肺癌、鼻咽癌、食道癌、乳腺癌、子宫颈癌等。

按语

川贝与半夏比较，二者均可化痰散结，但川贝性寒质细腻而润，化痰不伤阴；偏入肺心，长于治疗肺系或心肺系统疾病。半夏性温辛辣有小毒，化痰散结力胜；偏入脾胃，长于治疗消化系统疾病。

附药：
浙贝母
《轩歧救正论·
药性微蕴》

为百合科多年生草本植物浙贝母的鳞茎。原产于浙江象山，故又称"象贝母"。现主产地浙江鄞县，江苏、安徽、湖南、江西等地亦产。浙贝母生于湿润的山脊、山坡、沟边及村边草丛中。鳞茎半球形，直径1.5~6cm，有2~3片肉质的鳞片。茎单一，直立，圆柱形，高50~80cm。叶无柄，长6~17cm，宽6~15mm。花单生于茎顶或叶腋，花钟形，俯垂，淡黄色或黄绿色，具细微平行脉，内面并有淡紫色方格状斑纹，基部具腺体。朔果卵圆形，直径约2.5cm，有6条较宽的纵翅，成熟时室背开裂。种子扁平，近半圆形，边缘具翅。花期3~4月，果期4~5月。初夏植株枯萎时采挖，洗净，擦去外皮，大小分开。大者除去芯芽，习称"大贝"（又称"元宝贝"）；小者不去芯芽，习称"珠贝"。分别撞擦，除去外皮，拌以煅过的贝壳粉，吸去擦出的浆汁，干燥；或取鳞茎，大小分开，洗净，除去芯芽，趁鲜切成厚片，洗净，干燥，习称"浙贝片"。

药材性状

大贝为鳞茎外层的单瓣鳞叶，略呈新月形，高1~2cm，直径2~3.5cm，外表面类白色至淡黄色，内表面白色或淡棕色，被白粉末，质硬而脆易折断，断面白色至黄白色；珠贝为完整的鳞茎，呈扁圆形，高1~1.5cm，直径1~2.5cm，表面类白色，外层鳞叶2瓣互相抱合，肥厚，略似肾形，内有小鳞叶2~3枚和干缩的残茎；浙贝片为鳞茎外层的单瓣鳞叶切成的片，椭圆或类圆形，直径1~2cm，边缘表面淡黄色，切面平坦、粉白色。性状标准以鳞叶肥厚、质坚实、粉性足、断面色白者为佳。

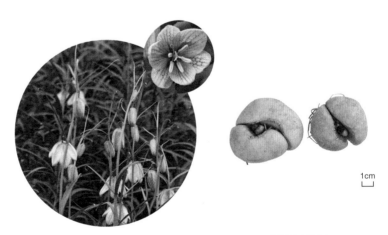

1cm

浙贝母植物　　　　　　　　浙贝母药材

　　浙贝母苦，寒。归肺、心经。清热化痰止咳，解毒散结消痈。用于风热咳嗽，痰火咳嗽，肺痈，乳痈，瘰疬，疮毒。《神农本草经》既有"贝母"之名，列为中品。但据后人对其植物品种考证，认为此时的贝母当包括川贝母与浙贝母等。后至明代《滇南本草》始有"川贝母"之名，并指出时有以浙贝母伪充川贝母的情况。至清代赵学敏《本草纲目拾遗》即将浙贝母单列于川贝之外而专门论述。

　　川贝与浙贝均为清热化痰要药，究其与性状之联系有二：一是因其色洁白而入肺，粉性足且质细软，化学成分中富含淀粉和生物碱，具有吸附湿气之象，故可化痰且无燥肺之弊，为肺痰燥咳要药。二者均为质地坚实而有结节和"怀中抱月"性状，并性味苦寒降泄、兼入心经，故均有"散结消痈"之能。然川贝味甘，润肺力胜；浙贝苦寒偏重，泄热散结力强。正如《本草正义》："象贝母蓄寒泄降，而能散结。"《本草汇言》："贝母，象山亦有，但味苦恶，仅可于破血解毒药中用之。"

（梁晓东　秦　林）

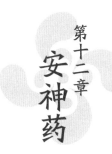

第十二章 安神药

安神药是以宁心安神为主要功效，用于心神不安病证的药物。

本类药物多为红色，主入心经。根据药物来源及应用特点不同，安神药分为重镇安神药和养心安神药两类。

重镇安神药为质地沉重的矿石类物质，颜色多为红色或黑红色，具有显著的药象特征。质重则潜镇，色赤而归心，如朱砂、琥珀、磁石等。重则镇怯，故可用治心悸失眠、惊痫发狂、烦躁易怒等阳气躁动、心神不安的实证。

养心安神药多为植物种实或藤根类药物，质地油润或柔润，富有滋养之性，尤以红色或黑红色为佳。如酸枣仁、柏子仁、远志、合欢皮、夜交藤等，具有养心滋肝作用，用于心肝血虚、心神失养所致的心悸怔忡、失眠多梦等神志不宁的虚证，并常与补血养心药同用，以增强疗效。

朱砂
《神农本草经》

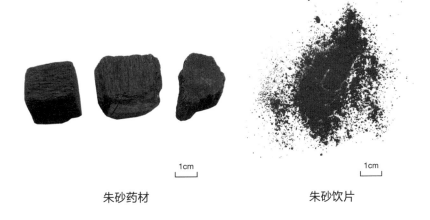

| 朱砂药材 | 朱砂饮片 |

1cm　　　　　　1cm

朱砂药材　　　　　　朱砂饮片

基原

为硫化物类矿物辰砂族辰砂。主产于贵州、湖南、四川、云南等地。

辰砂为晶体结构属三方晶系，晶体为厚板状或菱面体，有时呈极不规则的粒状集合体或致密状块体。颜色朱红或褐红，有时带铅灰色；条痕红色。具金刚光泽。易碎裂成片，有平行的完全解理。断口呈半贝壳状或参差状。常呈矿脉产于石灰岩、板岩、砂岩中。主产于湖北、湖南、广西、贵州、四川、云南等省区。

1. 一般性状　呈颗粒状或块片状。表面鲜红色或暗红色，条痕红色至褐红色，具光泽。体重，质脆。无臭，无味。

2. 饮片性状　为极细粉末状，鲜红色或暗红色，触之不染手，具闪烁的光泽，体重。无臭，无味。饮片标准以色鲜红、有光泽、体重、质脆、无杂质者为佳。

朱砂甘，微寒；有毒。归心经。清心镇惊，安神，明目，解毒。用于心神不宁，癫痫发狂，小儿惊风，视物昏花，热毒疮肿。《神农本草经》："主身体五脏百病，养精神，安魂魄，益气，明目，杀精魅邪恶鬼，久服通神明不老。能化为汞。"

朱砂于《神农本草经》中称"丹砂"，列为上品。因其色朱红，形似砂粒而得名。朱砂产于岩中，秉金石阴寒之气，色赤而专入心经血分，尤善清心解毒。故《珍珠囊》称："凉心热非此不能除。"《本草经解》也言："朱砂气微寒，秉天初冬寒水之气，色赤而生水银，入手少阴心经，盖心乃火脏，而藏阴者也。气味降多于升，质重味薄，阴也。"朱砂质重性寒而善于沉降，为镇惊安神要药。李东垣言其"纯阴，纳浮溜之火而安神明"。张从正言："所谓重剂者，镇缒之谓也。其药则朱砂、水银、沉香、水石、黄丹之伦，以其体重故也。"（《儒门事亲》）因此，朱砂色红鲜艳、质重性寒的性状特点，是其清心解毒、镇惊安神"药象"基础。正如《神农本草经百种录》所言："丹砂正赤，为纯阳之色。心属火，色赤，故能入心，而统治心经之证。其质重，故又有镇坠气血之能也。凡药之用，或取其气，或取其味，或取其色，或取其形，或取其质，或取其性情，或取其所生之时，或取其所成之地，各以其所偏胜而即资之疗疾，故能补偏救弊，调和脏腑。深求其理，可自得之。"现代研究表明，硫化汞是朱砂镇静催眠、抗惊厥、抗心律失常的有效成分。

《别录》言朱砂"光色如云母"，古人也以其"光明莹澈为佳"。朱砂所具"金刚光泽"，是其明目功效的"药象"基础。即可清热明目以治目赤肿痛、翳膜遮睛，如《审视瑶函》灵飞散，以朱砂配炉甘石、珍珠、熊胆、牛黄等；又可潜阳明目，用治阴虚阳亢、目视昏花，如《千金要方》神曲丸（即磁朱丸）。另如《圣惠方》朱砂丸等，皆以其为主药，用治眼目昏暗、风赤眼肿等证。

（梁晓东　孙敬昌）

酸枣仁

《雷公炮炙论》

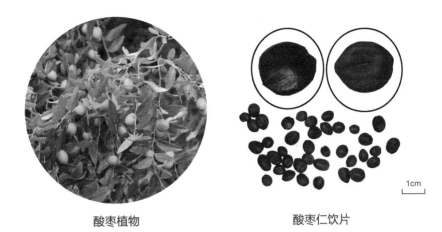

酸枣植物　　　　　　　　酸枣仁饮片

1cm

基原

为鼠李科植物酸枣的干燥成熟种子。秋末冬初采收成熟果实，除去果肉及核壳，收集种子，晒干。

植物特征

酸枣树属落叶灌木或小乔木，高1～3m。老枝褐色，幼枝绿色。枝上有针形刺和反曲刺，长约5毫米。叶互生，叶片椭圆至卵状披针形，边缘有细锯齿。花2～3朵簇生叶腋，小形，黄绿色。核果肉质近球形，直径1～1.4厘米，熟时暗红色，有酸味。花期4～5月，果期9～10月。酸枣树喜温暖干燥的环境，适应性强，多生长于向阳或干燥的山坡、山谷、丘陵、路旁以及荒地。分布于华北、西北及辽宁、山东、江苏、安徽、河南、湖北、四川等大部地区。

药材性状

1. **一般性状**　本品呈扁圆形或扁椭圆形，长5～9mm，宽5～7mm，厚约3mm。表面紫红色或紫褐色，平滑有光泽，有的具纵裂纹。一面较平坦，中间有1条隆起的纵线纹；另一面稍凸起。一端凹陷，可见线形种脐；另端有细小凸起的合点。种皮较脆，胚乳白色，子叶两片，浅黄色，富油性。显微镜下胚乳细胞和子叶薄壁细胞均含大量脂肪油。气微，味淡。

2. **饮片性状**　形色同一般性状，显微性状可见大量糊粉粒和脂肪粒。饮片标准以粒大饱满、种仁色黄白、外皮紫红色、无核壳者为佳。

酸枣仁甘、酸，平。归肝、胆、心经。养心补肝，宁心安神，敛汗，生津。用于虚烦不眠，惊悸多梦，体虚多汗，津伤口渴。

《本经》载有酸枣入药，列为上品："主心腹寒热，邪结气聚，四肢酸疼，湿痹。久服安五脏，轻身延年。"酸枣仁是酸枣的果仁，其皮紫红色，外形扁圆而似心，故入心而安心神。如《药品化义》言："枣仁，仁主补，皮赤类心，用益心血。"另其味酸甘，可化阴而入肝，故可滋养肝血。诚如《本草崇原》言："枣肉味酸，肝之果也。得东方木味，能达肝气上行，食之主能醒睡。枣仁形园色赤，禀火土之气化。火归中土，则神气内藏，食之主能寤寐。"

《药性切用》称酸枣仁"生用酸平，熟酸温"。其既可入心走血，又能味酸收敛，故可宁心敛汗，为治虚劳烦热、多汗不寐良药，如《普济方》以其配伍麦门冬、榆叶所制之酸枣仁丸等。《本草切要》称："酸枣仁佐归、参可以敛心；佐归、芍可以敛肝；佐归、术可以敛脾；佐归、麦可以敛肺；佐归、柏可以敛肾；佐归、苓可以敛肠胃、膀胱；佐归、芪可以敛气而灌溉营卫；佐归、地可以敛血而荣养真阴。"酸味可刺激唾液腺分泌，所以酸枣仁又有生津之效，可用于津伤口渴。

附药：柏子仁
《神农本草经》

柏子仁为柏科植物侧柏的干燥成熟种仁。秋、冬二季采收成熟种子，晒干，除去种皮。种仁呈长卵圆形至长椭圆形，新鲜品淡黄色或黄白色，久置则颜色变深而呈黄棕色，并有油渗出。外面常包有薄膜质的内种皮，并有深褐色的点。断面乳白色至黄白色，胚乳、子叶均含丰富的油质。气微香，味淡而有油腻感。饮片标准以粒饱满，黄白色，油性大而不泛油，无皮壳杂质者为佳。

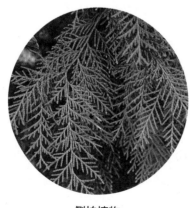

侧柏植物

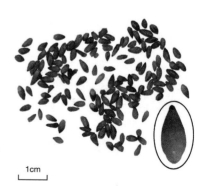

1cm

柏子仁饮片

《本经》始载本品，称"柏实"，列为上品，"味甘，平。主惊悸，安五脏，益气，除风湿痹，久服令人润泽美色，耳目聪明，不饥不老，轻身延年。"柏子仁甘，平。归心、肾、大肠经。养心安神，润肠通便，止汗。用于阴血不足，虚烦失眠，心悸怔忡，肠燥便秘，阴虚盗汗。

柏子仁也为养心安神要药，常与酸枣仁配伍用治心神不宁、惊悸失眠等证。但酸枣仁酸甘，归心、肝、胆经，养心安神兼可补肝、敛汗、生津；柏子仁甘平，归心、肾、大肠经，养心安神兼可润肠通便。

（梁晓东　孙敬昌）

远志

《神农本草经》

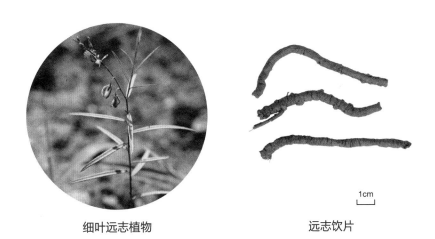

细叶远志植物　　　　　　　　远志饮片

基原

为远志科植物细叶远志和西伯利亚远志的的根。春、秋二季采挖，除去须根及泥沙，晒干。

植物特征

多年生草本。株高25～40cm，根圆柱形，长而微弯。茎直立或斜生，由基部丛生，细柱形，质坚硬。带绿色，上部多分枝。花期5～7月，果期6～8月。远志生于向阳山坡或路旁，分布于东北、华北、西北及山东、江苏、安徽和江西等地。西伯利亚远志株高10～30cm，又名宽叶远志，生于海拔1100～2800m的山坡草地。

药材性状

1. 一般性状　远志根圆柱形，稍弯曲，长3～15cm，直径2～8mm。表面灰黄色至灰棕色，有较密并深陷的横皱纹、纵皱纹及裂纹，老根的横皱纹较密更深陷，略呈结节状。质硬而脆，易折断。断面皮部棕黄色，木部黄白色。远志肉呈长圆筒状，无木部。气微，味苦、微辛，嚼之有刺喉感。

2. 饮片性状 为小圆柱形结节状小段，色质同一般性状。制远志味略甜，嚼之无刺喉感；蜜远志显棕红色，稍带焦斑，有黏性，气焦香，味甜。性状标准以根粗壮、皮厚者为佳。

法象释义

远志苦、辛，温。归心、肾、肺经。安神益智，祛痰开窍，解毒消肿。用于惊恐所致之惊悸失眠、嗜睡健忘、神志恍惚，咳痰不爽，疮疡肿毒，乳房肿痛。《神农本草经》："主咳逆伤中，补不足，除邪气，利九窍，益智慧，耳目聪明，不忘，强志倍力。久服轻身不老。"

远志于《神农本草经》列为上品。《本草纲目》云："此草服之能益智强志，故有远志之称"。远志品种较多，以山西产为道地药材，习称"关远志"。本品药材密布深陷的皱纹或环纹，饮片断面的皮部呈棕黄色或棕红色，故善入心经，有"安神定惊"之象，为治疗心神不安、惊悸失眠之常用要药。古代本草载远志质量较好者根呈黑色，故又可入肾经。如《本草图经》言："商州者根又黑色。俗传夷门远志最佳。"远志其味苦辛，苦降心火，辛开肾水，故"能交心肾"（《药性通考》）。常用治心肾不交之惊悸不安、失眠多梦、健忘、恍惚错语，以及小便赤浊、遗精等。《本草新编》释曰："是远志乃通心肾之妙药。故能开心窍而益智，安肾而止梦遗，否则心肾两离，何能强记而闭守哉。"

远志味辛，嚼之有刺喉感，还可开窍化痰。《药品化义》言："远志，味辛重大雄，入心开窍，宣散之药。"《本草再新》："行气散郁，并善豁痰。"结合本品颜色为棕红、黄白相兼，除能入心醒神以开心窍之外，又能归肺脾行津液以化痰。故"凡痰涎沃心，壅塞心窍，致心气实热，为昏愦神呆、语言蹇涩，为睡卧不宁，为恍惚惊怖，为健忘，为梦魇，为小儿客忤，暂以此豁痰利窍，使心气开通，则神魂自宁也。"（《药品化义》）故为治痰涎嗜睡健忘、甚至神昏窍闭等常用之品。总之，本品以其安神兼以开窍，对心神具有双向调节作用，实乃临证治疗失眠、嗜睡紊乱之特色药物。现代临床常用治神经系统疑难病，慢性精神功能紊乱病证，如发作性睡病或伴夜间睡眠紊乱、失眠、神经官能症等睡眠障碍性疾病，癫痫、痴呆综合征、精神病、抑郁症等，均有重要的临床意义。

（秦 林）

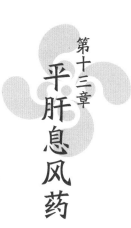

第十三章 平肝息风药

平肝熄风药是以平肝潜阳或息风止痉为主要作用，主治肝阳上亢或肝风内动病证的药物。

本类药物颜色偏于青绿色或绿褐色，主入肝经。因药物质地结构等不同，主要分为平肝潜阳药和熄风止痉药两类。

平肝潜阳药多为性质寒凉之介类药物，如石决明、珍珠母、牡蛎、紫贝齿等。古人有"介类潜阳"之说，是指质地较重介类药物，其生活习性善于潜藏于海下，因而具有平肝潜阳作用，主要用于肝阴不足，阴不维阳、肝阳亢逆于上所致的头晕头痛、耳鸣耳聋、烦躁不安，以及惊悸癫狂等症；平肝潜阳药中的刺蒺藜虽为植物药材，但其茎善于匍匐于地面生长，也具有一定的潜藏之性。熄风止痉药多为动物类药物，如羚羊角、全蝎、蜈蚣、白僵蚕、地龙等，其药材具有明显的环纹结构，古有"虫类搜风、息风"之说，与其结构密切相关；而本类药物中的钩藤、天麻等植物药材，也因具有明显的环纹或钩刺形结构以秉"风象"，可息风止痉，主治惊风抽搐、热极生风，或肝血不足、虚风内动，或癫痫惊狂，或中风口眼歪斜、半身不遂，或破伤风等病证。

石决明
《名医别录》

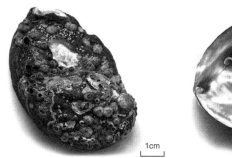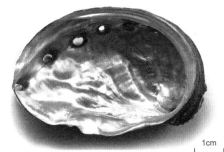

石决明药材

为鲍科动物杂色鲍、皱纹盘鲍、耳鲍、羊鲍等的贝壳。夏、秋采捕，去肉取贝壳洗净，晒干。

动物特征

鲍在自然界海区栖息于海水透明度大、盐度高、水流通畅、海藻丛生的岩礁地带，夜间四处觅食。雌雄异体。繁殖期一般在6~9月，幼鲍生长发育较慢。其中，杂色鲍为我国南方优良养殖种类之一，分布于浙江、福建、台湾、广东、广西、海南等地；皱纹盘鲍为我国鲍属中个体最大、产量最多的良种，分布于辽宁、山东及江苏等地，并已南移至福建等沿海人工养殖成功。一般在夏秋季捕，将捕捉的鲜鲍除肉，取贝洗净，晒干。

药材性状

1. 一般性状 ①杂色鲍为长卵圆形，表面暗红色，有多数不规则的螺肋和细密生长线，从螺旋部顶端开始排列有20余个疣状突起，末端6~9个开孔。内面光滑，具珍珠样彩色光泽。壳较厚，稍光滑，质坚硬，不易破碎，断面有较明显的层次。②皱纹盘鲍为长椭圆形，表面灰棕色，有多数粗糙而不规则的皱纹，生长线明显，末端4~5个开孔，壳较薄。③耳鲍为狭长耳状，略扭曲，表面光滑，具翠绿色、紫色及褐色等多种颜色形成的斑纹，生长线末端5~7个开孔，质较脆。④羊鲍近圆形，较小，顶端位于近中部而高于壳面螺旋部与体螺各占1/2，从螺旋部边缘有2行整齐的突起，尤以上部较为明显，末端4~5个开孔呈管状。

2. 饮片性状 为不规则的碎块或碎片，灰白色，有珍珠样彩色光泽，质坚硬，气微，味微咸。饮片性状以个大、壳厚、外表洁净、内表面有彩色光泽者为佳。煅石决明为不规则的碎块或粗粉，灰白色无光泽，质酥脆，断面呈层状。

法象释义

石决明咸，寒。归肝经。平肝潜阳，清肝明目。用于头痛眩晕，目赤翳障，视物昏花，青盲雀目。

本品"得水中阴气以生"（《本草求真》），故而咸、寒。其质如石，沉重镇潜，其色青灰而归肝经，因而具有镇潜肝阳之功。张锡纯言："石决明味微咸，性微凉，为凉肝镇肝之要药。"其形螺旋，乍看如螺旋动转，注视则止，故能治肝阳上亢之头痛眩晕。

石决明别名千里光，为"明目要药""磨翳障要药"。故李时珍言："决明、千里光，以功名也。"古人常以"明耀五色""光明可爱""内则光耀"等描述其形态。《别录》言其"主治目障翳痛，青盲。"其内壳有珍珠样彩色光泽，壳缘有孔内外相通，形似目窍，故又具有明目之能。性寒清热，而能清肝，可治肝热目昏、目赤翳障、青盲雀目等病症。《得配本草》云："能生至阴之水，以制阳光。清肝肺之风热，以疗内障。"

（孙敬昌）

羚羊角

《神农本草经》

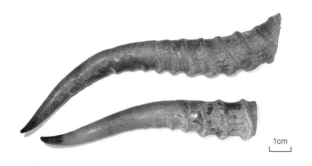

羚羊角药材

1cm

基原

牛科动物赛加羚羊的角。捕捉后取角，晒干。

动物特征

羚羊栖息于荒漠及半荒漠的开阔地区及草原上，性喜干旱。以梭梭、蒿类、羽茅等各种植物为食，一般边食边行。在我国仅分布于新疆北部地区。

药材性状

1．一般性状 整支角为长圆锥形，呈弓形弯曲。角长10～30cm，基部直径2～4cm，通体光润如玉，表面类白色或黄白色，基部稍呈青灰色。嫩角尖多为黑棕色，内部常有习称"血丝"的红色或紫黑色斑纹；自基部向上有10～20个明显的等距环嵴，握之柔润舒适，四指恰好嵌入凹处，习称"握之合把"。尖端部平滑无嵴。角基部断面圆形，内有骨质角髓"骨塞"，约在角下半部的1/3～1/2；上半部中央有一条隐约可辨的孔隙直达角尖，习称"通天眼"。质坚硬，气微、味淡。以质嫩光润，多色相兼，内含红色斑纹而无裂纹者为佳。

2．饮片性状 镑片为类圆形薄片，多折曲。类白色或黄白色、红白色，半透明。外表有微波状纹丝，中央可见空洞；质坚韧，味微咸，无臭。显微观察羚羊角横切面，组织构造多呈波浪状，尤以角顶部最为明显。

法象释义

羚羊角味咸，性寒。归经肝、心经。功能平肝息风、清肝明目、凉血解毒。主治肝风内动，惊痫抽搐，筋脉拘挛；肝阳头疼眩晕，肝火目赤肿痛，以及血热出血、温病发斑，痈肿疮毒。《本经》："主明目，益气起阴，去恶血注下，辟蛊毒，恶鬼不祥，安心气，常不魇寐。"

羚羊角为治疗惊痫抽搐之要药。其形呈弓形弯曲并具明显的环嵴，显微性状呈波浪状起伏。上述结构性状于息风止痉尤为贴切。加之其质重如玉性味咸寒，青红紫等杂色相兼，为其主入肝心，平肝息风、清肝明目的法象基础。《神农本草经》曰羚羊角"主明目，益气起阴，去恶血注下，安心气。"《名医别录》言其"主小儿寒热，惊痫"。《本草纲目》称之"入厥阴肝经甚捷""平肝舒筋，定风安魂，散血下气，辟恶解毒"。并言："肝主木，开窍于目，其发病也，目暗障翳，而羚羊角能平之。肝主风，在合为筋，其发病也，小儿惊痫，妇人子痫，大人中风搐搦，及筋脉挛急，历节掣痛，而羚羊能舒之。魂者肝之神也，发病则惊骇不宁，狂越僻谬，而羚角能安之。"现代药理与临床均证实，本品可抗惊厥及癫痫、降血压，也为其平肝息风、清肝明目等功用提供了一定的依据。

羚羊角性味咸寒，有凉血散血作用。从性状而言，本品的红色斑纹与环嵴隆起，具有入血散血之象；而其性味咸寒，又可凉血而止血。从现代药理而言，本品可改善血流变、抗血栓以活血，降低血管通透性以止血，具有"凉血止血不留瘀，散血活血无动血"的双向特性。现代临床常用于治疗急性出血性脑卒中继发中枢性高热，以及血小板减少性紫癜等出血瘀血病证。《本草纲目》言："血者肝之藏也，发病则瘀滞下注，疝痛毒痢，疮肿瘰疬，产后血气，而羚角能散之。"《本草再新》也认为羚羊角"去瘀血，生新血，降火下气，止渴除烦"。诸多古今认识，均为其凉血散血止血之依据。

对羚羊角归经认识，《本草经疏》曾言："入手太阴、少阴，足厥阴经。"观其性状，本品表面呈类白色或黄白色，基部稍呈青灰色；而其嫩者角尖多为黑棕色，内部常有红色斑纹或紫黑色斑纹等。羚羊角"多色相兼"的特点，成为其入肝、心、肺等多个归经之药材依据。虽然，羚羊角为多色之药，但其特殊结构为典型"风象"，又使其成为主入肝经之品。故《本草纲目》谓"羚羊角，入厥阴肝经"，《本草蒙筌》曰其"走肝经"。然若与咸寒之犀角比较，其多色相兼之性，还有其独到功用与独特意义。对此《本经逢原》认识极为精细："诸角皆能入肝，散血解毒，而犀角为之首推……故痘疮之血热毒盛者，为之必需。若痘疮之毒，并在气分，而正面稠密，不能起发者，又须羚羊角以分解其势，使恶血流于他处，此非犀角之所能也。"犀角散血解毒力胜，源于其色黑红明显；羚羊角则因色黄白红黑相兼，可除多脏之毒，对痘疮之毒兼在气分者尤宜用之。《名医别录》言羚羊角"疗伤寒时气寒热，热在肌肤，温风注毒伏在骨间，除邪气惊梦，狂越僻谬，及食噎不通。"《药性论》谓："能治一切热毒风攻注，中恶毒风卒死，昏乱不识人；散产后血冲心烦闷，烧末酒服之；主小儿惊痫，治山瘴，能散恶血。"《本草拾遗》亦曰："主溪毒及惊悸，烦闷，卧不安，心胸间恶气毒，瘰疬。"诸多记载也均为羚羊角可解诸多脏腑经络之毒，提供了临床依据。

现代药理与临床均证实，本品有一定抗感染、抗病毒与清热抗炎作用，可解肝、心、肺等诸多脏腑经络之热毒与感染，用于治疗急性葡萄膜炎、病毒性心肌炎、肺呼吸道感染，以及心肝并病之病毒性脑炎、流脑。

（秦　林）

中药法象——用形象的眼光看中药

天麻

《神农本草经》

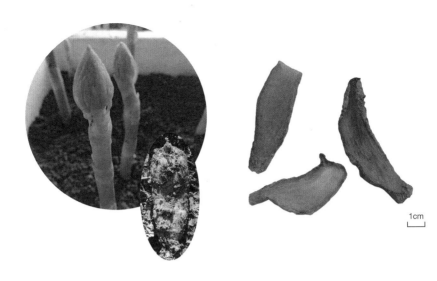

天麻植物　　　　　　　　　　天麻饮片

基原

　　为兰科植物天麻的块茎。我国南北各地均有分布，主产于四川、云南、贵州等地。冬春季节采集，除去地上茎及须根，洗净，蒸透，晒干、晾干或烘干。用时润透，切片。

植物特征

　　多年生寄生草本。块茎肥厚，肉质，长圆形，有不甚明显的环节。茎圆柱形，黄赤色。叶呈鳞片状。花黄赤色。子房倒卵形，蒴果长圆形至长圆状倒卵形。种子多而细小，呈粉末状。花期6~7月，果期7~8月。生于海拔1200~1800m的林下阴湿、腐殖质较厚的地方。

药材性状

　　1．一般性状　块茎呈长椭圆形，扁缩而稍弯曲。表面黄白色或淡黄色，微透明，有纵皱及沟纹，并具由点状斑痕组成的环纹。顶端有红棕色芽苞，或残留茎基或茎痕；底部有圆脐形疤痕。质坚硬，不易折断，断面平坦，角质样，米白色或淡棕色，有光泽，内心有裂隙。气特异，味甘，微辛。

　　2．饮片性状　为扁长椭圆形的薄片。切面黄白色或淡棕色，角质样，半透明，有光泽，微显筋脉点，质脆。周边黄白色，有点状痕组成的环纹。饮片标准以质地坚实、沉重，有鹦哥嘴，断面明亮，无空心者为佳。

天麻甘，平。归肝经。息风止痉，平抑肝阳，祛风通络。用于小儿惊风，癫痫抽搐，破伤风，头痛眩晕，手足不遂，肢体麻木，风湿痹痛。天麻于《本经》中名"赤箭"，列上品，言其"主杀鬼精物，蛊毒恶气，久服益气力，长阴肥健，轻身增年"。

《本草纲目》言"天麻即赤箭之根"，因其茎似箭杆，色赤，故名。此物茎秆直立，风难以摇动之，故有抗拒风邪的能力。《本草便读》说："其茎独枝，如箭叶生其端，有风不动，无风反摇，故一名定风草。"其块茎具环节，有点状突起（潜伏芽）排列而成的多轮横环纹，秉"风之象"，故有息风止痉之能。天麻不仅有上述特点，而且质地沉重又秉沉降之性，所以具有平抑肝阳功效，为治肝阳上亢所致的头痛眩晕所常用，有"治风神药"之称。《本草正义》云："盖天麻之质，厚重坚实，而明净光润，富于脂液，故能平静镇定，养液以息内风，古有定风草之名，能治虚风，岂同诳语。"研究表明，天麻中的香荚兰醇、香荚兰素是其息风、平肝主要的药效成分。

天麻与密环菌共生，密环菌深入其体内，有如人体经络穴道之状，这是其祛风通络的生物学基础。有经验的老药工将其作为辨别真假天麻的依据之一，"天麻长圆扁稍弯，点状环纹十余圈，头顶茎基鹦哥嘴，底部疤痕似脐圆"。而没有点状环纹的天麻就没有息风止痉作用。

（梁晓东　孙敬昌）

全蝎
《蜀本草》

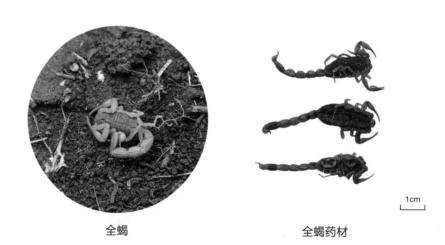

全蝎　　　　　　　　　　　　　全蝎药材

1cm

基原

为钳蝎科动物钳蝎的干燥体。野生蝎由仲春至初秋捕捉，清明至谷雨前后捕捉者称为"春蝎"，品质较佳；夏季捕捉者称为"伏蝎"，品质较次。除去泥沙，置沸水或沸盐水中煮至全身僵硬，捞出，置通风处，阴干。

动物特征

成年蝎形似琵琶，体长约6cm，身体分节明显。躯干绿褐色，尾为土黄色。头胸部由六节组成，背面覆有梯形背甲，密布颗粒状突起；背部中央有一对中眼，前端两侧各有3个侧眼；有附肢6对，第一对为短小螯肢，第二对为粗长的蟹螯形脚须，其余四对为步足。前腹部较宽，由7节组成，背甲上有5条隆脊线；后腹部为易弯曲的狭长部分，由5个体节及一个尾刺组成，体节有5~10条隆脊线。蝎为肉食性，以蜘蛛、蟋蟀等昆虫幼虫和其他多汁软体动物为食，依靠触肢上的听毛或跗节毛和缝感觉器寻找猎物；喜栖于石底或石缝的潮湿阴暗处。主要分布于辽宁、河北、山东、安徽、河南、湖北等地。

药材性状

1. 一般性状 干燥的全虫，头胸部及前腹部呈扁平长椭圆形，后腹部呈尾状皱缩弯曲，完整者体长约6cm。头胸部绿褐色，腹及肢为黄色，尾刺尖端呈褐色。胸部折断后可见内有黑色或棕黄色残余物，后腹部中空，末节有锐钩状毒刺。体轻、质脆，气微腥，味咸。

2. 饮片性状 形色同一般性状。饮片标准以色黄、完整、腹中少杂物者为佳。有单用其后腹部者，称"蝎尾"或"蝎梢"。

法象释义

全蝎性味辛、平，有毒；归肝经。息风镇痉，通络止痛，攻毒散结。主治肝风内动，痉挛抽搐，小儿惊风，中风口㖞，半身不遂，破伤风，风湿顽痹，偏正头痛，疮疡，瘰疬。

全蝎色以绿褐色为多，如其头胸部呈绿褐色、背面绿褐色、后腹部棕黄色。《本草求真》曾言："色青属木。故专入肝祛风。"李时珍云："蝎产东方，色青属木，足厥阴肝经药也。"其腹部多节呈环纹状，尾部弯曲并带钩状尖刺，此皆典型的环节勾芒结构，为息风止痉之"药象"。现代研究证实，全蝎有明显的镇静、抗惊厥、抗癫痫作用，因此成为肝风内动、痉挛抽搐、小儿惊风以及破伤风等神经兴奋异常病证之要药。而且全蝎习性搜窜入穴，多动善行，故又可祛风通络止痛，临床用于中风口㖞、麻木、半身不遂、嗜睡痴呆等神经抑制性疾病，以及风湿顽痹、偏正头痛、三叉神经痛、坐骨神经痛等神经性疼痛疾病。如张寿颐所云："蝎乃毒虫，味辛。其能治风者，盖亦以善于走窜之故。"寇宗奭也称其"治小儿惊风不可阙"。现代研究也发现，全蝎不仅有镇痛作用，蝎毒还可引起神经兴奋之反应，甚至痉挛抽搐。就临床而言，神经性疾病常表现于神经兴奋与抑制紊乱，如中风患者的麻木、瘫痪与痉挛、抽搐并见。若单纯使用神经兴奋剂易致痉挛加重；若单纯应用神经抑制剂则又加重麻木、嗜睡痴呆等。而本品既能息风止痉以抗惊厥，又可祛风通络以兴奋神经，表现出良好的神经调节作用，具有重要的临床意义与价值，故而成为神经系统疾病的特色有效药物。

另外，全蝎味辛，外观结构具有明显的瘤状突起，故可散结，治疗疮疡瘰疬。全蝎内含毒性蛋白质，可以毒攻毒。现代研究证实蝎毒如蝎毒素Ⅲ、抗癫痫肽等是其息风止痉和止痛的主要物质基础，也是其抗肿瘤的主要成分。故而成为临床沉疴痼疾和凶险危症之常用药，现代用于癌肿等症，也取其攻毒散结作用。

附药：
蜈蚣

《神农本草经》

本品为蜈蚣科动物少棘巨蜈蚣的干燥体。头部暗红色或红褐色，略有光泽，有头板覆盖，两侧贴有颚肢一对，前端两侧有触角一对。躯干部第一背板与头板同色，其余20个背板为棕绿色或墨绿色，具光泽；腹部淡黄色或棕黄色，皱缩；其自第二节起体节明显，全体22个环节，每节两侧有步足一对；步足黄色或红褐色，偶有黄白色，呈弯钩形。有特殊刺鼻的臭气，味辛、微咸。

蜈蚣味辛，性温，有毒；归肝经。息风镇痉，通络止痛，攻毒散结。主治肝风内动，痉挛抽搐，小儿惊风，中风口㖞，半身不遂，破伤风，风湿顽痹，偏正头痛，疮疡，瘰疬，蛇虫咬伤等。

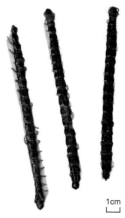

1cm

蜈蚣药材

全蝎与蜈蚣，具有相似的结构与性能，均可息风镇痉，通络止痛，攻毒散结。不同的是，蜈蚣毒性更大，作用更强。如《神农本草经》载其"主鬼疰蛊毒，啖诸蛇虫鱼毒，杀鬼物老精，温疟，去三虫。"《医学衷中参西录》言："蜈蚣，走窜之力最速，内而脏腑，外而经络，凡气血凝聚之处皆能开之。性有微毒，而转善解毒，凡一切疮疡诸毒皆能消之。其性尤善搜风，内治肝风萌动，癫痫眩晕，抽掣瘛疭，小儿脐风；外治经络中风，口眼歪斜，手足麻木。"

全蝎、蜈蚣与白花蛇，也有相似的结构与功能，均祛风止痉，通络止痛。均为有毒之神经调节药。治疗肝风内动，痉挛抽搐，小儿惊风，麻木瘫痪，破伤风，风湿顽痹等。不同的是，全蝎、蜈蚣体节明显突起或密布颗粒状突起，息风止痉力强，并有显著的散结作用，为顽疮、疮疡、瘰疬所常用。如《别录》言蜈蚣："疗心腹寒热结聚"，《山东中草药手册》谈全蝎："治淋巴结结核，骨关节结核，流行性腮腺炎"等。而白花蛇体表较为平整，偏于走窜，搜风通络力强，主攻风湿顽痹、麻风；并无明显突起之结节，其散结力弱，故《开宝本草》云其"主诸风瘙隐疹、疥癣"等。

（孙敬昌　秦　林）

僵蚕
《神农本草经》

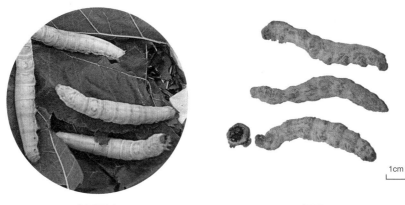

家蚕昆虫　　　　　　　　　　　僵蚕

基原

为蚕蛾科昆虫家蚕4～5龄幼虫感染白僵菌而致死的干燥体。

动物特征

家蚕又称桑蚕，主要以桑叶为食，为完全变态昆虫，由卵孵化后一般经4次蜕皮，体内的1双绢丝腺逐渐发育成熟，并停止进食，吐丝结茧。这时的幼虫称作熟蚕。熟蚕在茧内化蛹成蛾，后破茧而出。雌、雄蛾交尾产卵后，数日便死亡。家蚕于全国多地均有养殖，主产于江苏、浙江、四川、广东等地。

药材性状

1. 一般性状　本品略呈圆柱形，多弯曲皱缩，长2～5cm，直径0.5～0.7cm。表面灰黄色，被有白色粉霜状的气生菌丝和分生孢子。体节明显。质硬而脆，易折断，断面平坦，外层白色，中间有亮棕色或亮黑色的丝腺环。气微腥，味微咸。

2. 饮片性状　形色同一般性状。饮片标准以圆柱形，多弯曲皱缩，表面灰黄色为佳。

法象释义

僵蚕咸、辛，平。归肝、肺、胃经。息风止痉，祛风止痛，化痰散结。用于肝风夹痰，惊痫抽搐，小儿急惊，破伤风，中风口㖞，风热头痛，目赤咽痛，风疹瘙痒，发颐痄腮。《本经》："主小儿惊痫夜啼，去三虫，灭黑鼾，令人面色好，男子阴疡病。"

僵蚕又称白僵蚕，李时珍言："蚕病风死，其色自白，故曰白僵，死而不朽曰僵。"其形呈柱状，多节而弯曲；显微性状见菌丝体细长卷曲缠结在体壁中，气管壁具棕色或深棕色的螺旋丝。诸多螺旋及环节结构，为"风象"而具息风止痉之功。《本草便读》云："僵蚕系蚕之病风者，虽死后僵而不腐，故为治风之药。"

本品体节突出，显微性状其表皮组织多有纹理突起形成的小尖突，均为散结之象。加之其味咸，可软坚散结。《齐民要术》载："《春秋考异邮》曰：蚕，阳物，大恶水，故蚕食而不饮。"痰为水生，蚕喜燥而恶湿，其质虽硬而易折，性燥而脆，因而僵蚕可化痰。李时珍曾谓："僵蚕，蚕之病风者也，治风化痰，散结行经，所谓因其气相感，而以意使之者也。"能"散风痰结核、瘰疬、头风、风虫齿痛，皮肤风疮，丹毒作痒……一切金疮，疔肿风痔。"

僵蚕体白如霜，入肺走表，能祛除在表之风邪，可用治肝经风热上攻之头痛、目赤肿痛、迎风流泪等症，如《证治准绳》白僵蚕散，以之配伍桑叶、木贼、荆芥等疏风清热等。《咽喉秘集》六味汤，僵蚕配伍桔梗、薄荷、荆芥、防风等，用治风热上攻之咽喉肿痛、声音嘶哑；《圣惠方》用本品为末内服，治风疹瘙痒。

（孙敬昌）

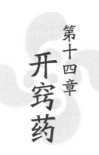

第十四章 开窍药

开窍药是以开窍醒神为主要作用，急救治疗闭证神昏的药物。

本类药物多为辛香性温之品，具有辛香走窜之性，主入心经、兼入肝经。具有开窍醒神，通关启闭等作用。主要用于神昏、声息俱粗、口噤握拳等。一般只用于闭证，不用于脱证。其中石菖蒲等为温开之药，牛黄等为凉开之品。

从药象角度认识，本类药望之以红色，或红褐、黄褐甚则黑褐色为主，与其主入心经有关；嗅之或尝之则辛香气烈，则为其开心窍、醒脑神的性味基础。有的药物也具有明显的环纹、环节状结构特点，故又常可息风止痉。开窍药是急以治标之药，只宜暂服、不能久用；内服多入丸、散。芳香走窜，易伤胎元，妊娠期妇女忌用。

在开窍药中，麝香、苏合香、安息香、冰片与性能关系较显著；而牛黄、石菖蒲则因性象多样，故而作为本章重点了解之品。

石菖蒲
《神农本草经》

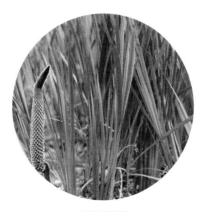

石菖蒲植物

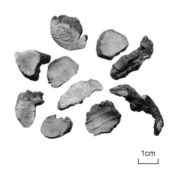

1cm

石菖蒲饮片

基原

为天南星科植物石菖蒲的干燥根茎。秋、冬二季采挖，除去须根和泥沙，晒干。主产于四川、浙江、江苏。

多年生草本，根茎横卧，肉质，芳香，外皮黄褐色，根茎上部分枝甚密，植株丛生。叶片薄，线形，暗绿色，长20～30cm，宽7～13mm。花序柄腋生，有叶状佛焰苞。花白色。幼果绿色，成熟时黄绿色或黄白色。花果期2～6月。生于海拔20～2600m的密林下湿地或溪涧旁石上，喜冷凉湿润气候，阴湿环境，耐寒，忌干旱。分布于黄河流域以南各地。

1. 一般性状 本品呈扁圆柱形，多弯曲，常有分枝，长3～20cm，直径0.3～1cm。表面棕褐色、棕红色或灰黄色，多环节，有疏密不匀的环节，节间具细纵纹，一面残留须根或圆点状根痕。质硬，断面纤维性，类白色或微红色；横切面内皮层环明显，可见多数维管束小点及棕色油细胞。气芳香，味苦、微辛。

2. 饮片性状 本品呈扁圆形或长条形厚片，形色同一般性状。显微性状可见其横切面有散列的多数纤维束、维管束、草酸钙方晶和淀粉粒，并有内含黄绿色、橙红色或红色分泌物的类圆形分泌细胞等。饮片性状以条粗、断面色类白、香气浓者为佳。

石菖蒲味辛、苦，温。归心、胃经。开窍豁痰，醒神益智，化湿和胃。用于痰蒙清窍，神昏癫痫，健忘失眠，耳鸣耳聋，湿阻中焦，脘痞不饥，噤口下痢。《神农本草经》："主风寒湿痹，咳逆上气，开心孔，补五脏，通九窍，明耳目，出音声。久服轻身，不忘不迷惑，延年。"

石菖蒲首载于《神农本草经》，名"菖蒲"。而"石菖蒲"之名，则首见于宋代《本草图经》。《吕氏春秋·士容论》云："冬至后五旬七日菖始生，菖者，百草之先生者也。于是始耕。"李时珍释其名曰："菖蒲，乃蒲类之昌盛者，故曰菖蒲。"菖蒲于冬至后五旬七日即雨水节前后开始萌芽，花果期2～6月，正当阳气主时，故得温性。石菖蒲其气甚香，其叶如剑，先于百草而破土萌生，犹如开大地之窍醒众草之神；其色棕褐以入心经，故有开窍醒神之功，善于治疗闭证神昏。《得宜本草》称其"功专开发心阳"，陈修园又言其"生于水石之中，受太阳寒水之气。其味辛合于肺金而主表。其气温合于心包络之经，通于君火而主神。"《神农本草经百种录》曰："菖蒲能于水石中横行四达，辛烈芳香，则其气之盛可知，故入于人身，亦能不为湿滞痰涎所阻。凡物之生于天地间，气性何如，则入于人身，其奏效亦如之。"石菖蒲生于水中而不为水所困，是因其芳香辛烈而化湿，故兼具辟秽化浊、醒脾和胃、豁痰醒神之功，缪希雍称"此通利心脾二经之要药也"。擅长治痰湿秽浊之邪蒙蔽清窍所致之神志昏乱，或湿浊阻滞导致的腹胀、腹泻等。

菖蒲富含挥发油，气味清芬而能辛香行散。叶状佛焰苞形状似心，其色棕红或灰黄，故入心、胃经。其生于水石阴湿之地而不堕其香的生物特性，亦示其有辟秽祛浊化湿之能。《本草正义》言："菖蒲芳香清冽，得天地之正，故能振动清阳，而辟除四时秽浊不正之气。""清芬之气，能助人振刷精神，故使耳目聪明，九窍通利。"《臞仙神隐书》记载，置一盆石菖蒲于几上，夜间观书，则收烟无害目之患，或置星露之下，至旦取叶尖露水洗目，大能明视，久则白昼见星。此亦是菖蒲辟秽开窍之明证。

菖蒲性状"多弯曲""多环节"及"内皮层环明显"等特征，也为具风象而止眩的"药象"。如《药性论》言其"治风湿顽痹，耳鸣，头风"，《日华子》曰其"除风下气""治客风疮疥"等。古方治癫痫单用菖蒲者，如《医学正传》九节菖蒲为细末，与猪心共煮食；《古今医鉴》"清神丹"，以石菖蒲二两、辰砂六钱，猪心血打面糊为丸服。《食物本草》引《道藏·菖蒲传》以菖蒲一斤、糯米粥和丸服，"治一切诸风，手足顽痹，瘫痪不遂"；《圣惠方》菖蒲酒，"治大风十二痹，通血脉，调荣节，治骨立萎黄，延年益寿"等。现代研究认为，菖蒲有中枢镇静作用，菖蒲α-细辛脑有确切的抗痉厥功效；其挥发油中的多种成分，具有解痉平喘、抗心律失常等作用。但是，菖蒲毕竟以开窍豁痰、化浊醒神为主，即《本经逢原》所言：菖蒲"其开心孔、通九窍、明耳目，出音声，总取辛温利窍之力"。倪朱谟《本草汇言》总结其功效特点，颇为恳切全面："石菖蒲能通心气，开肾气，温肺气，达肝气，快脾气，通透五脏六腑十二经十五络之药也。故《神农本草经》主咳逆上气（肺），人事昏迷（心），两腰沉滞（肾），恚怒气逆（肝），肚腹饱胀，水土不和（脾）等证。又治一切风疾，如手足顽痹，瘫痪不遂，服之即健。一切时行瘟疫，如瘴疟毒痢，噤口不食，服之即安。一切气闭，如音声不清，耳窍不利，并喉胀乳蛾，服之即通。大抵此剂辛则上升，而苦行则降，香则通窍，而温则流行，可以散风，可以温寒，可以去湿，可以行水，可以和血也"。

（朱　姝　孙敬昌）

牛黄
《神农本草经》

基原

为牛科动物牛的干燥胆结石。宰牛时，如发现有牛黄，即滤去胆汁，将牛黄取出，除去外部薄膜，阴干。

动物特征

黄牛，体长1.5～2m。头大额广，鼻阔口大，上唇上部有两个大鼻孔。眼、耳都较大。头上有角1对，左右分开，中空，内有骨质角髓。四肢匀称，4趾，均有蹄甲。尾较长，尾端具丛毛，毛色大部分为黄色，无杂毛掺混。

药材性状

1. 一般性状　本品多呈卵形、类球形、三角形或四方形，大小不一，少数呈管状或碎片。表面黄红色至棕黄色，有的表面挂有一层黑色光亮的薄膜，习称"乌金衣"，有的粗糙，具疣状突起，有的具龟裂纹。体轻，质酥脆，易分层剥落，断面金黄色，可见细密的同心层纹，有的夹有白心。气清香，味苦而后甘，有清凉感，嚼之易碎，不黏牙。

2．饮片性状 形色同一般性状。本品显微性状为多数黄棕色或棕红色小颗粒集成的不规则团块，遇水合氯醛液后其色素迅即溶解，显鲜明金黄色，久置后变绿色。饮片标准以完整、色棕黄、质松脆、断面层纹清晰而细腻者为佳。

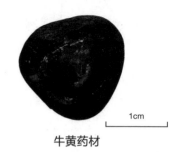

1cm

牛黄药材

法象释义

牛黄味苦、甘，性凉；归心、肝经。具有化痰开窍、凉肝息风、清热解毒功效。可用于热病神昏、小儿惊风、癫痫，以及口舌生疮、咽喉肿痛、牙痛、痈疽疔毒等。《神农本草经》："主惊痫寒热，热盛狂痓。"

牛黄由胆汁结成，胆汁生于厥阴之脏，秉阴寒之性，故牛黄性凉而归肝经，其味苦，形似心，故入心经；色黄属土，而有甘味。《本草经疏》记载："牛为土畜，其性甘平，惟食百草，其精华凝结为黄，犹人身之有内丹也。故能解百毒而消痰热，散心火而疗惊痫。"《本草备要》记载："牛有病，在心、肝、胆之间凝结成黄，故还以治心、肝、胆之病。"牛黄乃精华凝结，《本草崇原》称其"得日月之精而通心主之神也"，其性极清极净，故可祛痰涎等污秽之物，有开窍醒神之力。又牛黄性凉，其气芳香，入心经，能清心，祛痰，开窍醒神。故用治温热病热入心包及中风，惊风，癫痫等痰热阻闭心窍所致神昏谵语，高热烦躁，口噤，舌謇，痰涎壅塞等症。牛黄断面金黄色，可见细密的同心层纹，故具有息风止痉之功，常用治小儿急惊风之壮热，神昏，惊厥抽搐等症。《名医别录》中记载："疗小儿百病，诸痫热，口不开；大人狂癫。又堕胎。"

现代研究证实：牛黄有镇静抗惊厥及解热作用，可增强离体蛙心心肌收缩力；牛黄主要成分胆红素有降压及抑制心跳作用；牛黄水溶液成分SMC具有胆囊收缩作用，所含胆酸，尤其是脱氧胆酸，均能松弛胆道口括约肌，促进胆汁分泌而有利胆作用；牛磺酸对四氯化碳引起的急性及慢性大鼠肝损害有显著保护作用；家兔静脉点滴牛黄，可使红细胞显著增加；牛黄还有抗炎、止血、降血脂等作用。

（朱　姝）

中药法象——用形象的眼光看中药

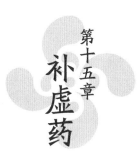

第十五章
补虚药

　　补虚药是以补虚扶弱，增强体质，提高抗病能力，纠正人体气血阴阳虚衰的病理偏向，治疗虚证为主要作用的药物。也称补益药。

　　补虚药"性""象"特点为甘味质润，具有补虚作用。主治各种虚证，证见精神萎靡，体倦乏力，面色淡白或萎黄，心悸气短、脉象虚弱等。补虚药药性滋腻，不容易消化，过用能妨碍脾胃运化，适当配伍健脾消食药顾护脾胃。本类药有补气、补阳、补血与补阴之不同，与其颜色有一定关系。如偏于黄白色之党参、黄芪、白术、山药、甘草等，能补脾益肺，主治气虚证；有偏于黑褐色、性味偏于甘咸性温之鹿茸、巴戟天、杜仲、肉苁蓉、菟丝子、沙苑子等，能补肾阳，主治阳虚证；有偏于红色或红黑色、红褐色之阿胶、熟地、何首乌、白芍等，能补血养阴，主治血虚证；还有性味甘寒、主治阴虚证之补阴药，其中有麦冬、沙参、玉竹、百合等偏于黄白色，能滋阴润肺、养胃生津，有黄精、石斛等偏于黄色或黄褐色，能益气健脾、养胃生津，有偏于红色或黑褐色之枸杞子、墨旱莲、女贞子等，能滋阴补益肝肾等。

第一节　补气药

人参
《神农本草经》

　基原

　　为五加科植物人参的干燥根和根茎。主产于吉林、辽宁、黑龙江。传统以吉林抚松县产量最大，质量最好，称吉林参。野生者名"山参"；栽培者俗称"园参"。园参一般应栽培6~7年后收获。鲜参洗净后干燥者称"生晒参"；蒸制后干燥者称"红参"；加工断下的细根称"参须"。山参经晒干称"生晒山参"。多于秋季采挖，洗净经晒干或烘干。润透，切薄片，或用时粉碎、捣碎。生用。

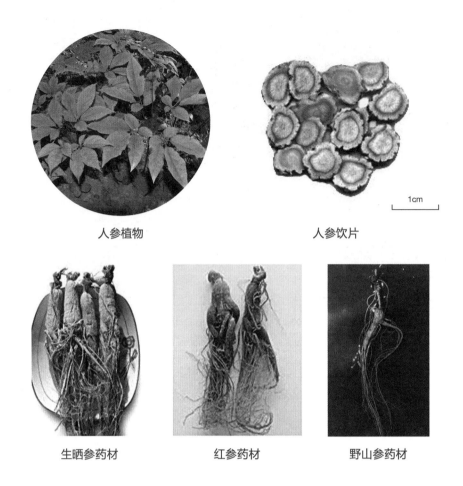

人参植物

人参饮片

1cm

生晒参药材

红参药材

野山参药材

植物特征

多年生草本，高达30~70cm。主根肥大，肉质，圆柱形或纺锤形，末端多分歧，外皮淡黄色。叶为掌状复叶；轮生叶的数目依生长年限而不同；小叶5，偶有7片；小叶片披针形或卵形，下方2片小叶较小；先端渐尖，基部楔形，边缘具细锯齿，上面绿色，沿叶脉有稀疏细刚毛，下面无毛。伞形花序单一顶生，花瓣淡黄绿色，卵形。果实为核果状浆果，扁球形，成熟时呈鲜红色。

药材性状

1. 一般性状 生晒参（园参）主根呈圆锥形或纺锤形，长约3~15cm，直径1~3cm，上端连接较细的根茎（芦头），长2~5.5cm，有碗状茎痕（芦碗）4~6个，交互排列；下部分出支根2~4条及少数细侧根，支根下部又生多数细长的须根，其表面有时有不明显的细小疣状突起（珍珠点）。表面淡黄棕色，有不规则纵皱纹及细横纹，主根横纹常细密断续成环；支根表面有少数细长皮孔。质硬，断面黄白色，皮部多放射状裂隙，散有黄棕色小点（树脂道）。生晒山参主根粗短，多具两个主要支根，并呈八字形或人字形，长2~10cm，直径1~2cm。表面灰黄色，有纵皱纹，上部有细密螺旋纹，习称铁线纹。主根顶端根茎细长，约与主根等长可更长，碗状茎痕密集，靠主根的一段根茎较光滑而无茎痕，习称园芦，根茎旁生有下垂的不定根，形似枣核，习称枣核芋。支根上有稀疏细长的须根，长约为参体的2~3倍，有明显的疣状突起。鲜野山参根部表面黄白色。均以支大、质硬、完整者为佳。并以野山参名贵。

2. 饮片性状　本品呈圆形或类圆形薄片。外表皮灰黄色。切面淡黄白色或类白色，显粉性，并显"菊花心"，中心有棕黄色或棕红色圆圈纹，皮部有黄棕色的点状树脂道及放射性裂隙。体轻，质脆。香气特异，味微苦、甘。性状标准以切面色淡黄白色，点状树脂道多者为佳。

法象释义

人参甘、微苦，微温。归脾、肺、心、肾经。大补元气，复脉固脱，补脾益肺，生津养血，安神益智。主要用于气虚欲脱，肢冷脉微，脾虚食少，肺虚喘咳，阳痿宫冷，气虚津伤口渴，内热消渴，气血亏虚，久病虚羸，心气不足，惊悸失眠等。《神农本草经》："味甘微寒。主补五脏，安精神，定魂魄，止惊悸，除邪气，明目，开心益智。久服轻身延年。"

本品为东北道地药材，因似人形故名人参，《本草崇原》曰："人参气味甘美，甘中稍苦……。禀天宿之光华，钟地土之广浓，久久而成人形，三才俱备，故主补人之五脏。"人参药性与药效的形成，与其特殊生长环境不无关系。人参是喜阴植物，耐寒性极强，可耐-40℃低温，本应禀性寒凉。然其既怕强烈的阳光直接照射，又喜爱散射光和较弱的阳光；且其主根肥大、肉质，三至六年方可入药。特殊的环境与时间给予人参别样的性质，使之成为"微寒"或"微温"的变化之品，与其他喜阴之寒凉药略有不同。《本草思辨录》总结道："人参不生原湿污下而生山谷，是其体阴；乃偏生于树下而不喜风日，是为阴中之阳。"对此，历代临床有诸多相关认识与应用，如《神农本草经》言人参："味甘微寒。主补五脏"。《本草思辨录》谓："味甘气凉质润"。临床不仅用于治疗气虚，也用于治疗阴虚以及气阴两虚者。而《名医别录》云："微温"，《本经逢原》也谓："人参甘温，气薄味浓，阳中微阴，能补肺中元气，肺气旺，四脏之气皆旺，精自生而形自盛，肺主诸气故也。"现代《中华本草》言其性微温，临床用其补阳，治疗阳虚以及气阳两虚者。《月池人参传》也言："人参，生用气凉，熟用气温，味甘补阳，微苦补阴。"

人参药材颜色与其归经密切相关。《名医别录》言人参："色黄属土，而补脾胃，生阴血，故有黄参、血参之名"。《本草思辨录》谓人参："色黄味甘气凉质润，合乎中土脾脏之德。所由入后天而培先天也"。并谓"人身五脏之气，以转输变化为阳，藏而不泄为阴。人参兼变化藏守之用"。实际上人参颜色会随炮制不同而发生变化，其中，生晒参也称白参，即鲜人参经干燥加工成的生干参。人参生品主要为黄白色，其切面也以淡黄白色或类白色为主，仅伴有一圈细细的棕黄色或棕红色环纹，所以本品生用偏入脾肺，为补肺健脾之要药。但是人参蒸熟后可变为红色，其切面也呈红棕色或深红色，又称为"红参"。红参进一步分类，又可分为普通红参、黑参和紫红参。普通红参则是由鲜人参经过浸润、清洗、分选、蒸制、晾晒、烘干炮制而成。紫红参和黑参则主要是将红参经过反复高温加热而成，也称"九蒸九制"炮制方法。因此人参生品主入脾肺，而熟制后则入心肾之力更强，大补元气。不仅如此，人参主根上部表面还有细密而深邃的螺旋环纹，且年代越久其环纹越深密。加之人参蒸熟有色红入心之性，使之成为补气药中唯一具有大补元气、安神益智、复脉固脱功用的药物。即《神农本草经》所言："主补五脏，安精神，定魂魄，止惊悸，……开心益智。久服轻身延年"。

现代药学研究已证实，鲜人参和生晒参加工成红参后，田七素的含量可降低0.5倍，减轻了人参的毒性。现代研究也证实滋补药中，与鲜人参、生晒参相比，红参更加适长期服用；而在医疗保健方面，如抗衰老、抗辐射的效果，则红参优于人参。人参皂苷是人参的主要药效成分之一，人参所表现出的大部分药理活性与人参皂苷密切相关，人参皂苷量被认为是衡量人参内在质量的重要指标之一，人参不同部位、栽培条件、采收期、生长年限、产地等因素与人参皂苷量有一定影响。甘味与多糖相关，越来越多研究表明，多糖对人参药用价值的发挥也起着不可或缺的作用，人参多糖有复杂的结构特征和多样的生物活性，如抗肿瘤、免疫调节、抗氧化、降血糖、抗辐射等。

按语

人参与羚羊角均具环纹结构，现代药理均有一定的镇静作用。然人参为偏于色红白之品，故主入心经，以安神益智为主，治疗心神不安，惊悸失眠、健忘之证；而羚羊角为偏于青白之色，主入肝经，以平肝息风为主，治疗肝风内动，眩晕、痉挛抽搐之证。

（刘西建）

党参
《增订本草备要》

基原

为桔梗科植物党参、素花党参或川党参的干燥根。前二者主产于甘肃、四川；后者主产于四川、湖北、陕西。秋季采挖，洗净，晒干，切厚片，生用或米炒用。

植物特征

党参为多年生草本。根长圆柱形，直径1~1.7cm，顶端有一膨大的根头，具多数瘤状的茎痕，外皮乳黄色至淡灰棕色，有纵横皱纹。茎缠绕，长而多分枝，下部疏被白色粗糙硬毛；上部光滑或近光滑。叶对生、互生或假轮生；叶片卵形

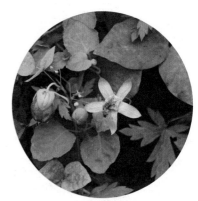

党参植物

或广卵形，全缘或微波状，上面绿色，被粗伏毛，下面粉绿色，被疏柔毛。花单生；花萼绿色；花冠阔钟形，淡黄绿。蒴果圆锥形，有宿存萼。种子小，卵形，褐色有光泽。素药党参与党参的主要区别在于全体近于光滑无毛；花萼裂片较小。川党参与前两种的区别在于茎下部的叶基部楔形或较圆钝，仅偶尔呈心脏形；花萼仅紧贴生于子房最下部，子房对花萼而言几乎为全上位。

药材性状

1. **一般性状** 党参根略呈圆柱形、纺锤状圆柱形或长圆锥形，少分枝或中部以下面分枝，长15～45cm，直径0.5～2.5cm。表面灰黄色、灰棕色或红棕色，有不规则纵沟及皱缩，疏生横长皮孔，上部多环状皱纹，近根头处尤密；根头有多数突起的茎痕及芽痕，集成球状，习称"狮子盘头"；根破碎处有时可见黑褐色胶状物，系乳汁溢出凝成（俗稀油点）。质柔润或坚硬，断面较平整，有的呈角质样，皮部较厚，黄白色、淡棕色或棕褐色，常有裂隙，与木部交接处有一深棕色环，木部约占根直径的1/3～1/2，淡黄色。气微香，味甜，嚼之无渣。素花党参根稍短，长不超过30cm，少分枝。表面灰棕色，栓皮粗糙，多缢或扭曲，上部环纹密集；油点多。质坚韧，断面不甚平整。嚼之有渣。川党参根下部很少分枝。表面灰棕色，栓皮常局部脱落，上部环纹较稀。断面皮部肥厚，裂隙较少。味微甜、酸。

2. **饮片性状** 生党参为类圆形厚片或圆柱形短段。外皮黄白色、灰黄色或黄棕色。切面皮部淡黄白色或淡棕色，木部淡黄色，有裂隙或放射状纹理。质稍硬或略带韧性。有特殊香气，味微甜。以质柔润，味甜者为佳。

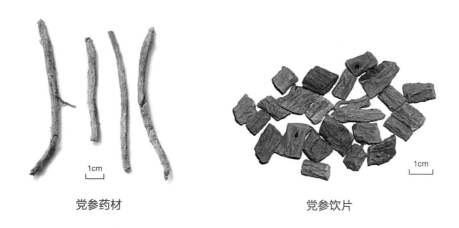

党参药材　　　　　　　　　　党参饮片

法象释义

党参甘，平。归脾、肺经。补脾益肺，养血生津。主要用于脾肺气虚，食少倦忌，咳嗽虚喘，气血不足，面色萎黄，头晕乏力，心悸气短，气津两伤，气短口渴，内热消渴。

本品淡黄色，味甘，入脾经，故善补脾胃，质柔润不燥，性平，与人参形似，自古临床常用以代人参使用。如《本草正义》言："党参力能补脾养胃，润肺生津，健运中气，本与人参不甚相远。其尤可贵者，则健脾运而不燥，滋胃阴而不湿，润肺而不犯寒凉，养血而不偏滋腻，鼓舞清阳，振动中气，而无刚燥之弊。"本品虽名参，但来自桔梗科，与清热化痰药桔梗同一科属，因而在临床上可以之配伍用于咳嗽气虚有痰者。

味甘与多糖密切相关，现代研究证实多糖是组成党参糖类物质的主要成分，具有增强机体免疫力、抗衰老、降血糖等多种作用的主要活性成分。党参米炒后5-羟甲基糠醛大量产生，能调控胃肠平滑肌的兴奋性收缩，再现5-羟甲基糖醛对离体胃肠平滑肌的效应，可能是米炒党参健脾功效增强的物质基础之一。

按语

人参、党参是临床常用的补气药，且人参价格昂贵，临床多用党参代替。但是，人参生长周期长，秉天地之气大，补气力胜；而党参味甘性平，作用缓和，药力薄弱，对于急症、重症仍应以人参急救，而不能以党参代替。另外，党参黄白色偏多，仅多用于脾肺气虚证；人参则兼见红棕色，并有明显之螺旋环纹，还善于益气救脱、安神益智，故凡元气虚脱，神衰气微之证，以及心气虚弱、惊悸不安、健忘等，均难以党参代替。

（刘西建）

白术
《神农本草经》

基原

本品为菊科植物白术的干燥根茎。主产于浙江、安徽，传统以浙江於潜产者最佳，称为"於术"。冬季下部叶枯黄、上部叶变脆时采挖，除去泥沙，烘干或晒干，再除去须根，切厚片。生用或炒用。

植物特征

多年生草本。根茎肥厚，块状。茎高50～80cm，上部分枝，基部木质化。茎下部叶有长柄，叶片3裂或羽状5深裂，裂片卵状披针形至披针形，先端长渐尖，基部渐狭，边缘长或短针刺状缘，毛或贴伏的细刺齿，先端裂片较大；茎上部叶柄渐短，狭披针形，分裂或不分裂。头状花序单生于枝顶，总苞片5～8层，膜质，覆瓦状排列；花多数，全为管状花，花冠紫红色。瘦果长圆状椭圆形，密被黄白色绒毛，稍扁。

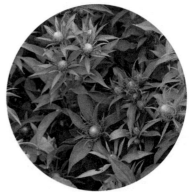

白术植物

中药法象——用形象的眼光看中药

药材性状

1. 一般性状　本品为不规则的肥厚团块，长3～13cm，直径1.5～7cm，表面灰黄色或灰棕色，有瘤状突起及断续的纵皱和沟纹，并有须根痕，顶端有残留茎基和芽痕。质坚硬而实，不易折断，断面不平坦，黄白色至淡棕色。

2. 饮片性状　本品呈不规则的厚片。外表皮灰黄色或灰棕色。切面黄白色至淡棕色，微生棕黄色的点状油室，木部具放射状纹理，烘干者切面角质样，色较深或有裂隙。气清香，味甘、微辛，嚼之略带黏性。性状标准以切面黄白色、香味浓者为佳。本品炒制后，其饮片表面为黄色。

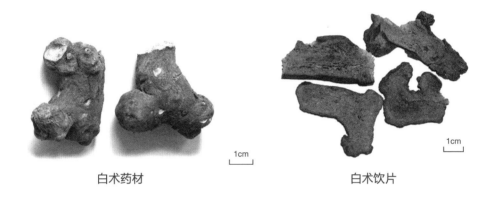

白术药材　　　　　　　　　　　　白术饮片

法象释义

白术甘、苦、温，归脾、胃经。补气健脾，燥湿利水，止汗，安胎。主要用于脾气虚弱，食少倦怠，腹胀泄泻，痰饮眩悸，水肿，带下，气虚自汗，脾虚胎动不安等。

白术味甘、微辛，饮片切面黄白色至淡棕色，质地较为干燥，炒制后呈黄色，切面可见有少量棕黄色的点状油室，气清香，为脾胃所喜，故《本草经疏》曰："术，其气芳烈，其味甘浓，其性纯阳"，为"安脾胃之神品"。《医学衷中参西录》言："白术，性温而燥，气不香窜，味苦微甘微辛，善健脾胃，消痰水，止泄泻。"《本草思辨录》："味甘多脂，有似湿土，非脾之正药而何！其肉白，老则微红，味复带辛，故能由脾及胃而达肌表。白术除脾湿，固中气，为中流之砥柱。"白术麸炒后，黄色加深，健脾燥湿消食作用增强。现代研究白术麸炒过程中5-羟甲基糠醛含量呈规律性变化，且与饮片温度、颜色变化具有相关性。

通过认识白术的性状，还为挖掘其失传与潜在之功用，提供了药学依据。如本品植物特征呈"风芒"之象，其叶边缘或裂片边缘有长或短针刺状缘毛或细刺齿，因而白术又禀祛风之功用。《神农本草经》载白术"主风寒湿痹。"《本草经疏》："为除风痹之上药"，临床乃风湿痹痛常用之药。《名医别录》认为白术"主大风在身面，风眩头痛"。白术也是临床痰饮风眩常用药，如《伤寒论》《金匮要略》之泽泻汤、苓桂术甘汤、白术附子汤、桂芍知母汤，《奇效良方》天雄散，《千金翼方》人参汤、茯神汤、防风散，以及后世的半夏白术天麻汤等，均因眩而用白术。其他一切风疾、痉、大风病、头痛、五劳七伤等，古代均有相关应用。

白术质地质坚硬而实，有瘤状突起，且突起尖锐，呈一定的"攻坚散结"之象，《名医别录》谓其"逐风水结肿"，《日华子本草》："痃癖气块，妇人冷，癥瘕。"因而白术还可治疗痃癖、结肿等。现代临床与药理研究表明，本品有一定抗肿瘤作用，对于抗腹水癌、淋巴肉瘤腹水型、食管癌、胃癌、乳腺癌、卵巢癌等有诸多报道，值得深入研究。

白术芳香，嚼之略带黏性，此当为其功能止汗的性状学基础。"味甘多脂"，此可能为大剂生白术治疗虚证便秘的性状基础。动物实验研究表明大剂量的白术对小鼠小肠内炭末有显著的推进作用，对家兔活体回肠收缩频率和幅度有明显增加作用。挥发油是其芳香气味的主要化学成分之一，其所含挥发油具有促进胃肠运动的作用。而从其挥发油提取的白术内酯Ⅰ，也具有健脾运脾、抗炎作用。

按语

与其他除风药和散结药相比，白术的相关作用较弱，而以补气健脾为主。但白术的补中兼散、补益寓含除风之特点，也是其他药难以比拟的，更是现代临床多种复杂病证之所需药物。

白术与苍术，古时统称为"术"，后世逐渐分别入药。二药均具有健脾与燥湿两种主要功效。然白术质地较为坚硬而实，甘味稍强，"盖其味浓而甘，擅长于守也"（《本草思辨录》），故以健脾益气为主，宜用于脾虚湿困而偏于虚证者；苍术质地较为疏松而苦燥，芳香气更强，《玉楸药解》："白术守而不走，苍术走而不守。"苍术以苦温燥湿、芳香化湿兼备，以运脾为主，宜用于湿浊内阻而偏于实证者。故《本草崇原》曰："凡欲补脾，则用白术，凡欲运脾，则用苍术，欲补运相兼，则相兼而用，如补多运少，则白术多而苍术少，运多补少，则苍术多而白术少。"

（刘西建　彭　欣）

甘草
《神农本草经》

基原

为豆科植物甘草、胀果甘草、或光果甘草的根及根茎。主产于内蒙古、甘肃、黑龙江。春、秋二季采挖，除去须根，晒干，切厚片。生用或蜜炙用。

植物特征

甘草为多年生草本，高30~100cm。根及根茎粗壮，皮红棕色。茎直立，带木质，有白色短毛和刺毛状腺体。奇数羽状复叶；小叶卵形或宽卵形；托叶阔披针

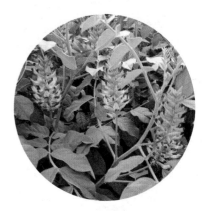

甘草植物

形，被白色纤毛。总状花序腋生，花密集。荚果条形，呈镰刀状或环状弯曲，外面密被刺毛状腺体。生于向阳干燥的钙质草原、河岸沙质土等地。光果甘草不同之处在于茎和枝均被鳞片状腺体，奇数羽状复叶；卵圆形或长椭圆形，先端常微缺，上面有短柔毛，下面密生鳞片状腺体；托叶披针形。花淡紫色，密生。荚果扁，狭长卵形，稍弯曲，有时具少许不明显的腺瘤。胀果甘草有时基部粗壮而为木质。茎直立，常局部被密集连接成片的淡黄褐色鳞片腺体，无腺毛而有疏柔毛，或几无毛。奇数羽状复叶长，边缘微反卷，常显明为波卷状，上面暗绿色，具黄褐色腺点，下面亮绿色，具淡黄绿色腺点，幼时如涂胶状，有光泽，两面无毛或几无毛。总状花序；花小，紫红色，排列疏松。荚果长圆形，短小膨胀。生于沙质土中。

药材性状

1. 一般性状 甘草根呈长圆柱形，长30～100cm，直径0.6～3.5cm。表面红棕色、暗棕色或灰褐色，有明显的皱纹、沟纹及横长皮孔，并有稀疏的细根痕，外皮松紧不一，两端切面中央稍下陷。质坚实而重，断面纤维性，黄白色，有粉性，横切面有明显的形成层环纹和放射状纹理，有裂隙。根茎表面有芽痕，横切而中心有髓。粉甘草为去皮甘草，表面淡黄色，平坦，有刀削及纵裂纹。光果甘草根茎及根质地较坚实。表面灰棕色，皮孔细而不明显。断面纤维性，裂隙较少。胀果甘草根茎及根本质粗壮，多灰棕色至灰褐色。质坚硬，易潮。断面淡黄色或黄色，纤维性，粉性少。味甜或带苦。根茎不定芽多而粗大。

2. 饮片性状 生甘草呈类圆形或椭圆形厚片。切面略显纤维性，黄白色，粉性，中间有一明显的环纹及放射状纹理，有裂隙。表面红棕色或灰棕色。性状标准以皮细而紧，外皮色红棕、粉性足、味甜者为佳。炙甘草切面黄色至深黄色，微有光泽，质稍黏。具焦香气，味甜。

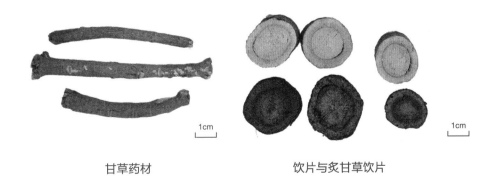

甘草药材　　　　　　　饮片与炙甘草饮片

法象释义

甘草甘，平。归心、肺、脾、胃经。补脾益气，清热解毒，祛痰止咳，缓急止痛，调和诸药。主要用于脾胃虚弱，倦怠乏力，心气不足，心悸气短，脉结代，痈肿疮毒，咽喉肿痛，咳嗽痰多，脘腹、四肢挛急疼痛，缓解药物毒性、烈性。《神农本草经》："味甘平。主五脏六腑寒热邪气，坚筋骨，长肌肉，倍力，金创尰，解毒。久服轻身延年。"

本品因味甘甜，故名甘草，切面黄白色，表面红棕色，入心、肺、脾胃经，《本草思辨录》："甘草中黄皮赤，确是心脾二经之药，然五脏六腑皆受气于脾，心为一身之宰，甘草味至甘，性至平，故能由心脾以及于他脏，无处不到，无邪不祛。其功能全在于甘，甘则补，甘则缓。凡仲圣方补虚缓急，必以炙用，泻火则生用，虽泻亦兼有缓意。"补益之力不是很强，常用炙甘草，同时需配参芪以助补虚之功。味至甘而能补能缓，故而善补心气、缓心急，临床常用炙甘草汤治气血两虚之心动悸、脉结代。《本草通玄》谓："甘草，甘平之品，独入脾胃，李时珍曰能通入十二经者，非也。稼穑作甘，土之正味，故甘草为中宫补剂。"甘以缓之，本品性缓，善解诸急，故名国老。其一，缓和药性毒，《本草正义》言："又甘能缓急，故麻黄之开泄，必得甘草以监之，附子之燥烈，必得甘草以制之，走窜者得之而少敛其锋，攻下者得之而不伤于峻，皆缓之作用也。"《本草正》云："甘草，味至甘，得中和之性，有调补之功，故毒药得之解其毒，刚药得之和其性，表药得之助其外，下药得之缓其速。"其二，缓急止痛，用于脘腹、四肢拘挛疼痛，如芍药甘草汤。甘能和，可调和诸药，《医学入门》："甘，甜草也。性缓，能解诸急。热药用之缓其热，寒药用之缓其寒。善和诸药，解百药毒。"

甘草生用品药性偏凉，《本经逢原》："甘草气薄味浓，升降阴阳，大缓诸火。生用则气平，调脾胃虚热，大泻心火，解痈肿金疮诸毒。"能清热解毒，临床常用于痈肿疮毒，咽喉肿痛。

现代研究证实甘草多糖是甘草中除甘草黄酮、三萜类等之外的又一重要生物活性物质，具有抗病毒、免疫调节及抗肿瘤、抗炎、治疗心血管疾病、抗氧化、肾上腺皮质激素样作用。炙甘草补益作用较强，现代研究表明葡萄糖、果糖含量的增加，与甘草蜜炙后增强补益具有相关性。

按语

煎服，2~10g。本品清热解毒宜生用，补中缓急、益气复脉宜蜜炙用。不宜与海藻、京大戟、甘遂、芫花同用。本品有助湿壅气之弊，湿盛胀满、水肿者不宜用。大剂量久服可导致水钠潴留，引起浮肿。现代研究表明，大剂量服用或小量长期服用本品，大约有20%的人可出现水肿、四肢无力、痉挛麻木、头晕、头痛、血压升高、低血钾等不良反应；老年人及患有心血管病、肾脏病者，易致高血压和充血性心脏病。长期服用甘草酸可致非哺乳期妇女泌乳。《雷公炮制药性解》："味甘入脾，为九土之精，安和七十二种金石，一千二百种草木，有调摄之功，故名国老。然性缓不可多用，一恐甘能作胀，一恐药饵无功，惟虚人多热及诸疮毒者，宜倍用，中满及初痢者忌之，所谓脾病患毋多食甘也。"

（刘西建）

第二节 补阳药

补骨脂
《药性论》

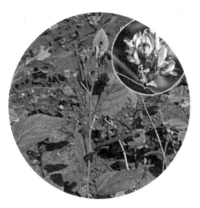

补骨脂植物

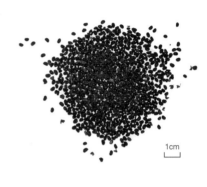

补骨脂饮片

基原

　　为豆科植物补骨脂的成熟果实。主产于河南、四川、安徽、陕西。栽培或野生。秋季果实成熟时采收果序，晒干，搓出果实，除去杂质。生用，炒或盐水炒用。

植物特征

　　一年生草本，高60～150cm。枝坚硬，具纵棱；全株被白色柔毛和黑褐色腺点。单叶互生，托叶成对，三角状披针形，膜质；叶片阔卵形，先端钝或圆，基部心形或圆形，边缘具粗锯齿，两面均具显著黑色腺点。花多数密集成穗状的总状花序，花冠蝶形，淡紫色或黄色，旗瓣倒阔卵形，翼瓣阔线形，龙骨瓣长圆形。荚果椭圆形，不开裂，果皮黑色，与种子粘贴。种子1颗，有香气。喜温暖湿润气候，宜向阳平坦、日光充足的环境，怕寒。

药材性状

　　1. 一般性状　果实扁圆状肾形，一端略尖，少有宿萼。表面黑棕色或棕褐色，具微细网纹，放大镜下可见点状凹凸纹理。质较硬脆，剖开后可见果皮与外种皮紧密贴生，种子凹侧的上端略下处可见点状种脐，另一端有合点，种脊不明显。外种皮较硬，内种皮膜质，灰白色；子叶2枚，肥厚，淡黄色至淡黄棕色，陈旧者色深，其内外表面常可见白色物质，于放大镜下观察为细小针晶；胚很小。

　　2. 饮片性状　形色同上。果皮薄，与种子不易分离；种子1枚，子叶2，黄白色，有油性。气香，味辛、微苦。性状标准以粒大、色黑、饱满、坚实、无杂质者为佳。

法象释义

补骨脂苦、辛，温。归肾、脾经。补肾壮阳，固精缩尿，温脾止泻，纳气平喘。主要用于肾阳不足，阳痿不孕，腰膝冷痛，肾虚遗精滑精，遗尿尿频，肾虚作喘，脾肾阳虚，五更泄泻等。

本品外形似肾脏，色黑，善入肾，味苦、辛，性温，植物生长宜向阳平坦、日光充足的环境，故补肾阳。如《本草经解》言："补骨脂气大温，……色黑而形如肾，入足少阴肾经，气味俱升，阳也。补骨入肾，补真阳以生土。"现代临床常用于骨质疏松，药理研究表明本品能促进骨骼的再生与重建及成骨细胞分化。本品种子子叶黄白色，故本品尚兼入脾肺二经，《冯氏锦囊秘录》："禀火土之气，兼得乎天令之阳，色黑又兼水德之化，味辛，气大温，无毒。阳中微阴，降多升少，入手厥阴心包络命门、足太阴脾经。能暖水脏，阴中生阳，壮火益土，所以专治脾肾虚寒作泻，肾冷精留遗尿，阳衰劳伤诸症也。"临床用补骨脂治疗泄泻疗效良好，尤以脾肾阳虚泄泻最宜；本品还治疗肺肾两虚之虚喘，现代研究表明补骨脂提取物黑色黏稠层鼻腔给药对过敏性和组胺性哮喘有一定的止喘作用，提示黑色黏稠层含有止喘有效成分，一定程度上揭示了补肾阳以平喘的物质基础。

按语

除《雷公炮炙论》言其"性毒"外，其余本草著作未明确提本品有毒。补骨脂在一般规定用药剂量范围内服用，无明显不良反应。但大剂量服用，可出现乏力、头晕、目眩，随即呼吸急促、呕吐，甚至呕血，并陷入昏迷状，呼吸极度困难等危重症状。煎服，6～10g。外用20%～30%酊剂涂患处。本品性质温燥，能伤阴助火，故阴虚火旺，大便秘结者忌服。

（刘西建）

沙苑子
《本草衍义》

基原

为豆科植物扁茎黄芪的干燥成熟种子。主产陕西和河北。秋末冬初果实成熟尚未开裂时割取植株，晒干，打下种子，除去杂质，晒干。生用或盐水炒用。

植物特征

多年生高大草本，高可达1m以上，全株被短硬毛。主根粗长，茎平卧，有角棱，多由基部分枝，奇数羽状复叶，互生，具短柄；托叶狭披针形，有毛，小叶9～21枚，叶片椭圆形，先端钝或微缺，有细尖，基部钝形至钝圆形，全缘，上面绿色，无毛，下面灰绿色。总状花序腋生；花冠蝶形，黄色。荚果纺锤形，先端有较长的尖喙，腹背稍扁，被黑色短硬毛，内含种子20～30粒。种子圆肾形。

药材性状

1. 一般性状 本品圆肾形而略扁，长2～2.5mm，宽1.5～2mm。表面光滑，褐绿色或灰褐色，边缘一侧微凹处有淡色种脐。质坚硬，不易破碎。子叶2枚，淡黄色，胚根弯曲，长约1mm。气微，味淡，嚼之有豆腥味，味微甘而微粘涩。

2. 饮片性状 形色同上。性状标准以颗粒饱满，色灰褐色或绿褐色者为佳。炒沙苑子表面棕褐色，体略膨胀，微有香气。

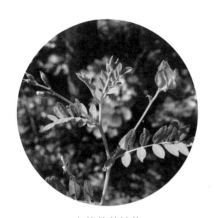

扁茎黄芪植物

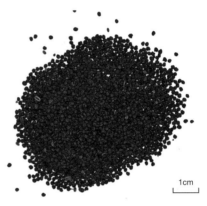

1cm

沙苑子饮片

法象释义

沙苑子甘，温。归肝、肾经。补肾助阳，固精缩尿，养肝明目。主要用于肾虚腰痛，遗精早泄，遗尿尿频，白浊带下，肝肾不足，头晕目眩，目暗昏花。

沙苑子为扁茎黄芪之种子，性味甘温而补益。然黄芪色偏黄为补气健脾之要药，本品则灰褐色或绿褐色偏多，表面光滑，且其子边缘一侧有淡色微凹之种脐，呈圆肾形，故而偏入肝肾，以补肾助阳、养肝明目，自古为抗衰保健佳品。加之其质黏能涩，临床多用于肾虚不固之遗精滑泄，白浊带下。为治"泄精虚劳要药"（《本经逢原》）。又常与菊花相配治风热眼疾，如《得配本草》言："得甘菊，除风热。"现代研究本品主要含有氨基酸、多肽、蛋白质等多种营养物质，为其补益作用之基础。但本品为温补固摄之品，阴虚火旺、小便不利者不宜服用。

本品又名沙苑蒺藜，为陕西潼关道地药材。《本经逢原》言："沙苑蒺藜，产于潼关"。现代研究表明不同产地的沙苑子中总黄酮和沙苑子苷A的含量差别较大。来自于陕西渭南的沙苑子样品总黄酮和沙苑子苷A的含量明显高于其他样品。不同样品中总黄酮和沙苑子苷A的含量趋势是一致的。从而证明作为道地药材的潼蒺藜的确品质优良。

沙苑子与菟丝子均能补肝肾明目。但菟丝子性平辛润，润燥生精而滋肾明目，又可止泻，安胎。沙苑子性温而涩，偏固精助阳明目，多用于遗精遗尿带下等肾虚滑脱证。

（刘西建）

冬虫夏草
《本草从新》

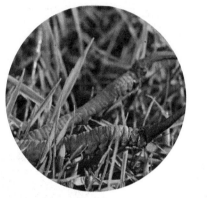

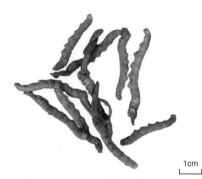

1cm

冬虫夏草药材　　　　　　　　　　　冬虫夏草饮片

为麦角菌科植物冬虫夏草菌寄生在蝙蝠蛾科昆虫幼虫的子座和幼虫尸体的干燥复合体。主产于四川、西藏、青海。夏初子座出土，孢子未发散时挖取，晒至六七成干，除去似纤维状的附着物及杂质，晒干或低温干燥。生用。

子座单个，罕见2~3个从寄主前端发出，全长4~11cm，长棒形或圆柱形，基部粗1.5~4mm，向上渐细。头部近圆柱形，褐色，初期内部充实，后变中空，尖端有不孕顶部。子囊壳近表面生，基部稍陷于子座内，椭圆形至卵形。子囊多数，细长，产生在子囊壳内。每个子囊内具有子囊孢子，通常1~3个，长线形，有多数横隔，不断裂为小段。生于虫草蝙蝠蛾等的幼虫体上，常见于海拔4000m以上的高山，尤多见于具有积雪、排水良好的高寒草甸。

1. 一般性状　本品由虫体及从头部长出的真菌子座组成。虫体似蚕，长3~5cm，直径3~8mm，表面深棕黄色至黄棕色，有环纹20~30个，近头部的环纹较细；头部红棕色，足8对；质脆，易折断，断面略平坦，淡黄白色。子座单生，细长圆柱形；表面深棕色至棕褐色，有细纵皱纹，上部稍膨大，头部与柄无明显区别；质柔韧，断面类白色。气微腥，味淡。

2. 饮片性状 形色同上。性状标准以虫体色泽黄亮，丰满肥大，断面黄白色，子座短小者为佳。

法象释义

冬虫夏草甘，平。归肾、肺经。补肾益肺，止血化痰。主要用于肾虚精亏，阳痿遗精，腰膝酸痛，久咳虚喘，劳嗽痰血。

本品味甘，断面黄白色，故入肺经；头部红棕色，入血分以止血。如《本草从新》云："甘平，保肺、益肾、补精髓，止血化痰，已劳嗽。"临床广泛用于久咳虚喘，劳嗽痰血。生长于海拔4000m以上的高寒地带，冬季菌丝侵入蛰居于土中的幼虫体内，夏季长出子座，每于夏秋之季采取，本品吸收天地之阳气，故而能补助阳气，《重庆堂随笔》谓："周稚圭先生云，须以秋分日采者良。雄谓夏取者可治阳气下陷之病。"《药性考》赞曰："秘精益气，专补命门。"临床用于肾阳不足，精血亏虚之证。

本品头部红棕色，表面有环纹20～30个，提示其可能有一定的安神作用，现代研究表明冬虫夏草发酵液有一定镇静催眠作用，可抑制小鼠自发活动，缩短入睡潜伏期，延长睡眠持续时间，提高小鼠爬杆行为级别。并能抗心律失常，改善心肌耗氧量等作用。

冬虫夏草含有大量的多糖类物质，称之为虫草多糖，是冬虫夏草中占比重最大的成分。现有研究证实，虫草多糖具有抗肿瘤、抗氧化、免疫调节、增强单核巨噬细胞的吞噬能力和抗纤维化作用。主要含多种核苷类成分，还含蛋白质、脂肪酸、氨基酸、多糖等，均为重要之营养成分。故有良好的补养作用。青海和西藏产冬虫夏草粉末均能明显提高小鼠免疫功能，两个产地冬虫夏草粉末增强免疫功能作用相当。

（刘西建）

第三节　补血药

当归
《神农本草经》

基原

为伞形科植物当归的根。主产于甘肃省东南部的岷县（秦州），产量多，质量好。秋末采挖，除尽芦头、须根，待水分稍行蒸发后按大小粗细分别捆成小把，用微火缓缓熏干或用硫黄烟熏，防蛀防霉切片生用，或经酒拌、酒炒用。

　　多年生草本，高0.4～1m。根圆柱状，分枝，有多数肉质须根，黄棕色，有浓郁香气。茎直立，绿白色带紫色，有纵深沟纹，光滑无毛。叶三出式，二至三回羽状分裂；基生叶及茎上部叶轮廓为卵形，小叶片3对，边缘有缺刻锯齿，齿端有尖头，叶下面及边缘被稀疏的乳头状白色细毛。复伞形花序顶生。果实椭圆形至卵形。

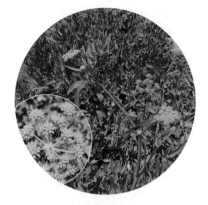

当归植物

　　1. 一般性状　根头及主根粗短，略呈圆柱形，长1.5～3.5cm，直径1.5～3cm，下部有3～5条或更多的支根，多弯曲，长短不等，直径0.4～1cm。表面黄棕色或棕褐色，有不规则纵皱纹及椭圆形皮孔；根头部具横纹，顶端残留多层鳞片状叶基。质坚硬，易吸潮变软。

　　2. 饮片性状　生当归为圆形或类圆形薄片。表面黄白色或淡黄棕色，有浅棕色形成层环纹，皮部厚，散有棕色油点，木质部色较浅。周边灰棕色或棕褐色，外皮细密。质柔韧，油润，有浓郁香气，味甘、辛、微苦。酒当归形如生品，表面色泽加深，偶见焦黄斑，微有酒气。性状标准以质柔，切面黄白色，气香浓郁者为佳。显微特征侧根横切面木栓层为数列木栓细胞。皮层为数列切向延长的细胞。韧皮部宽广，多裂隙，有多数分泌腔（主为油室，也有油管），类圆形，周围分泌细胞数个至十多个，近形成层处分泌腔较小。木质部导管单个散在或数个相聚成放射状排列，木射线宽至十多列细胞；木薄壁细胞较射线胞为小。

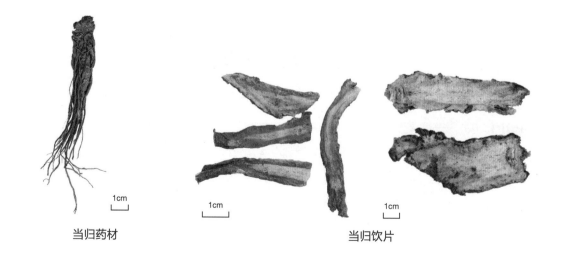

当归药材　　　　　　　　　当归饮片

1cm　　1cm　　1cm

法象释义

当归甘、辛，温。归肝、心、脾经。补血调经，活血止痛，润肠通便。主要用于血虚萎黄，眩晕心悸，血虚、血瘀之月经不调，经闭痛经，虚寒腹痛，风湿痹痛，跌扑损伤，痈疽疮疡。《本经》："主咳逆上气，温疟寒热洗洗在皮肤中。妇人漏下绝子，诸恶疮疡，金疮。"

当归味甘温能补，表面黄白色或淡黄棕色，质柔韧而油润，有一定滋养之性。酒制能加深色泽，故既入气分，又入血分；味辛、微苦，饮片有散在棕色油点，显微镜下显示有多数分泌腔（主为油室，也有油管），闻之香气浓郁，此为当归补血兼活血的药材学基础。如《本草正》云："当归，其味甘而重，故专能补血，其气轻而辛，故又能行血，补中有动，行中有补，诚血中之气药，亦血中之圣药也。"《神农本草经百种录》："当归辛香而润，香则走脾，润则补血，故能透入中焦荣气之分，而为补荣之圣药。"临床多用于血虚萎黄，眩晕心悸之血虚诸证及血虚或血瘀之月经病证。

当归乃"血中之气药"。《医学衷中参西录》："味甘微辛，气香，液浓，性温。为生血、活血之主药，而又能宣通气分，使气血各有所归，故名当归。""不通则痛，不荣则痛"，本品补血兼能通达气血，可广泛用于虚寒腹痛、风湿痹痛、跌打损伤等诸多疼痛。其活血不妄行、通达止痛不伤正之特点，也使其成为止痛之良药。《本草崇原》："当归花红根黑，气味苦温，盖禀少阴水火之气，主治咳逆上气者，心肾之气上下相交，各有所归，则咳逆上气自平矣。"临床用于疗肺虚咳喘等。

有研究表明，当归味甘与其所含当归多糖（APS）有关，APS 是当归造血的主要活性成分之一。其所含之阿魏酸与补血、活血活性关联度最大。当归经炮制后，挥发油和阿魏酸含量均有不同程度的降低，顺序为生当归（0.683%，0.075%）>酒炙当归（0.590%，0.068%）>土炒当归（0.397%，0.024%）>当归炭（0.125%，0.012%）；当归药材所含核苷类成分与其地道性和补益功效有一定相关性，含量高低排序为岷归>川归>云归>窑归。酒炙当归中总鞣质含量低于生当归，而其他炮制品中总鞣质含量明显高于生当归，排序为当归炭（0.702%）>土炒当归（0.491%）>生当归（0.352%）>酒炙当归（0.339%）。

按语

当归与党参比较，均甘温柔润之根茎，具有补益之性。然当归黄棕色偏多，质柔油润性强，偏入肝脾血分，而有良好的补血作用，其气芳香而补血活血，为血虚诸证要药。党参则黄白色偏多，柔润偏弱，主入脾肺气分，有较强的补气作用，为脾肺气虚诸证良药。

对于血虚诸证，历来均将它作为主药使用，对于血虚兼瘀兼寒的症候，尤宜使用。当归既是补血养血之要药，亦是活血调经之圣药，历代医家将本品作为妇科调经之要药，临床上各种调经方剂均不离当归。本品还有良好的止痛作用，对疼痛证，不论是血虚所致，还是瘀血所引，均可配伍相应药物治疗不同性质、不同部位多种疼痛证，但因其药性偏温，故最宜用于血虚血瘀偏于寒证之多种疼痛证。一般生用，为加强活血作用则酒炒用。湿盛中满，大便溏泻者忌服。

（刘西建）

熟地

《本草拾遗》

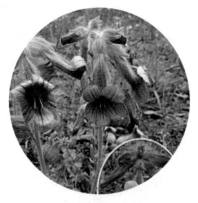 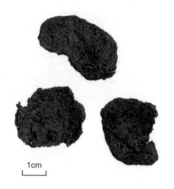

1cm

地黄植物   熟地黄饮片

基原

为玄参科植物地黄的干燥块根，经加工炮制而成。其制法为取生地黄，照酒炖法炖至酒吸尽，晾晒至外皮黏液稍干；或照酒蒸法蒸至黑润，晒至约八成干，切厚片或块，干燥，即得。

植物特征

原植物特征同"生地"。

药材性状

1. 一般性状　为不规则的块状，内外均呈漆黑色，有光泽，外表皱缩不平。黏性大，质柔软。味甜。以块根肥大、软润、内外乌黑有光泽者为佳。

2. 饮片性状　为不规则类圆形厚片，内外均呈漆黑色，有光泽，外表皱缩不平。断面滋润，中心部往往可看到光亮的油脂状块，黏性大，质柔软。味甜。

法象释义

熟地黄味甘，微温。归肝、肾经。补血养阴，填精益髓。主要用于血虚萎黄，心悸怔忡，月经不调，崩漏下血，肝肾阴虚，腰膝酸软，骨蒸潮热，盗汗遗精，内热消渴，肝肾不足，精血亏虚，眩晕耳鸣，须发早白等。

本品乃生地加工制得，性质微温，色黑油亮，味甘如饴，质肥黏润，重能沉降，故而专入肝肾经，长于益精髓、补阴血，是肾精亏虚的主要药物。《本经逢原》曰："熟地黄，假火力蒸晒，转苦为甘，为阴中之阳，故能补肾中元气。"《药品化义》："熟地，藉酒蒸熟，味苦化甘，性凉变温，专入肝脏补血。更补肾水。取其气味浓厚，为浊中浊品，以补肝肾。"《本草求真》："甘而微温，味浓气薄，专补肾脏真水，兼培黄庭后土，土浓载物，诸脏皆受其荫，故又曰能补五脏之真阴，熟地功力甚巨。"

甘味与多糖有关，研究发现随蒸晒次数的增加，清蒸法与酒蒸法制得熟地黄中梓醇及益母草苷、毛蕊花糖苷、水苏糖、蔗糖、棉子糖均减少；地黄苷A及地黄苷D略为增加；5-羟甲基糠醛、果糖、葡萄糖、甘露三糖均增加，表明了熟地黄炮制加工的必要性。多糖能增强机体造血功能，增强机体的免疫力。受试品鲜地黄、干地黄及熟地黄的50％乙醇提取物，只有熟地黄提取物能增强红细胞变形性，熟地黄乙酸乙酯提取物具有显著活性，水提取物和甲醇提取物无活性。

按语

熟地质地柔润，味甘而厚，其性微温，与生地黄相比，颜色漆黑，其味更加甘甜，质地更加粘腻，因而历代医家均将本品作为补血之要药，长于"生精血"。《本草正》言："熟地黄性平，气味纯净，故能补五脏之真阴，诸经之阴血虚者，非熟地不可。"《本草正义》谓其："为补中补血良剂"。但本品质地较为滋腻，故脾胃虚弱、中满痰盛、腹满便溏者慎用。

（刘西建）

白芍
《神农本草经》

基原

本品为毛茛科植物芍药的干燥根。主产于浙江、安徽。夏、秋二季采挖，洗净，除去头尾和细根，置沸水中煮后除去外皮或去皮后再煮，晒干。切薄片。

植物特征

多年生草本，高40～70cm。根肥大，纺锤形或圆柱形，黑褐色。茎直立，上部分枝，叶互生；茎下部叶为二回三出复叶，上部叶为三出复叶；小叶狭卵形、椭圆形或披针形，先端渐尖，基部楔形或偏斜，边缘具白色软骨质细齿，两面无毛，下面沿叶脉疏生短柔毛，近革质。花两性，数朵生茎顶和叶腋；白色，有时基部具深紫色斑块或粉红色，栽培品花瓣各色并具重瓣。蓇葖果卵形或卵圆形，先端具喙。生于山坡草地和林下。

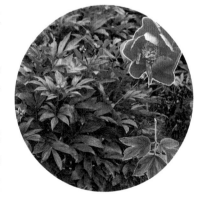

芍药植物

1. 一般性状 本品呈圆柱形，平直或稍弯曲，两端平截，长5～18cm，直径1～2.5cm。表面类白色或淡红棕色，光洁或有纵皱纹及细根痕，偶有残存的棕褐色外皮。质坚实，不易折断，断面较平坦，类白色或微带棕红色，形成层环明显，射线放射状。

2. 饮片性状 为类圆形或椭圆形的薄片，直径10～25mm，表面类白色或微带棕红色，平滑，角质样，中间类白色，有明显的环纹和放射状纹理。周边淡棕红色或粉白色，有皱纹。质坚脆。气微，味微苦、酸。炒白芍形如白芍，表面微黄色，偶有黄斑。

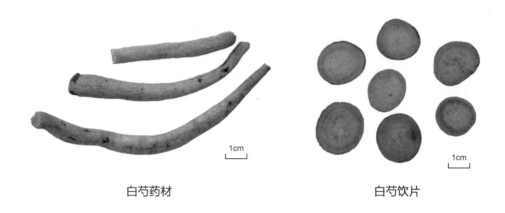

白芍药材　　　　　　　　　　　　白芍饮片

白芍味苦、酸，微寒；归肝、脾经。养血敛阴，柔肝止痛，平抑肝阳。主月经不调，经行腹痛，崩漏，自汗，盗汗，胁肋脘腹疼痛，四肢挛痛，头痛，眩晕。《本经》："主邪气腹痛，止痛，利小便，益气。"

白芍饮片之淡棕红色或粉白色，味微苦、酸等诸多性状特点，是其善入肝经血分，功能养血敛阴的药材学基础。成无己《注解伤寒论》言："芍药之酸收，敛津液而益荣。""酸，收也，泄也；芍药之酸，收阴气而泄邪气。"贾所学《药品化义》将其进一步阐释："白芍药微苦能补阴，略酸能收敛。因酸走肝，暂用之生肝。肝性欲散恶敛，又取酸以抑肝。故谓白芍能补复能泻，专行血海，女人调经胎产，男子一切肝病，悉宜用之调和血气。"主月经不调，经行腹痛，崩漏，自汗，盗汗等；而本品切面之明显的环纹和放射状纹理，以及其"质坚实而重，角质样而不易折断"的药材性状，切面既是其平抑肝阳，治疗头痛眩晕作用的依据之一，也是其"能补复能泻"、不燥不腻之依据之一。

白芍止痛，与其善入肝经、苦中有酸有关。对于白芍止痛，历代医家有诸多论述，如《本草纲目》引朱丹溪言白芍："凡腹痛多是血脉凝涩，亦必酒炒用。然止能治血虚腹痛，余并不治。"强调其偏于补虚止痛。陈修园《本草经读》言："芍药气平下降，味苦下泄而走血，为攻下之品，非补养之物也。邪气腹痛，小便不利及一切诸痛，皆气滞之为病，其主之者，以苦平而泄其气也。血痹者，血闭而不行，甚则为寒热不调；坚积者，积久而坚实，甚则为疝瘕满痛，皆血滞之病，其主之者，以苦平而行其血也。"强调其偏于苦泄止痛。中医认为，肝主疏泄、舒畅气机。气机不畅，则生疼痛。白芍味苦下泄，则以止痛。然由于肝于疏泄之中兼藏血之能，体阴而用阳，倘若疏泄过度则伤其藏血，反致血虚而痛。白芍苦泄之中兼有酸敛之性，为肝所喜，进而达到柔肝止痛之作用，对于胁肋脘腹疼痛、四肢挛痛、头痛等，无问虚实皆可应用。而延胡索、青皮等，醋制均可增强其止痛作用的中医认识，也与之同理。现代研究表明本品主要成分白芍总苷具有抗炎、免疫调节、镇痛及镇静作用。

总之，白芍其味为肝所喜，其形合肝所用，故而成为平肝、柔肝、养肝，善于治疗一切肝病之要药。

按语

白芍与赤芍在《神农本草经》中通称芍药，至唐末宋初始将二者区分。二者虽同出一物而性微寒，但前人谓"白补赤泻，白收赤散"，一语而道破二者的主要区别。一般认为，在功效方面，白芍长于养血调经，敛阴止汗，平抑肝阳；赤芍则长于清热凉血，活血散瘀，清泄肝火。

现代研究表明，由于赤芍和白芍加工方法、生长方式、分布区域的差异，导致其药材及饮片性状不同；另外，经过长期的交流与选育，来源于同一物种的赤芍和白芍，在一定程度上已经分化为不同的品种。赤芍、白芍化学成分相似，主要成分有单萜类化合物，该类成分的总提物分别称为赤芍总苷和白芍总苷，主要含有芍药苷、芍药内酯苷、羟基芍药苷、苯甲酰芍药苷、苯甲酰羟基芍药苷等。白芍中含有较多的芍药内酯苷，赤芍不含或仅含微量芍药内酯苷，提示芍药内酯苷为白芍的特征性成分，可作为赤芍和白芍的差异成分。二药比较药理作用的研究结果显示，两者在活血化瘀、抗炎、补血方面作用相似，但在角叉菜胶致大鼠趾肿胀实验中赤芍抗炎作用优于白芍，在综合放血实验中赤芍补血作用优于白芍；在环磷酰胺血虚模型中白芍补血作用优于赤芍，白芍的抗血小板聚集作用优于赤芍。

（刘西建）

何首乌
《日华子本草》

基原

为蓼科植物何首乌的干燥块根。主产于河南、湖北、广东、广西、贵州。秋后茎叶枯萎时或次年未萌芽前掘取其块根。削去两端，洗净，个大的切成块，干燥，切厚片或块，称生首乌；取生何首乌片或块，照炖法用黑豆汁拌匀，置非铁质的适宜容器内，炖至汁液吸尽；或照蒸法清蒸或用黑豆汁拌匀后蒸，蒸至内外均呈棕褐色，晒至半干，切片，干燥，称制何首乌。晒后变为黑色，称制首乌。

多年生缠绕藤本。根细长，末端成肥大的块根，外表红褐色至暗褐色。茎基部略呈木质，中空。叶互生；叶片狭卵形或心形，全缘或微带波状，上面深绿色，下面浅绿色，两面均光滑无毛。圆锥花序。花小，花被绿白色。瘦果椭圆形，黑色，光亮。生于草坡、路边、山坡石隙及灌木丛中。喜温暖潮湿气候。

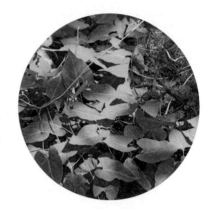

何首乌植物

1. 一般性状　块根纺锤形或团块状，一般略弯曲，长5～15cm，直径4～10cm。表面红棕色或红褐色，凹凸不平，有不规则的纵沟和致密皱纹，并有横长皮孔及细根痕。质坚硬，不易折断。切断面淡黄棕色或淡红棕色，粉性，皮部有类圆形的异型维管束作环状排列，形成"云锦花纹"，中央木部较大，有的呈木心。气微，味微苦而甘涩。以体重、质坚实、粉性足者为佳。

2. 饮片性状　生何首乌为不规则圆形厚片或小方块，表面淡红棕色或棕黄色，中心显黄白色，皮部散列云锦状花纹（异型维管束），周边红棕色或红褐色，皱缩不平，质坚实，粉性，味稍苦涩。性状标准以切面有云锦状花纹、粉性足者为佳。制首乌表面黑褐色或棕褐色，凹凸不平，质坚硬，断面角质样，棕褐色或黑色。气微，味微甘而苦涩。性状标准以质坚硬，断面角质样，棕褐色或黑色者为佳。

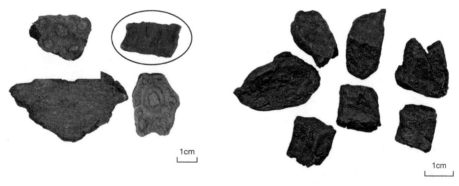

生何首乌饮片　　　　　　　　　制首乌饮片

何首乌苦、甘、涩，微温。归肝、肾经。制用：补益精血。生用：解毒，截疟，润肠通便。

生何首乌为不规则圆形厚片或小方块，表面淡红棕色或棕黄色，中心显黄白色，切面有云锦状花纹；制首乌表面黑褐色或棕褐色，断面棕褐色或黑色。以上性状为首乌功能的形态学基础。《本草纲目》言："何首乌，白者入气分，赤者入血分"。《本草思辨录》言："首乌之用，生熟迥殊，其已久疟消肿毒，皆是用生者。又消肿毒用赤不用白，补肝肾则以黑。"制首乌苦涩而温，"能收敛精气，所以能养血益肝，固精益肾，健筋骨，乌发，为滋补良药"（《本草纲目》）。《本草正义》也谓："首乌，专入肝肾，补养真阴，且味固甚厚，稍兼苦涩，性则温和，皆与下焦封藏之理符合。"因而本品自古为有名的延缓衰老药物，如中医名方七宝美髯丹以乌须发。《本草新编》释曰"心者生之本，其华在面，心血通流，则髭发黑而颜色美矣。其黑髭发悦颜色者，苦益血而温能通也。肝主筋，肾主骨，藏精与髓，胆气疏则肝血润，心血充则肾精足，其坚筋骨益精髓者。"

本品质地坚硬，表面凹凸皱缩不平，苦泄温行，显"攻坚散结"之象。《本草经解》曰："主瘰，消痈肿，疗头风面疮，治五痔，止心痛"。《本草新编》解释谓："何首乌气微温.禀天春升少阳之气.入足少阳胆经、手少阳三焦经。瘰，少阳之郁毒，首乌入少阳，气温则通达，所以主之；痈肿及头面风疮，皆属心火，味苦入心，气温能行，所以主之；肠为痔，痔者湿热伤血之症也，味苦清血，故亦主之；心为君火，火郁则痛，苦能泄，温能行，故主心痛。"《本草经解》所言诸证，皆有"郁结"所致，本着"郁者发之散之"之原则，以本品苦泄温行、质硬攻坚，故而治之。如《圣惠方》何首乌丸治颈项生瘰疬，咽喉不利。现代有抗肿瘤研究，如对肝癌、卵巢癌、乳腺癌等均有报道，值得深入研究。

此外，本品植物为多年生缠绕藤本，其藤茎祛风通络。何首乌秉承其藤茎之性能，而且其切面有云锦状花纹结构，环环相连，有"息风"之象，故《本草经解》主"头风"，《日华子本草》治"一切冷气及肠风。"王好古言其"泄肝风。"《滇南本草》治"赤白癜风，疥疮顽癣，皮肤瘙痒。截疟，治痰疟。"《本草述》治"中风，头痛，行痹，鹤膝风，痫症，黄疸。"历代中医也每每有相关应用，如《圣惠方》："治大肠风毒"，《经验方》记载何首乌酒："治骨软风，腰膝痛，行履不得，遍身瘙痒"；《魏氏家藏方》何首乌丸"治感暑中风，半体无汗；妇人血虚，风邪停滞，手足痿缓，肢体麻痹，皮肤瘙痒"；《太平圣惠方》何首乌散"治妇人血风，皮肤瘙痒，心神烦闷；并治血游风"；《太平惠民和剂局方》何首乌散"治脾肺风毒攻冲，遍身疥癣瘙痒，或生瘾疹，搔之成疮，肩背拘倦，肌肉顽痹，手足皴裂；并治紫癜，白癜。"现临床用于高血压病，动脉粥样硬化，冠状动脉硬化性心脏病属肝肾不足者。

二苯乙烯苷作为何首乌的有效成分之一，具有抗衰老、抗动脉粥样硬化、抗高血脂、抗肿瘤、抗炎、清除自由基、保肝等作用。而不同产地制首乌中，其含量差异较大，其中，广东最高，广西较低。

按语

制何首乌与熟地黄均可补精血，但制何首乌补而不腻，虚不受补者尤为适宜。《本草正义》谓："首乌，填益精气，具有阴阳平秘作用，非如地黄之偏于阴凝可比。"《本草新编》也言："如补血也，不若当归、川芎之速。如补精也，不若熟地、山茱之易于见胜。此余之所以宁用彼，而不用此也。至于丸药之中，原图缓治，何首乌正宜大用，乌可薄而弃之哉。"

从法象用药思维而言，何首乌与白术相比，二者均有一定的散结和除风作用，也均属于补中兼散、补益寓含除风之特色药物。不同的是，何首乌以补益肝肾为主，白术以补气健脾为主。

尚需注意的是，现代研究表明长期应用何首乌可能有引起肝损害的风险。

（刘西建）

第四节　补阴药

北沙参
《本草汇言》

基原

为伞形科植物珊瑚菜的根。主产于山东、河北，辽宁。夏秋两季采挖，洗净，置沸水中烫后，除去外皮，干燥，或洗净后直接干燥。切段，生用。

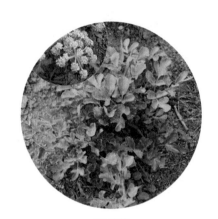

珊瑚菜

植物特征

多年生草本，高5～20cm。全株被白色柔毛。主根细长，圆柱形，长达30cm，粗0.5～1.5cm，很少分枝。基生叶质厚，有长柄；基部宽鞘状，边缘膜质；叶片轮廓呈圆卵形至三角状卵形，三出式分裂或三出式二回羽状分裂；叶柄和叶脉有细微硬毛；茎生叶形状与基生叶相似。复伞形花序顶生，密被灰褐色长柔毛；花瓣白色。双悬果圆球形椭圆形，分生果横剖面扁椭圆形，有5个棱角，合生面平坦，油管较多。喜温暖湿润气候。

药材性状

1. 一般性状　根细长圆柱形，偶有分枝，长15～45cm，直径0.2～1.5cm。表面淡黄白色，略粗糙，偶有残存外皮，不去外皮的表面黄棕色。有不规则纵沟及裂隙，并有黄棕黄色细长皮孔及较多点状突起的细根痕。根头渐细，有残留茎基。质坚脆，易折断，断面皮部浅黄白色，木部黄色，放射状。气味香，味微甜。以粗细均匀、长短一致、去净栓皮、色黄白者为佳。

2. 饮片性状　呈圆形短段，外表面淡黄白色，略粗糙，有纵皱纹及棕黄色点状状根痕，呈花纹状。质脆，切面皮部黄白色，木部黄色，角质，气特异味微苦。显微特征见其皮层为数列细胞，有扁圆形分泌道散在。韧皮部宽广，分泌道呈环状排列，分泌细胞4~10个；薄壁细胞含糊化淀粉粒。性状标准以无外皮、色黄白者佳。

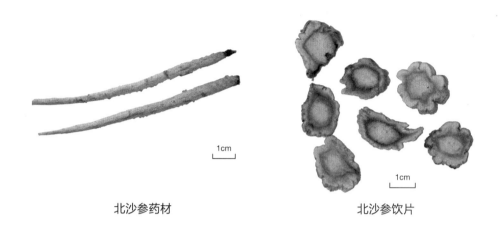

北沙参药材　　　　　　　　　　　　　北沙参饮片

法象释义

　　北沙参甘，微苦，微寒。归肺、胃经。养阴清肺，益胃生津。主要用于肺热燥咳，阴虚劳嗽痰血，胃阴不足，热病津伤，咽干口渴等。

　　北沙参喜温暖湿润气候，味甘而质地滋润；久嚼之无苦味，汁液莹稠，微有焦香，其外表面淡黄白色，主入肺胃二经，而显微镜下也显示，本品有散在分泌道，薄壁细胞内含糊化淀粉粒，为其补阴功能提供了良好的结构和成分基础，因而善于补肺胃之阴，如《神农本草经百种录》言"色白体轻故入肺"，《本草从新》谓："甘苦微寒，味淡体轻，专补肺阴，清肺火。"为治肺热燥咳，阴虚劳嗽，与胃阴不足，热病津伤，咽干口渴等之代表药。

　　本品切片皮部黄白色，木部有明显之黄褐色或红褐色层环，是北沙参既入气分，兼入血分的形态学基础。《神农本草经百种录》进一步解释："惟沙参为肺家气分中理血之药，色白体轻，疏通而不燥，润泽而不滞，血阻于肺者，非此不能清也。主血积，肺气上逆之血"。临床治疗阴虚劳嗽痰血之方中常用此药。现代研究也发现，北沙参植物的分生果横剖面扁椭圆形，油管较多，研究表明本品含有挥发油，揭示本品尚具"辛"味。现代临床报道加用北沙参后，中耳积液吸收较快，上呼吸道咳嗽综合征、鼻炎、鼻窦炎、腺样体肿大等肺系疾病、心脑血管疾病北沙参均广泛应用，证实该药具有辛味发散、辛润通络的作用特点。此亦为其"疏通而不燥，润泽而不滞"的药学与临床依据。

　　现代研究，北沙参所含多糖及氨基酸是其甘味主要成分。研究表明北沙参多糖免疫有抑制作用，是其治疗阴虚和自身免疫性疾病的机理。北沙参检测分析结果表明，产地不同能够明显影响氨基酸含量，其中山东省莱阳北沙参的总氨基酸和精氨酸含量最高；而北沙参多糖则以河北安国含量为多。

（刘西建）

麦冬

《神农本草经》

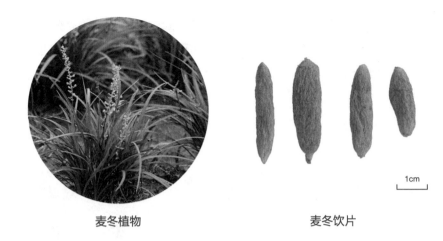

麦冬植物　　　　　　　　　　　麦冬饮片

1cm

基原

为百合科植物麦冬的干燥块根。主产于四川、浙江。夏季采挖，洗净，反复暴晒、堆置，至七八成干，除去须根，干燥，打破生用。

植物特征

麦冬为多年生草本，高12～40cm，须根中部或先端常膨大形成肉质小块根。叶丛生；叶柄鞘状，边缘有薄膜；叶片窄长线形，基部有多数纤维状的老叶残基，先端急尖或渐尖，基部绿白色并稍扩大。花葶较叶为短，总状花序穗状，顶生，长3～8cm；花小，淡紫色，略下垂。浆果球形，直径5～7mm，早期绿色，成熟后暗蓝色。生于海拔2000m以下的山坡阴湿处、林下或溪旁。

药材性状

1. 一般性状　麦冬（浙麦冬）块根纺锤形，长1.5～3.5cm，中部直径3～7mm。表面土黄色或黄白色，有较深的不规则细纵纹，有时一端有细小中柱外露。质韧，断面类白色，半透明，中央有细小圆形中柱，新鲜时可抽出。川麦冬块根较短小，表面乳白色。质较坚硬，香气小，味淡，少黏性。

2. 饮片性状　形色同上。气微香，味甜微苦。性状标准以肥大、淡黄白色、半透明、嚼之有黏性者为佳。

法象释义

麦冬甘、微苦，微寒。归肺、胃、心经。养阴润肺，益胃生津，清心除烦。主要用于肺燥干咳，阴虚劳嗽，喉痹咽痛，胃阴不足，津伤口渴，内热消渴，肠燥便秘，心阴虚及温病热扰心营，心烦失眠。

《本经》："味甘平。主心腹结气，伤中伤饱，胃络脉绝，羸瘦短气。久服轻身，不老不饥。"

麦冬"根如麦颗连珠，故因名麦门冬也"（《本草蒙筌》），喜温暖湿润、较荫蔽的环境，微寒质柔韧，味甘，嚼之微有黏性，表面黄白色，善入肺胃，功能清补肺胃之阴，《本草正义》云："麦冬，其味大甘，膏脂浓郁，故专补胃阴，滋津液，本是甘药补益之上品。凡胃火偏盛，阴液渐枯，及热病伤阴，病后虚羸，津液未复，或炎暑燥津，短气倦怠，秋燥逼人，肺胃液耗等证，麦冬寒润，补阴解渴，皆为必用之药。但偏于阴寒，则惟热炽液枯者，最为恰当。"本品为治疗肺胃阴不足诸证之佳品，常用于燥伤肺阴及阴虚肺热之证的治疗。

麦冬味甘微苦，《本经疏证》谓："麦门冬，其味甘中带苦，又合从胃至心之妙，是以胃得之而能输精上行，肺得之而能敷布四脏，故神旺而气随之充也。"麦冬心为细小中柱，《本草乘雅半偈》："麦门冬，叶色长青，根须内劲外柔，连缀贯根上，凌冬不死，随地即生。以白色可入肺，甘平可入脾，多脉理可入心。"本品兼入心经，可清心除烦，用于多种原因所致的心神不安之证，尤长于治疗虚烦失眠之证。古人有养阴润肺、益胃生津多用去心麦冬，清心除烦多用连心麦冬。如《温病条辨》中"清宫汤"，用于清心热，麦冬就用连心麦冬，即是此意。"根俨似脉络，故本经以之治心腹结气"（《本草乘雅半偈》），现代研究表明麦冬具有抗肿瘤作用，甾体皂苷是主要成分。

麦冬味甘与多糖有关，现代研究表明多糖是麦冬主要有效药用成分之一，有抗心肌缺血、降血糖、免疫调节、抗脑缺氧、抗过敏和平喘等药理作用。根据块根黄酮、可溶性糖、总糖和挥发油等活性成分含量，认为产于浙江川麦冬品质优于贵州产。

按语

麦冬甘而微苦微寒，长于养阴益胃清热，为治疗胃阴不足诸证之佳品。天冬与麦冬，既能滋肺阴、润肺燥、清肺热，又可养胃阴、清胃热、生津止渴，对于热病伤津之肠燥便秘，还可增液润肠通便。二药性能功用相似，相须为用。然天冬苦寒之性较甚，清火与润燥之力强于麦冬，且入肾滋阴，还宜于肾阴不足，虚火亢旺之证。麦冬微寒，清火与滋润之力虽稍弱，但滋腻性亦较小，且能清心除烦，宁心安神，又宜于心阴不足及心热亢旺之证。

（刘西建）

枸杞子
《神农本草经》

基原

为茄科植物宁夏枸杞的成熟果实。主产于宁夏、甘肃、新疆等地。夏、秋二季果实呈橙红色时采收，晾至皮皱后，再晒至外皮干硬，果肉柔软，生用。

植物特征

灌木或经栽培后而成大灌木，高1~3m。主茎数条，粗壮；小枝有

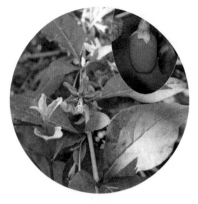

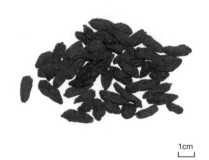

1cm

枸杞   枸杞子

纵棱纹，有短刺和长刺；果枝细长，通常先端下垂，外皮淡灰黄色，无毛。叶互生或数片簇生于短枝上；叶片披针形或长圆状披针形，全缘，上面深绿色，背面淡绿色，无毛。浆果卵圆形、椭圆形或阔卵形，长8～20mm，直径5～10mm，红色或橘红色，果皮肉质。种子多数，近圆肾形而扁平，棕黄色。生于沟崖及山坡或灌溉地埂和水渠边等处。主产区宁夏中宁县，耐寒，喜光照，耐旱、怕水渍。

药材性状

1. 一般性状 果实长卵形或椭圆形，略扁，长0.6～2cm，直径3～8mm。表面鲜红色或暗红色，微有光泽，有不规则皱纹，顶端略尖，有小凸起状的花柱痕，基部有白色的果柄痕。果皮柔韧，皱缩；果肉厚，柔润而有粘性，内有种子多数。种子扁肾形，长1.5～2mm，直径约1mm。气微，味甜、微酸。

2. 饮片性状 同上。性状标准以粒大、肉厚、籽少、色红、质柔软者为佳。

法象释义

枸杞子甘，平。归肝、肾经。滋补肝肾，益精明目。主要用于肝肾阴虚，虚劳精亏，腰膝酸痛，眩晕耳鸣，阳痿遗精，内热消渴，血虚萎黄，目昏不明。《本经》："味苦寒。主五内邪气，热中，消渴，周痹。久服，坚筋骨，轻身不老。"

枸、杞乃二树名，由于本品棘如枸之刺，茎如杞之条，故名枸杞。植物耐寒，故而补阳，种子为红色浆果，尤以宁夏产者个大甘甜，新鲜果实多汁，显微特征显示细胞含众多橙红色素颗粒，此为本品补肝肾精血的形态学基础。《本草备要》载："其色赤属火，能补精壮阳。然气味甘寒而性润，仍是补水之药，所以能滋肾、益肝、明目而治消渴也。"《本草便读》云："其性平和，不寒不热，凡子皆降，有收束下行之意，故能入肝肾，生精养血，精血充则目可明，渴可止，筋骨坚利，虚劳等证悉除矣。"《医学衷中参西录》亦云："味甘多液，性微凉。为滋补肝肾最良之药，故其性善明目，退虚热，壮筋骨，除腰疼，久服有益，此皆滋补肝肾之功也。"因而本品自古为延年益寿佳品，唐代著名诗人刘禹锡有诗赞誉："枝繁本是仙人仗，根老能成瑞犬形。上品功能甘露味，还知一勺可延龄"。《本草正》："枸杞，味重而纯，故能补阴，阴中有阳，故能补气。所以滋阴而不致阴衰，助阳而能使阳旺。"

枸杞子味甘，味甘能补，能缓，甘味一般含有多糖类成分，现代研究表明枸杞粗多糖对小鼠具有显著的抗氧化、延缓衰老作用，及促进或改善体液免疫作用。对溶血性贫血模型大鼠具有很好的治疗效果。枸杞子色赤，益精明目，均与其含有丰富的类胡萝卜素有关。此外，枸杞子可提高血睾酮水平，起强壮作用；对造血功能有促进作用；对正常健康人也有显著升白细胞作用；还有抗突变、抗肿瘤、降血脂、保肝及抗脂肪肝、降血糖、降血压作用。

按语

本品入药首见于《神农本草经》，列为上品。然李时珍《纲目》言："《本经》所列气味主治，盖通根、苗、花、实而言，初无分别也。后世以枸杞子为滋补药，地骨皮为退热药，始歧而二之。"枸杞又名"却老子"，自古以来就是延缓衰老、滋补肝肾的上品。《神农本草经》言"久服坚筋骨，轻身不老，耐寒暑。"《本草经疏》言其"为肝肾真阴不足，劳乏内热补益之要药"。本品又能明目，故凡视物不清之症，均可考虑使用。

（刘西建）

女贞子
《神农本草经》

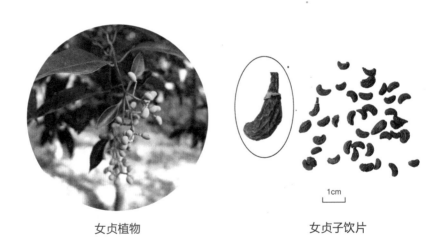

女贞植物　　　　　　　　　女贞子饮片

基原

为木犀科女贞的干燥成熟果实。冬季果实成熟变黑而有白粉时采收，去梗、叶及杂质，晒干或置热水中烫过后晒干。

植物特征

常绿灌木或乔木。树皮灰褐色，枝黄褐色、灰色或紫红色。单叶对生，卵形或椭圆形，全缘，有光泽。圆锥花序顶生，花冠白色。果肾形，成熟时呈红黑色，被白粉。花期5～7月，果期7月至翌年5月。多生于海拔2900m以下疏林或密林中，喜温润气候，喜光耐荫。资源主要分布于陕西、甘肃及长江以南各地，亦多栽培于庭院或路旁。

药材性状

1. 一般性状 卵形、圆形或肾形，长6～8.5mm，直径3.5～5.5mm。表皮紫黑或灰黑色，皱缩不平。单仁，油性，外紫黑、内灰白色。气微，味甘，微苦涩。

2. 饮片性状 形色同上。酒女贞子表面黑褐或灰黑色，附白色粉霜，有酒香气。显微性状可见果皮含黄棕色分泌物及油滴，药材粉末于紫外灯光（365nm）下显黄绿色荧光。饮片性状以粒大、饱满、色黑紫者为佳。

法象释义

女贞子甘、苦，性凉；归肝、肾经。补益肝肾，清虚热，明目。主治头昏目眩，腰膝酸软，遗精，耳鸣，须发早白，骨蒸潮热，目暗不明。《本经》："补中、安五脏、养精神、除百疾、久服肥健、轻身不老。"

女贞子又名冬青子、白蜡木子，《本经》列为上品。李时珍曰："此木凌冬青翠，有贞守之操，故以贞女状之。"其形如肾而饱满多脂，挂果十月而凌冬不凋，足见其坚阴之性。《本经逢原》言其"性禀纯阴，味偏寒滑"，《本草经疏》称其"气味俱阴，正入肾除热补精之要品"。本品色紫黑又被白粉，可于滋补肝肾中兼除阴分浮热，以治须发早白。故《本草述》言其"由肾至肺，并以淫精上下，不独髭须为然也"，《本草经疏》也称"此药有变白明目之功"。女贞子形表紧缩，甘微苦涩，为阴寒收敛之象；显微性状呈黄绿色荧光，故可明目。正如《本草正》言："养阴气，平阴火，解烦热骨蒸，止虚汗，消渴，及淋浊，崩漏，便血，尿血，阴疮，痔漏疼痛。亦清肝火，可以明目止泪。"女贞子寒滑之性，还用治"老人大便虚秘"（《广西中药志》）。然女贞子毕竟苦凉性降，素体虚寒或脾胃虚弱者不宜久用；酒制可减轻其寒滑之性。

现代研究认为，女贞子所含多种葡萄糖有补益强壮作用，并有护肝、抗炎、抗病毒、抗肿瘤、抗氧化、免疫调节，以及降糖降脂、抗疲劳、抗骨质疏松等多种药理作用，能明显提高细胞和体液免疫和红系造血功能，在防治肿瘤、糖尿病、肝炎等方面疗效显著。女贞子有强心、扩张冠脉和外周血管等作用，可减轻动脉脂质斑块形成；本品同时含有雌激素和雄激素样物质，对内分泌有双向调节作用。

传统药性理论少有女贞子对肺系病证的论述，若《本草再新》言其"入肝、肺、肾三经"者仅为鲜见。但从其果被白粉、皮紫肉白等"药象"角度来看，当兼入肺经。现代研究也为此提供了一定的例证：如女贞子配伍玉屏风散或太子参等，用治支气管哮喘缓解期和小儿反复呼吸道感染；配伍薏苡仁、鸡内金等治疗中晚期非小细胞肺癌；女贞子具有广谱抗菌效应，对金黄色葡萄球菌、呼吸道合胞体病毒等均有明显抑制作用等。因此，女贞子"色白之象"与肺经的关联有一定临床意义，值得进一步研究。但需注意的是，其法象毕竟以籽润实、色紫黑为主，重在入肝肾，为滋补阴血之要药，对于呼吸道疾病属于肝肾不足、肺气虚弱者更为适宜。

（彭　欣）

龟甲
《神农本草经》

基原

为龟科动物乌龟的背甲及腹甲。全年均可捕捉，以秋、冬二季为多，捕捉后杀死，或用沸水烫死，剥取背甲和腹甲，除去残肉，晒干。

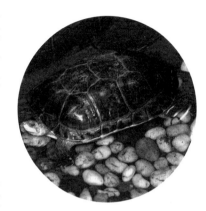

乌龟

动物特征

体呈扁椭圆形，背腹均有硬甲，甲的长宽高一般为120mm×85mm×55mm。头顶前端光滑，后部覆被累粒状小鳞；吻端尖圆，颌无齿而具角质硬喙；眼略突出；耳鼓膜明显；颈部细长，可伸缩。背、腹甲的上面为角质板，下面为骨板；背脊有3条较显著的纵棱。腹甲与背甲几乎等长。背甲棕褐色或黑色；腹甲淡黄色，共有6对。四肢较扁平，前肢具5指及爪，后肢具趾，指或趾间具蹼。尾部背面棕褐色，泄殖孔周围色浅。生活于河流、池塘。吃虾、小鱼及植物性食物。

药材性状

1. 一般性状　本品背甲及腹甲由甲桥相连，背甲稍长于腹甲，与腹甲常分离。背甲呈长椭圆形拱状，长7.5~22cm，宽6~18cm；外表面棕褐色或黑褐色，脊棱3条；腹甲呈板片状，近长方椭圆形，长6.4~21cm，宽5.5~17cm；外表面淡黄棕色至棕黑色，盾片12块，每块常具紫褐色放射状。内表面黄白色至灰白色，有的略带血迹或残肉，除净后可见骨板9块，呈锯齿状嵌接；前端钝圆或平截，后端具三角形缺刻，两侧残存呈翼状向斜上方弯曲的甲桥。质坚硬。气微腥，味微咸。

2. 饮片性状　同一般性状。性状标准以块大、无残肉、板有血迹者为佳。

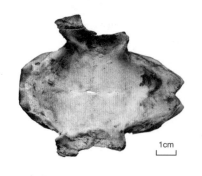

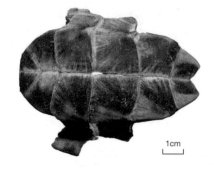

背甲　　　　　　　　　　　　　　腹甲

　　龟甲味甘，性寒，归肾、肝、心经。具有滋阴潜阳、益肾健骨、养血补心、凉血止血功效。可用于治疗肝肾阴虚所致的阴虚阳亢、阴虚内热、阴虚风动证，肾虚筋骨痿弱，阴血亏虚之惊悸、失眠、健忘，以及阴虚血热、冲任不固之崩漏、月经过多。《本经》："主漏下赤白，破癥瘕，疟疾，五痔，阴蚀，湿痹，四肢重弱，小儿囟不合。久服轻身不饥。一名神屋。"

　　《本草衍义》记载："以其灵于物，方家故用以补心，然甚有验。"故《本经》称其为"神屋"。在我国，龟被视为神灵之物，属于圣物，为长寿的象征，秉其神灵之气取其甲胄入药，故能入心，可养血补心安神，治疗阴血亏虚导致的惊悸、失眠、健忘等心神不宁之证。龟生于水中，得水中之精，长于滋阴，外表面淡黄棕色至棕黑色，故入肝肾而具有滋阴潜阳的功效，可以治疗肝肾阴虚而引起的阴虚阳亢、阴虚内热、阴虚风动证。龟甲以背甲和腹甲入药，质坚而入肾水，"以骨补骨"，故有益肾健骨的功效，可以治疗肾虚之筋骨不健、腰膝酸软、步履乏力及小儿鸡胸、龟背、囟门不合诸症。即《本草思辨录》所言："夷甲者，以其坚为蔽，以其裹为卫，惟龟虽有甲，而纵横成理，片片可墌。虽可墌而上下紧裹，无少罅隙，所以能治当开不开、当阖不阖、并开阖参争之病。漏下赤白、小儿囟不合，非不阖乎。癥瘕非不开乎。疟非开阖之参争乎。"认为龟甲结构紧密，故可治开阖失司之病，如崩漏、带下等。

　　《神农本草经读》记载："龟甲性寒以除其热，气平以消其湿也。脾主四肢，因湿成痹以致重弱，龟居水中，性能胜湿，甲属甲胄，质主坚强，故能健其四肢也。小儿囟骨不合，肾虚之病；龟甲主骨，故能合之也。久服轻身不饥者，言阴精充足之效也。"认为龟甲生于水中，性寒，可以清热，又不受水所困，故有胜湿之用，故健运后天之本脾胃而实四肢。

附药：
鳖甲

（《神农本草经》）

鳖甲味甘、咸，性寒，归肝、肾经。具有滋阴潜阳、退热除蒸、软坚散结功效。可用于治疗肝肾阴虚证、癥瘕积聚。

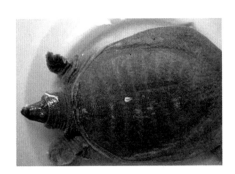

动物鳖

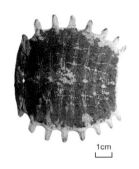

鳖甲药材

按语

龟、鳖均生于水中，皆为阴物，药性功效类似。然《本草新编》云："夫龟与鳖，虽同是阴类，而性实不同。龟性喜出，而鳖性喜入，龟性静而不动，而鳖性动而不静。故龟长于补而鳖长于攻，龟可为膏以滋阴，而鳖可为末以攻坚也。"因此，龟甲善于补，可以养血补心、益肾健骨；而鳖甲善于散，可以退热除蒸、软坚散结。因此古人在做补益之品的时候，常常使用龟甲而弃用鳖甲。

《本草求真》记载："龟性治与鳖甲相类，但鳖甲色青应木，走肝益肾以除热；龟甲色黑应水，通心入肾以滋阴。然皆至阴大寒，多用必伤脾土。"认为龟甲色黑，主入肾经，故有益肾健骨功效；鳖甲色青中有黑，色青入肝经，长于软坚散结，适用于肝脾肿大等症癥瘕积聚。鳖生于水中，得水中之阴精，有滋阴之力，又色青中有黑，故俱入肝肾，有补益肝肾之功。

龟甲与鳖甲，均能滋养肝肾之阴、平肝潜阳。均宜用于肾阴不足，虚火亢旺之骨蒸潮热、盗汗、遗精及肝阴不足，肝阳上亢之头痛、眩晕等症。但龟甲长于滋肾，鳖甲长于退虚热。此外，龟甲还兼有健骨、补血、养心等功效，还常用于肝肾不足，筋骨痿弱，腰膝酸软，妇女崩漏、月经过多及心血不足，失眠、健忘等证。鳖甲还兼软坚散结作用，还常于腹内癥瘕积聚。鳖甲亦能滋养肝肾之阴，适用于肝肾阴虚所致阴虚内热、阴虚风动、阴虚阳亢诸证。对阴虚内热证，本品滋养之力不及龟甲，但长于退虚热、除骨蒸，故尤为临床多用。鳖甲味咸，还长于软坚散结，适用于肝脾肿大等癥瘕积聚。

（朱　姝）

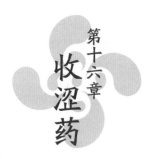

第十六章　收涩药

凡以收敛固涩，用以治疗各种滑脱病证为主要作用的药物称为收涩药，又称固涩药。

本类药物味多酸涩，性温或平，有敛耗散、固滑脱，"涩可固脱"之功。李时珍曰："脱则散而不收，故用酸涩药，以敛其耗散。"张景岳所曰："当固不固，既沧海也将竭"之意。因颜色不同而有入肺、脾、肾、大肠经等差异。因而本类药物分别具有固表止汗、敛肺止咳、涩肠止泻、固精缩尿、收敛止血、止带等作用。

现代药理研究表明，本类药物多含大量鞣质。鞣质味涩，是收敛作用的主要成分，有止泻、止血、使分泌细胞干燥，减少分泌作用。此外，尚有抑菌、消炎、防腐、吸收肠内有毒物质等作用。

收涩药性涩敛邪，故凡表邪未解，湿热所致之泻痢、带下、血热出血以及郁热未清者，均不宜用。误用有"闭门留寇"之弊，如张景岳所云："不当固而固，则闭门延寇也"。

五味子
《神农本草经》

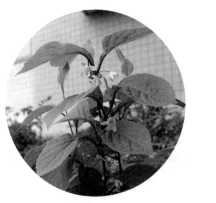

五味子植物

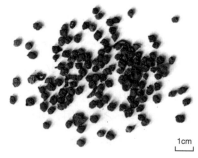

1cm

五味子饮片

基原

为木兰科植物五味子的干燥成熟果实。秋季果实成熟时采摘，晒干或蒸后晒干，除去果梗和杂质。

植物特征

多年生落叶木质藤本，长达8m。茎皮灰褐色，幼枝红褐色，稍具棱角。单叶互生，卵形、宽倒卵形至宽椭圆形。花黄白色而带粉红色，雌雄异株，单生或簇生于叶腋；花后花托逐渐伸长，至果实成熟时呈长穗状，其上疏生小球形不开裂的肉质果，熟时深红色，内含种子1粒。生于海拔1500m以下的向阳山坡杂林中、林缘及溪旁灌木中。喜阴凉湿润气候，耐寒，需适度荫蔽，幼苗期尤忌烈日照射。主产于东北，习称"北五味子"；华北及河南等地也有分布。

药材性状

1. 一般性状 呈不规则的球形或扁球形，直径5~8mm。表面红色、紫红色或暗红色，皱缩，显油润，有的表面呈黑红色或出现"白霜"。果肉柔软，种子肾形，表面棕黄色，有光泽，种皮薄而脆。

2. 饮片性状 形色同上。果肉气微，味酸；种子破碎后，有香气，味辛，微苦。酒五味子表面黑紫色，略有酒气；醋五味子表面乌黑色，油润，稍有光泽，有醋香气。性状标准以色紫红、果肉厚、柔软、味酸者为佳。

法象释义

五味子味酸，甘，性温；归肺、心、肾经。功能收敛固涩，益气生津，补肾宁心。用于久咳虚喘，梦遗滑精，遗尿尿频，久泻不止，自汗盗汗，津伤口渴，内热消渴，心悸失眠。《神农本草经》："主益气，咳逆上气，劳伤羸瘦，补不足，强阴，益男子精"。

苏恭释名曰："五味，皮肉甘、酸，核中辛、苦，都有咸味，此则五味俱也"。根据中医五味入五脏理论，五味子可用治五脏诸证。《本草纲目》曰："五味子，入补药熟用，入嗽药生用。五味子酸咸入肝而补肾，辛苦入心而补肺，甘入中宫益脾胃。"五味子紫黑皱缩、味酸为主，故其功效以收敛固涩为主，兼以益气生津，补肾安神。加之其种子若肾形而色黑红，果皱缩而质肥润，均体现了其入肾经的性状基础，故可益肾而助封藏，用治各种滑脱证。如张锡纯《医学衷中参西录》云："五味子，其酸收之力，又能固摄下焦气化，治五更泄泻、梦遗失精，及消渴小便频数，或饮一溲一，或饮一溲二。"并言五味子"其至酸之味，又善入肝，肝开窍于目，故五味子能敛瞳子散大。然其酸收之力甚大，若咳逆上气挟有外感者，须与辛散之药同用，方能服后不至留邪"。现代临床常用治非黄疸性肝病，实验研究发现五味子粗多糖具有抗脂质过氧化、促进肝细胞再生等保肝作用，并可提高正常人和眼病患者的视力以及扩大视野，对听力也有良好影响。

五味子以色紫红、果肉厚、质柔润、味酸者为佳。色红入血，质润滋养，味甘补益，故而五味子可入心经，补益气血，安定心神。《医林纂要·药性》言其"宁神，除烦渴，止吐衄，安梦寐"。现代临床也常用治神经衰弱，能有效改善失眠、头晕、眼花，以及心慌、遗精等症状；实验研究也发现，五味子有较好的补益和延缓衰老的作用，可对心肌损伤起到保护作用，还具有降低血压与血脂、降低心肌收缩力等作用。另外，以五味子"白霜"之象而观其效，知其可入肺经。正如贾所学《药品化义》所言："五味子，五味咸备，而酸独胜，能收敛肺气，主治虚劳久嗽。盖肺性欲收，若久嗽则肺焦叶举，津液不生，虚劳则肺因气乏，烦渴不止，以此敛之、润之，遂其脏性，使咳嗽宁，精神自旺。但嗽未久不可骤用，恐肺火郁遏，邪气闭束，必至血散火清，用之收功耳。"现代研究认为，五味子有镇咳祛痰、抗过敏等功效，并对矽肺模型有明显的抗损伤作用，揭示了五味子用治肺虚久咳的药学机理。

（李明蕾）

五倍子
《本草拾遗》

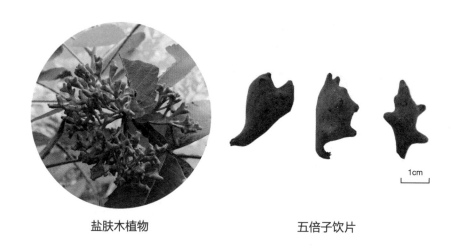

1cm

盐肤木植物　　　　　　　　五倍子饮片

基原

为漆树科植物盐肤木、青麸杨或红麸杨叶上的虫瘿，主要由五倍子蚜寄生而形成。秋季采摘，置沸水中略煮或蒸至表面呈灰色，杀死蚜虫，取出，干燥。按外形不同，分为"肚倍"和"角倍"。

植物特征

盐肤木为灌木或小乔木，高2～10m，小枝棕褐色，有锈色柔毛和圆形小皮孔。单数羽状复叶互生，叶轴及叶柄常有翅，果序直立，核果近扁圆形、橙红色；青麸杨小枝平滑或有微柔毛，叶轴无翅或仅上部有狭翅，小叶全缘，果序下垂；红麸杨极似青麸杨，但小枝有短柔毛。主产于四川、贵州、云南、湖南、湖北等地，我国大部分地区均有。

药材性状

1. **一般性状**　肚倍呈长圆形或纺锤形囊状，表面灰褐色或灰棕色，微有柔毛，质硬脆而易破碎，断面角质状，有光泽，内有黑褐色死蚜及灰色粉末状排泄物，气特异，味涩。角倍呈菱角形，具不规则的钝角状分枝，柔毛较明显，壁较薄。

2. 饮片性状　为不规则碎片状，大小不一，表面浅棕色或灰褐色，角质样，有光泽。性状标准以个大、完整、壁厚、色灰褐、内部布满蚜虫者为佳。肚倍质优，角倍为主流商品。

法象释义

五倍子味酸、涩，性寒；归肺、大肠、肾经。功能敛肺降火，涩肠止泻，敛汗，止血，收湿敛疮。用于肺虚久咳，肺热痰嗽，久泻久痢，自汗盗汗，消渴，便血痔血，外伤出血，痈肿疮毒，皮肤湿烂。

《开宝本草》记载："其子色青，大者如拳，内多虫，一名百虫仓。"本品表面灰褐色或灰棕色，其内之死蚜与排泄物呈黑褐色及灰色；其壁较薄而质地较轻；味涩而极其黏稠。《本草纲目》称"五倍子乃虫食其津液结成"，故以唾液调五倍子粉，则其质地极为稠浊，粘衣染物，不易洗净。诸多性状，为其可入肺、大肠与肾经，收敛固涩力强之药材学基础。历来有"五止"之功，即止汗、止咳、止泻、止血、止脱。《本草纲目》记载五倍子治自汗、盗汗的验方："五倍子研末，津调填脐中，缚定一夜即止也。"并载有"止痢方""止汗方""治脱肛方""敛疮方"等。五倍子自古即为黑色染料，《本草备要》记载"其色黑，能染发"。五倍子的止血作用与其黑色的性状有一定关联，即葛可久《十药神书》所谓"血见黑则止"。现代也用治胃和十二指肠溃疡、消化道出血、宫颈糜烂、手足皲裂等。

五倍子酸涩收敛的同时，其性寒而又能清热解毒、清肺泻火，古方常用治疔肿疮毒，现代药理研究也认为其对金黄色葡萄球菌等多种病菌均有抑制作用。就其性状具柔毛多角之象而言，五倍子又可谓收中有散。《本草纲目》言："其味酸咸，能敛肺止血，化痰，止渴，收汗；其气寒，能散热毒疮肿；其性收，能除泄痢湿烂。"《本草求真》也曰："五倍子，按书既载味酸而涩，气寒能敛肺经浮热，为化痰渗湿、降火收涩之剂；又言主于风湿，凡风癣痒瘙，眼目赤痛，用之亦能有效。得非又收又散，又升又降之味乎？"故可散热毒疮肿，除风湿癣疮。如《圣济总录》五倍子散用治一切肿毒，《普济方》独珍膏用治软硬疔毒等。

按语

五倍子与五味子，二药味酸收敛，均具有敛肺止咳、敛汗止汗、涩精止遗、涩肠止泻的作用。均可用于肺虚久咳、自汗盗汗、遗精滑精、久泻不止等病证。然五倍子于收敛之中又有清肺降火作用，可解热毒、酒毒，能散热毒疮肿，除泄痢湿烂。其色黑主要表现于收敛止血作用，故又可用于咳嗽咯血，便血痔血，血痢诸病。而五味子则收敛之中兼有酸甘补益作用，能益气生津，安神滋肾，多用于肺肾二虚之虚喘、肾虚精关不固之遗精滑精以及气津不足，心神不安等。

（李明蕾）

参考文献

[1] 秦林. 漫谈中药性状与功用[J]. 山东中医药大学报, 2000, 12（4）: 2.

[2] 唐仕欢, 杨洪军, 黄璐琦. 论中药药性的概念形成及其意义[J]. 中医杂志, 2010, 51（4）: 293.

[3] 彭欣, 刘西建, 秦林. 因形求理, 其效可知——从"象-效关系"论白术的药性特点[J]. 中国中医药报, 2018, 2, 15: 4.

[4] 史成和. 中药法象药理学说浅述[J]. 浙江中医药大学学报, 2007, 31（6）: 680-701.

[5] 王鹏, 王振国, 薛付忠, 等. 基于支持向量机法的中药性状与药性相关性研究[J]. 江西中医药, 2012, 43（7）: 65-68.

[6] 李秀萍. 中药材的质量与采收和产地加工的研究[J]. 现代中药研究与实践, 2011, 25（6）: 22-23, 43.

[7] 秦林. 中药性状与功用——中药学实验指导教材[M]. 济南: 山东中医药大学出版社, 2014.

[8] 彭欣, 秦林. 中药法象药理的起源与发展概论[C]// 刘持年. 全国名老中医专家传承工作室建设研讨会议论文集. 淄博: 中国中医药现代远程教育杂志社, 2016: 43-46.

[9] 刘珊, 王永春, 滕佳林. 法象药理与中药自然属性的相关性研究[J]. 中国中西医结合杂志, 2016, 36（3）: 370-372.

[10] 常惟智, 李久全, 张淼, 等. 试析《法象药理》学说阐释中药功效的利弊[J]. 辽宁中医杂志, 2015, 42（3）: 501-502.

[11] 文理, 刘巍, 顾植山, 等. 近十年中医的阴阳五行研究发展概况及评论[J]. 中华中医药杂志, 2009, 24（11）: 1481-1485.

[12] 王永炎, 王燕平, 于智敏. 循法守度 援物比类[J]. 天津中医药大学学报, 2013, 30（8）: 449-450.

[13] 张磊, 步瑞兰. 风类药物的理论与应用[J]. 山东中医杂志, 2016, 35（1）: 3-4.

[14] 张波, 滕佳林, 王鹏. 药用部位含茎部的茎中空中药性状与性能相关性探讨[J]. 山东中医药大学学报, 2009, 33（2）: 93-94.

[15] 纪玉佳, 张永清. 中药药性与其基原属性相关性研究[D]. 济南: 山东中医药大学中药学院, 2012.

[16] 步瑞兰. 滑药理论探析[J]. 中医学报[J], 2015, 30（5）: 676-67.

[17] 杨柳. 欧阳恒教授以色治色学术思想及中药色象理论研究展望[D]. 北京: 中华中医药学会皮肤科分会第六次学术年会, 2009.